新潟水俣病をめぐる
制度・表象・地域

System, Representation and Community of Niigata Minamata Disease:
Socialized Suffering and Reality of Everyday life

関 礼子

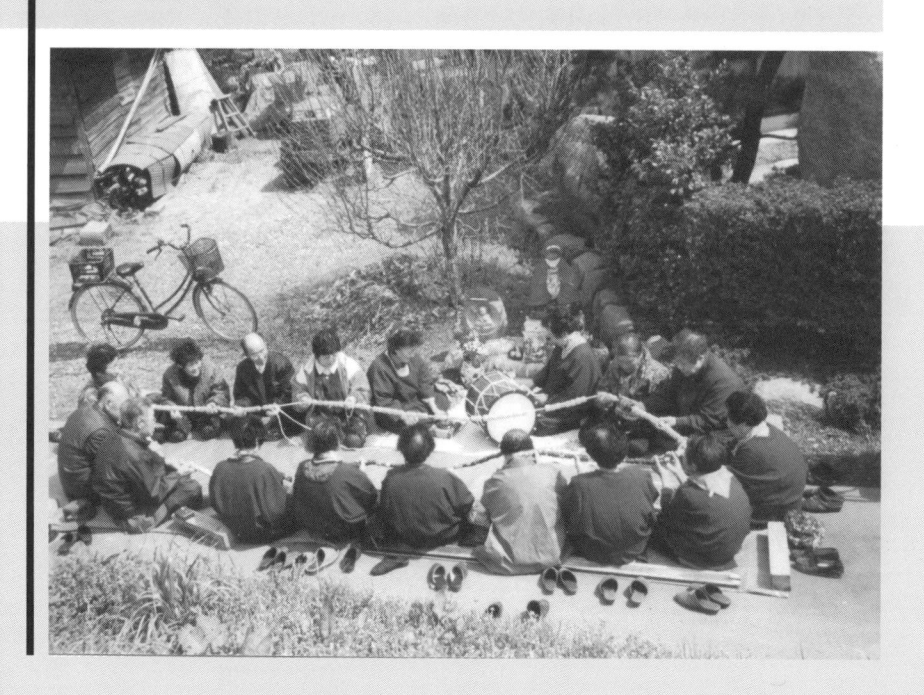

東信堂

新潟水俣病をめぐる制度・表象・地域／目次

第1章　水俣病の社会的性格をめぐる問題群 ……………… 3

 1　「原点」としての水俣病が意味する事柄 ……………… 3
 2　新潟水俣病研究の位置づけと意義 ……………… 7
  (1) 新潟水俣病研究の立ち遅れ (7)　(2) 被害の社会的性格の明瞭化 (9)
 3　地域という被害領域 ……………………………… 10
 4　水俣病の地域問題化と水俣病の表象 ……………… 12
 5　被害者の被害者運動への関わり方 ………………… 14
 6　水俣病問題の現在性と本書の構成 ………………… 17
 注 (20)

第2章　水俣病の社会問題化と表象 ……………………… 23

 第1節　新潟水俣病初期患者像と被害認識 ……………… 23
  1　新潟水俣病対策の概要 ……………………………… 23
  2　認定制度のはじまりと新潟水俣病の医学的病像の形成 … 27
  3　阿賀野川魚介類の採捕・食用規制 ………………… 31
  注 (35)

 第2節　患者支援活動と第2回一斉検診による認定者数の増加　38
  1　「被災者の会」の結成と新潟水俣病第一次訴訟 …… 38
  2　被害者運動と第2回一斉検診 ……………………… 43
  3　「補償協定」締結への歩み ………………………… 48
  注 (51)

 第3節　水俣病の表象の形成 ……………………………… 55
  1　初期の水俣病患者像 ……………………………… 55
  2　被害の可視性と可視的被害の防御 ……………… 61
  3　被害を囲い込もうとする社会的圧力 …………… 64
  注 (70)

第3章　幻の水俣病問題と新潟水俣病 …………………… 71

第1節　「第三水俣病」と"水銀パニック" ………………… 71
1　「第三水俣病」報道 …………………………………… 71
2　水俣病というラベルに対する有明町の反応 ………… 74
3　「第三水俣病」の広がりと"漁民騒動" ……………… 75
4　幻になった「第三水俣病」とその影響 ……………… 79
5　消えた水俣病と残ったラベル ………………………… 82
注 (84)

第2節　新潟県における「第三水俣病」問題 ……………… 87
1　関川水系の水銀汚染問題 ……………………………… 87
2　「関川水俣病」問題と住民健康調査 ………………… 92
3　新潟水俣病と「関川水俣病」の比較 ………………… 97
　(1)水量の相違と水質状況 (99)　(2)川魚の喫食状況と喫食者数 (99)　(3)被害の顕在化状況 (100)　(4)企業の地域支配の特徴 (101)
4　「関川水俣病」が幻になった理由 ……………………101
注 (103)

第4章　水俣病の制度化と未認定患者問題 ………………107

第1節　新潟水俣病第二次訴訟と未認定患者問題 …………107
1　補償給付受給資格としての「認定」…………………107
2　未認定患者による第二次訴訟提訴 ……………………116
3　未認定患者と地域社会 …………………………………119
　(1)地域問題としての水俣病 (119)　(2)水俣病の問題化 (122)　(3)個人の行為を規定する要因 (123)
注 (125)

第2節　水俣病患者の潜在化と顕在化 ………………………127
1　被害の潜在化と「水俣病差別」………………………127
　(1)職業生活への影響 (129)　(2)子供の結婚への影響 (129)　(3)近所付き合いへの影響 (130)

    2 制度による「水俣病」の規定 ················132
    3 未認定患者の顕在化と地域社会 ············135
    4 阿賀野川流域における被害の不均衡分布 ········138
       (1)下流・松浜：水俣病隠し (142)　(2)下流・一日市：患者多発地域 (143)　(3)下流・津島屋：患者多発地域 (144)
    注 (147)

第5章　典型的な被害集積地域とその運動 ········149

  第1節　阿賀野川流域の被害と日常 ··············149
    1 第二次訴訟を要望した地域 ················149
    2 稗ケ川原場地域の概要 ··················151
    3 稗ケ川原場の生業空間 ··················155
    4 阿賀野川の「自然知」と地域社会 ············158
    5 分田砂利協同組合と主たる生業の成立 ········162
    注 (166)

  第2節　地域社会と「水原未認定患者の会」 ········168
    1 稗ケ川原場での水俣病問題 ················168
    2 認定患者が指導した未認定患者運動 ··········170
    3 新潟水俣病第二次訴訟へ ················175
    注 (177)

第6章　被害の日常性と被害者運動 ············179

  第1節　安田町の認定患者と明和会 ··············179
    1 安田町の地域区分と概況 ················179
       (1)小松：山仕事と川仕事 (182)　(2)千唐仁・布目：船頭地域 (185)　(3)生業複合と被害の把握のされ方との関連 (188)
    2 認定患者と明和会 ····················189
    3 船頭検診 ························191
    4 船頭の暮らし ······················193
    注 (196)

第2節　千唐仁の未認定患者運動と町の支援者 ……………………199
　　1　「地元で集団検診を実現させる会」の運動………………199
　　2　自主検診運動へ……………………………………………203
　　3　地域ぐるみの顕在化運動とマチバの支援者……………207
　　4　マチバの支援者のバックグラウンド……………………210
　　5　地域ぐるみでの行政不服審査請求の運動………………213
　　注 (218)

第7章　未認定患者の被害と差別の二重性 ……………………221

　第1節　裁判による被害者アイデンティティの確定と
　　　　　「ニセ患者」差別の生成 …………………………………221
　　1　「ニセ患者」差別の生成……………………………………221
　　2　裁判による被害者の振り分け……………………………227
　　3　認定患者と未認定患者の間………………………………230
　　4　水俣病に「なる」か「ならない」かの選択…………………233
　　5　被害と差別の二重性………………………………………237
　　注 (240)

　第2節　早期解決の模索と「最終解決」の受諾 ………………241
　　1　裁判の長期化と第一陣分離裁判…………………………241
　　2　第一陣分離訴訟判決に対する地域の反応………………245
　　3　水俣病総合対策医療事業と解決協定……………………250
　　注 (255)

第8章　水俣病の「教訓化」と地域社会………………………257

　第1節　水俣病の「教訓化」と水俣病資料館建設問題 ………257
　　1　水俣病「教訓化事業」と資料館建設………………………257
　　2　資料館建設予定地をめぐる問題…………………………259
　　3　資料館の名称をめぐる問題………………………………263
　　4　資料館建設問題にみる被害者への役割期待……………269
　　注 (272)

第2節　地域における水俣病の「教訓化」に向けて ……………274
　　　1　水俣病の語られ方と語り方……………………………274
　　　2　表象が示す被害者像と実際の被害者との差異……………278
　　　3　次世代への水俣病の伝承………………………………283
　　　4　被害者運動という地域づくり運動………………………287
　　　注 (292)

第9章 〈制度と表象の水俣病〉から〈地域と日常の水俣病〉理解へ ……………297

　　1　社会的な病としての水俣病………………………………297
　　2　新潟水俣病の「教訓化」と認定制度……………………301
　　3　水俣病の表象に対する批判的考察………………………306
　　4　水俣病を「教訓化」する主体の考察……………………310
　　5　新潟水俣病の「教訓化」と地域社会との関係……………312
　　注 (318)

補論・出来事と〈私〉をつなぐ想像力のために ……………321

　　1　「歴史に学ぶ」ということ………………………………321
　　2　社会が認定する被害と社会的存在としての〈私〉…………322
　　3　水俣病と〈私〉をつなぐ問題群…………………………324
　　注 (326)

引用文献 ……………………………………………………327

あとがき ……………………………………………………341

資料・「関川水俣病」を疑われた人々のその後について ……345

　　事項索引 (365)

　　人名索引 (369)

図 表 一 覧

図1-1　水俣病病像図 (16)
表2-1　新潟県における主な水俣病対策 (1965～1967年) (25)
表2-2　第1回一斉検診の受診状況 (1965～1967年) (28)
図2-1　患者の分布 (26例、第1回一斉検診による) (29)
図2-2　新潟水俣病患者発生状況 (30)
表2-3　阿賀野川産魚類の食用抑制等行政指導の経過概要 (32～33)
表2-4　川魚の喫食および喫食中止時期 (34)
表2-5　新潟水俣病第一次訴訟原告数 (39)
表2-6　新潟水俣病第一次訴訟判決における患者慰藉料算定ランク (42)
表2-7　第2回一斉検診の受診状況 (45)
表2-8　年度別の認定申請数・認定数・棄却数 (46)
表2-9　新潟水俣病の診断基準 (46)
表2-10　1965年6月22日時点での「水銀中毒症」患者とその状況 (57)
図2-3　健康被害の受害にはじまる被害構造図式 (64)
図2-4　水俣病の被害の概要図 (65)
図3-1　水銀使用工場地図 (73)
図3-2　水銀使用量と塩ビモノマー、アセトアルデヒド、塩素の生産量推移 (86)
図3-3　新潟県における水銀使用工場 (89)
図3-4　関川本流より取水する農業用水 (90)
表3-1　新潟県の工場別水銀消費量 (91)
表3-2　関川水系水銀汚染健康被害調査結果 (94)
図3-5　「関川病」患者の他覚所見と自覚症 (96)
表3-3　新潟県における二つの水俣病問題 (98)
図4-1　「救済」の枠組みから「補償」の枠組みへの変更 (112)
表4-1　1971年環境庁事務次官通知と1977年判断条件との比較 (115)
表4-2　新潟水俣病第二次訴訟原告数 (117)
表4-3　第一次訴訟と第二次訴訟との比較 (117)
表4-4　一斉検診未受診の理由と精密検査未受診の理由との対照 (125)
図4-2　「悲惨」の表象と差別 (129)
図4-3　認定処分による水俣病カテゴリー形成とその実態 (134)
図4-4　新潟水俣病における認定申請の流れと救済・補償内容の変化 (136)
表4-5　最初に認定申請をしたきっかけ (138)
表4-6　阿賀野川周辺市町村の認定患者と第二次訴訟原告数 (139)

表4-7　地域別認定者数(新潟市)(140)
図4-5　新潟水俣病関連地図と認定患者の分布図(141)
表4-8　下流域三地域での未認定患者の顕在化と地域の反応様式(146)
図5-1　稗ケ川原場、水原町と安田町の各地域の位置(153)
図5-2　稗ケ川原場の生業空間(154)
表5-1　稗ケ川原場での川魚漁(158)
空中写真a　1956年5月5日撮影、稗ケ川原場(165)
空中写真b　1975年11月12日撮影(165)
表5-2　阿賀野川内水面漁業の漁獲高(167)
図5-3　稗ケ川原場における水俣病被害の「地域集積性」(169)
図5-4　稗ケ川原場周辺地域(170)
表6-1　カワテとカワスジ(181)
図6-1　小松の生業空間(183)
図6-2　千唐仁の生業空間(185)
表6-2　船頭受診の受診状況と結果(192)
図6-3　機械船の内部の生活空間(196)
表6-3　集団受診希望者(1976年7月5日現在)の状況(204)
表6-4　地域別受診者数(205)
図6-4　千唐仁のマキと運動への参与(209)
表6-5　新潟水俣病の認定申請棄却に対する行政不服審査請求の推移(214)
表7-1　大学病院で感じた嫌な経験やニセ患者差別(222)
図7-1　認定制度の仕組み(223)
表7-2　地域で感じた感じた嫌な経験やニセ患者差別(224)
図7-2　〈認定－未認定〉と〈被害－加害〉の意味の逆転現象(239)
図7-3　千唐仁の自主検診受診者87名の自覚症状調査結果(247)
図7-4　原告患者と認定患者の症状の比較(1981〜1983年)(248)
表7-3　行政認定・総合対策医療事業状況一覧表(1997年3月31日現在)(252)
図8-1　被害者の属性と被害者運動における役割(270)

新潟水俣病をめぐる制度・表象・地域

第1章　水俣病の社会的性格をめぐる問題群

1　「原点」としての水俣病が意味する事柄

　人間が身体を媒介して自然と関わるところに環境が生成し、自然は自然のなかに刻み込まれた営みによって人間社会の感受性を環境のうちに指し示す。身体は自らが媒介する自然と人間との関係性である環境、すなわち環境に表出する社会や文化が調和的世界であるか否かを快／不快として感受しうる場である。さらに、感性が社会的、歴史的に形成されるという点からすれば、身体と身体によって感覚されたものは、その存在する社会と時代の意味を象徴するものとなる[1]。

　身体がその環境をいかなるものとして知覚してきたかは、環境問題が構築されてゆく過程を考えるうえで重要である。日本でも、紡績業を中心にして工業化を遂げた明治初期の大阪では「黒煙」が、戦前に製鉄業が発展した地域では「七色の煙」が「繁栄」の象徴として歓迎され、煙の下で暮らす人々でさえ問題認識が希薄だったと指摘されている（飯島1993b：16-18、1995：36-38）。

　繁栄のシンボルが、繁栄の〈影〉のシンボルへと明確に転換するのは、戦後の高度経済成長期を経た1960年代半ば以降、反公害の住民運動や被害者運動が高揚し、公害問題が深刻になってゆく時期である。身体がその位置する環境の快／不快を感受するだけではなく、身体そのもの、すなわち生命と健康の危機として病んだ環境を刻印するという事実は、衝撃的な出来事として受け止められた。1965年、新潟県の阿賀野川流域での第二の水俣病の発生とそ

こでの被害者運動の組織化は、「戦後の公害問題の原点」、「環境問題の原点」と呼ばれる不知火海沿岸の水俣病の問題を顕在化させた。1967年6月12日に提訴された新潟水俣病訴訟をはじめとする「四大公害訴訟」[2]は公害被害の実態を明らかにし、反公害の世論の醸成に大きな影響を与えただけでなく、1970年のいわゆる「公害国会」での公害関連14法案の成立と翌71年の環境庁の設置など、国の公害対策を必須のものとして方向づけた。

だが、このような公害対策の前進は長く続かなかった。「公害」という現象を定義するにあたり、原田正純は「『公害』という言葉はさまざまな使われ方をしていて、必ずしもその定義が完璧なものといえない。しかし、それは『公害』そのものが社会的・政治的現象の一つであって、社会的・政治的な背景の変遷によって変化するものであることを示している証拠であるともいえる」と述べている（原田1986：67）。

1973年の石油危機を契機にして日本経済は悪化し、公害の直接の加害源であった重化学工業は構造不況に突入した。産業構造がハイテク産業、サービス産業、情報産業へと転換するにしたがい、公害問題は身近な問題から遠ざかっていった。人々を取り巻く環境問題は、発生源が単一で、加害と被害の関係が比較的明瞭で、被害が局地的な公害問題から、新たに発生源の特定化が困難で、加害と被害の関係が不明瞭で、被害が広域化する生活環境問題へと変化した（古川1999：62）。さらに、1980年代後半から、いわゆる地球環境問題が国際政治の重要議題となるにつれ、いよいよ公害問題は過去性を帯びはじめた（関2002）。

しかしながら、二つの水俣病問題が「最終解決」を迎えるのは、1995年から1996年にかけてである。新潟水俣病は発生から30年、熊本での水俣病は発生から実に40年を経て、ようやく区切りの時期を迎えることになった[3]。公害から生活環境問題、そして地球環境問題へと、環境問題の論点が変化するなかで、原田が指摘する「社会的・政治的現象」としての水俣病問題はどう変化し、被害を受けた人々はその身体にどんな意味を象徴させてきたのだろうか。

ある事象が問題化したとき、そこに何らかの解決を導きうるか否かは、そ

の事象が時代と社会のなかでいかなる位置づけを持つかに依るところが大きい。そうであれば、水俣病問題の長期化は、社会が水俣病を常に同時代的な問題として捉える視点を獲得しえず、過去の問題にすることで促されてきたのではないだろうか。問題の長期化が水俣病問題の現在性を示してきたにもかかわらず、社会的に了解された水俣病問題が過去性にあるとしたならば、被害者の被害経験の日常性と水俣病問題の象徴する社会性との間にも、何らかの乖離が存在するのではないだろうか。本書が試みるのは、このような問いを明らかにすることである。

とはいえ、「戦後の公害の原点」、「環境問題の原点」としてシンボル化される水俣病は、しばしば「水俣病問題の繰り返し」という意味で用いられ、そのたびに「水俣病の教訓化」の必要性が叫ばれてきたのも事実である。たとえば、最近ではBSE（牛海綿状脳症；いわゆる「狂牛病」）の日本での発生が、水俣病と同様に政府の対策の遅れによるものだと指摘された（Nature 2001：333）。ここでの「水俣病」は、熊本水俣病の被害発生に無策であったばかりか、新たな水俣病発生の危険性が指摘されながら何ら対策をとることなく、その結果、被害の拡大を招いたという負の構図を示す隠喩である。そして、「水俣病の教訓化」は、被害の発生と拡大を未然に防止しうる施策を実施することを意味する。

この点で、「最終解決」までに長い年月を要した水俣病が公害問題や環境問題の「原点」と呼ばれるのは、皮肉なことに、事前に危険性が予測されていたにもかかわらず十分な対策がなされず、社会問題化してからはじめて対策が講じられるという被害発生・拡大構造に、「歴史の繰り返し」があるからと言わざるを得ない。そして「最終解決」に至る経緯とその内容は、水俣病を決して「問題解決の原点」、「解決のための施策形成の原点」として参照可能なものにすることはなかったのである。

ところで、水俣病とは、いうまでもなく、工場排水によって汚染された魚介類を経口摂取することで発症した、熊本と新潟の二つの有機水銀中毒症を意味する。だが、本書で論じてゆくのは、病の発生過程に特徴づけられた水

俣病ではなく、社会的・政治的現象としての水俣病についてである。本書では水俣病の社会的・政治的性格を次のように定義する。

　第一に、水俣病とは認定制度によって確定され、病名が付与される「制度化された病」になっているということである。水俣病の制度化は、水俣病の社会問題化によって進められたものであるから、水俣病の被害は有機水銀中毒がもたらす身体症状によって規定されるだけではなく、被害者を取り巻く社会的状況や、被害者運動との関わりによって規定される。

　したがって、第二に、水俣病は社会関係のなかで捉えられる「社会的な病」という性格を持つ。水俣病が「制度化された病」であるということは、水俣病の被害確定には認定制度への接近という行為が必要であるということを意味し、水俣病が「社会的な病」であるということは、被害者を取り巻く社会状況によって被害の有無が確認されたり、被害者に社会問題化の主体という役割期待があることを示唆する。水俣病とは、水俣病の社会問題化の過程で経験され伝達された、役割期待を獲得することで形成される被害者アイデンティティに関係しており、被害者としての役割遂行によって与えられる属性である。

　そのため、第三に、水俣病とは社会的な行為を通して形成される「社会化された病」である。社会化(socialization)とは、特定の人々に期待されている役割を伝達する過程を意味する。人がさまざまな役割へと社会化するなかで、期待される価値や基準を内面化してゆくように、水俣病被害者が被害者としての役割を獲得し、期待された行為を遂行するなかで、水俣病という病の性格が形づくられるのである。

　本書では、以上のような水俣病の制度的・社会的特徴を具体的に析出することを通して、水俣病の被害の多様性について明らかにしてゆく。水俣病の被害の形は多様である。症状の差異はもちろんのこと、個人を取り巻く状況、被害者運動の有無や居住地域などが、被害の顕在化と潜在化を左右する要因になるからである。被害とは加害に対立する関係である。被害と加害が示す範疇には相関関係があり、一方の被害の範囲が確定されることで他方の加害

の範囲が成立する。水俣病の被害者は「制度化された病」の範疇で捉えると認定患者となるが、「社会化された病」として捉えると、認定申請という行為や被害者運動を行った経験を有する未認定患者が含まれる。「社会的な病」という性格は、認定申請の経験がなく、申請する意志もないが、食生活の同一性と類似の症状によって被害が疑われる人々を含めた範囲である。水俣病発症の潜在的な母数が示唆されるのは、「社会的な病」としての水俣病であると筆者は考える[4]。

2　新潟水俣病研究の位置づけと意義

　本書はまた、被害者が認定制度に接近するうえで水俣病の表象と地域社会がいかに作用したかを考察し、水俣病被害の社会的性格を明らかにしようと試みる。水俣病は熊本と新潟で発生しただけでなく、公式には認められていないが、水俣病と疑われる症例が報告された地域が複数あった。「第三水俣病」や「関川水俣病」がその例である。だが、本書では各地で発生した水俣病の被害のすべてを分析することが目的ではない。上述したような水俣病の社会的性格を議論するにおいて、本書が分析の中心に据えるのは、阿賀野川流域で発生した新潟水俣病である。その他の水俣病問題、たとえば熊本水俣病や「第三水俣病」、「関川水俣病」問題などについては、必要な限りにおいて言及するにとどめる。

　新潟水俣病を分析の基軸にするには二つの理由がある。第一は新潟水俣病研究の立ち遅れの問題であり、第二は新潟水俣病が被害の社会的性格を明瞭に示すという点である。

(1) 新潟水俣病研究の立ち遅れ

　不知火海沿岸の熊本水俣病については多くの研究蓄積があるが、新潟水俣病に関する研究は僅かなものにすぎなかった(飯島1999a：7-8)。既存の研究は、新潟水俣病が第二の水俣病であること、被害の規模が熊本水俣病よりも小さ

く、問題発生時の新潟県の対応が優れており、被害者運動が単一の支援組織のもとで分裂することなく行われていたことを示してきた。その結果、新潟水俣病の事例は熊本水俣病の加害と被害の深刻さを浮き彫りにする「素材」として用いられることが多かった。社会的被害を含めた総体としての新潟水俣病被害に関する調査研究とその分析の立ち遅れは、結果的に、新潟水俣病の被害を熊本水俣病の被害より劣位なものとして収斂させてきたのである。それは、ときに、新潟の被害者にマイナスの影響を与え、水俣病と認められていない未認定患者に対する「ニセ患者」差別の言説を強化することにつながった。

近年になって、新潟水俣病問題をそれ自体として捉え返し、新潟水俣病の被害を独自に捉えるための社会学的な調査研究が行われた。これが筆者も参加した東京都立大学飯島研究室と法政大学舩橋研究室の共同調査で、その成果は新潟水俣病のはじめての社会学的な研究書として公表されている(飯島・舩橋編1999)[5]。本書はその成果を踏まえつつ、水俣病被害の社会的性格という新たな視点から新潟水俣病を考察する。なかでも、従来は論じられることがなかった未認定患者運動の組織化の過程と運動展開に焦点をあて、阿賀野川中流域の被害分析を行ったところに本書の特徴がある。

阿賀野川中流域は、未認定患者問題を考察する際に重要な位置を占める。新潟水俣病被害者運動の30年は、従来、統一的な支援者団体の主導のもとで組織的に展開されてきたと論じられてきた。だが実際には、支援者団体主導ではなく、被害者自らの「地域ぐるみ」の主体的な運動が阿賀野川中流域には存在していた。

阿賀野川中流域では、1965年に新潟水俣病発生の公式報道がなされてから、しばらくの間、水俣病被害が顕在化することがなかった。1971年に第一次訴訟判決が出されるまで、阿賀野川下流からしか患者が認定されておらず、中・上流域ではじめて患者が認定されたのは判決後の1972年であった。だが、新潟での未認定患者の問題化は、「遅れて」被害を経験した中流域での「地域ぐるみの運動」からはじまっており、それが後に未認定患者による新潟水俣

病第二次訴訟の提訴につながったという経緯がある。

このように重要な運動であるにもかかわらず、既存の研究では、新潟水俣病の第一次訴訟と第二次訴訟が単一の支援者団体によって組織的に展開された連続的運動であるという側面が強調され、二つの訴訟の間に挟み込まれた組織的運動の空白時期に、「地域ぐるみの運動」が存在したことはあまり論じられてこなかった。新潟水俣病の被害者運動に新しい事実を加えるという点だけをとっても、阿賀野川中流域を分析対象にする意義は大きい。筆者は、第一次訴訟と第二次訴訟の運動の連続性ではなく不連続性に、二つの訴訟運動の主体がそれぞれ認定患者と未認定患者であるという不一致に注目した。

阿賀野川中流域に着目する理由はそれだけではない。公害被害者運動は、被害者という属性とアイデンティティを持った個人が、権利という近代的な価値に基づいて行った運動であると了解されがちである。だが、阿賀野川中流域の運動に着目すると、「地域(community)」という、むしろ伝統的な共同体を基礎にした運動が展開されてきたのである。ある一定の地理的範域のなかで共同して経済的・政治的活動に従事し、生活様式や生業形態、歴史的文化的な事象を共有する地域が、水俣病問題に際していかに作用したかは、これまでに論じられてこなかった。本書では、「地域ぐるみの運動」を考察することで、水俣病の経験のされ方や問題としての認知のされ方が、地域によって異なるものであることを示す。さらに、地域で生じた認定制度による被害者の分裂を踏まえて、水俣病「解決」後の地域の人々がいかに相互理解を図ろうとしているのかを明らかにする。

(2) 被害の社会的性格の明瞭化

水俣病の被害は、医学的に捉えられる身体被害を起点とするだけでなく、水俣病が持つ社会的性格を起点として捉えることができると筆者は考える。この社会的性格を考察するために注目するのが、表象の役割である。

ここで述べる表象(representation/représentation)とは、詳細は第2章第3節に譲るが、簡単に言えば劇症型水俣病のイメージで想起される水俣病であり、

水俣病の被害を指示する記号化された症状のことである。水俣病という言葉で即座に思い起こすことができる身体症状には一定のパターンがある。生命の危険を示すような激しい痙攣、手足の変形、床に伏せるなどの視覚的に捉えうる症状である。水俣病の身体被害を説明するこれらの症状は、水俣病の「悲惨」を余すことなく伝えてくれるが、実際の多くの水俣病被害者の症状は必ずしも可視的ではないという現実の被害とのギャップがある。このギャップを考察するうえで、新潟水俣病を研究対象にする意義は大きい。

新潟水俣病では劇症型患者の発生が熊本に比べて少なく、特に阿賀野川中・上流域では被害者の症状が比較的緩慢なものとして発現したという特徴がある。

また、新潟水俣病問題の初期に、阿賀野川下流域で発症した劇症型患者は水俣病の表象を形成する機能を有した。劇症型の症状は新潟水俣病と熊本水俣病とを等値するものだったため、劇症型が多発した熊本水俣病が水俣病の根源的な被害者像形成の中心になった。ために、新潟水俣病は熊本水俣病の被害者像によって想起され、理解され、判断される状況となった。水俣病発生時の新潟市や豊栄市(当時豊栄村)の一部地域を除いて劇症型患者は存在せず、既に認定患者と未認定患者の症状に大差がないことが明らかになっている[6]。そのため、水俣病の被害の顕在化に関連した行為、すなわち一斉検診の受診や認定申請、行政不服審査請求など認定制度に接近する行為に、水俣病の表象がもたらす作用を明瞭に示しうる。

さらに、熊本水俣病の被害多発地区が存する水俣市は、チッソの企業城下町という性格に規定されるところが大きいが、新潟水俣病の場合は複数の市町村に及ぶ阿賀野川流域約60kmが被害発生地域であり、加害企業である昭和電工よる精神的拘束の度合いは相対的に小さく、地域の人間関係や社会関係が被害の顕在化や潜在化に与える影響を考察するうえで有意である。

3 地域という被害領域

本書の目的は、第一に、水俣病の被害を地域の日常生活において捉えることにある。水俣病の被害は、漁業に従事するか、または副次的な生業として漁撈を行う地域に集中した。熊本水俣病は不知火海で漁業を営んできた漁師とその家族が主に被害を被った。他方で、阿賀野川流域では漁業を職業にする人々だけでなく、多様な職に従事していた人々が被害を受けた。

　被害のあり方を顕著に示すのが、被害の「家族集積性」と「地域集積性」である。家族という生活単位内に患者の集積がみられる場合には、疫学用語でこれを「家族集積性」があるといい、地域という単位に患者の集積がみられるときに、「地域集積性」があるという(新潟水俣病共闘会議1990=1993：8、斉藤1996a：279-285)。このような特徴は、水俣病の被害の特徴が、同一家族の複数人に及び、あるいは地域社会の多くの世帯に被害が及ぶということを意味している。換言するならば、被害は食文化やその背景にある生業構造の類似など、地域文化や社会関係によって説明できるということである。

　この点については既に医学の領域でも、水俣病に関する疫学調査の課題は、「日常の食生活を通じてもたらされた"水俣病"として、汚染地域住民の健康の歪みの実態を全面的に明らかにすること」にあり、母集団は「当該地域の汚染魚を摂取した全住民」であるという指摘がなされている(二塚1979：95)。だが、特定エリアの生態系に関わり、食生活を規定するような地域社会の分析は未だ十分になされていない。

　水俣病発生が地域に及ぼした被害の側面については、被害者や被害者運動の分析からも指摘されてきた。不知火海沿岸の水俣病で自らも被害を受け、水俣病の行政不服審査請求の運動などを展開し、自主交渉派のリーダーと呼ばれた川本輝夫は、しばしば水俣病の被害は大きく分けて、生命・身体の被害、環境破壊、コミュニティの崩壊の三つだと述べていたという(旗野1999：14)。社会学の領域でも、「地域社会の崩壊は、地域環境の結果として」だけでなく「個人と家庭の生活破壊が地域的に広まった結果としても生じる」という指摘がある(飯島1984=1993a：83)。

　だが、「コミュニティの崩壊」、「地域社会の崩壊」とは、いかなる状況のな

かで、いかなる過程を辿って進んだのか。「崩壊」にもかかわらず、実際には存続しているコミュニティもしくは地域社会のなかで、水俣病の被害に力に抗してゆくような状況はみられたのだろうか。このような点はまだ具体的に議論されておらず、地域を中心に据えた被害の研究や、被害に対する地域の反応を分析する試みはほとんどない。地域に対する水俣病のインパクトについてはまだ議論し尽くされておらず、解明すべき点は多く残されているといえよう。

そこで、本書では、水俣病の被害を認定制度によって認定された身体に基礎づけるのではなく、生業構造のなかに漁撈を組み込んだ食生活・食文化を営んできた地域に基礎づける。そのうえで、地域が水俣病の被害の潜在化や顕在化に与える影響を考察する。地域が不可逆な水俣病被害の総体を照射しており、認定患者数や未認定患者数という数値には示されない被害の相貌がそこに存すると考えるからである。地域の生業の変化、地域と水俣病被害者運動の関係、被害を増幅・緩和させる装置としての地域に着目することで、認定患者数、未認定患者数として数値化しうる水俣病被害は、具体的に存する地域の社会関係を通して顕在化した、被害の一部にすぎないということを明らかにする。

4 水俣病の地域問題化と水俣病の表象

本書の第二の目的は、水俣病の地域問題化にあたって、水俣病の表象がいかに作用したかを考察することである。

公害問題が自然・環境保護運動に与えた影響は大きい。なかでも、戦後の「公害問題の原点」といわれる水俣病が社会に与えた衝撃は計り知れない。水俣病発生以降に日本社会が経験した、少なくとも二回の「水銀公害」問題のなかに、記号化した水俣病の影響をみることができる。

その一つは、1973年の有明海の「第三水俣病」疑惑を皮切りに浮上した数々の水俣病発生疑惑と、それを契機に起こった全国的な"水銀パニック"である。

「第三水俣病」をはじめとする一連の水俣病発生疑惑では、カセイソーダ製造工場や塩化ビニール製造工場が汚染源とされた。この渦中にあった日本ソーダ工業会は、『日本ソーダ工業百年史』のなかで、"水銀パニック"に至る伏線を1970年としている。すなわち、「極端に言えば、昭和45年は連日新聞に水銀関係の記事を見ない日はないという毎日が続いたのである。こうして水銀は有機・無機または金属の別なく『最もきらわれた金属』となり、水銀追放はわが国をゆるがす反公害の大合唱のメインテーマであった」(日本ソーダ工業会1982：660)。1970年は、新潟水俣病訴訟にはじまる四大公害訴訟提訴後の、反公害の社会的意識の高まりが顕著に示される年でもあった(関1999b, 2001：212-213)。水俣病の原因物質となった水銀が、そうした意識形成に果たした役割は大きい(関1998：12-14)。

　もう一つは、1983年に東京都公害研究所が都内清掃工場の排ガス中に高い水銀値を計測したことを契機に発生した、廃乾電池等水銀含有廃棄物処理問題である。この問題に際しては自治体がすばやく対応した。廃乾電池等の分別収集を進め、有害廃棄物としての適正処分または日本唯一の廃乾電池処理プラントがあるイトムカ鉱業所での適正処理を行う一方で、メーカーが有害物として回収・処理すると同時に水銀を用いない代替技術の開発を行政指導するよう国に要望した。対照的に、同時期に、同じく廃棄物の焼却に伴ってダイオキシンが発生することが愛媛大学の調査でわかったが、こちらについての反応は鈍いものだった。ここにも、水銀が想起させる水俣病の影響を推し量ることができる(同上：17-19)。

　水俣病は、工場排水に含まれていた無機水銀が有機化し、魚介類に蓄積され、それを人間が大量に摂取することで発症した公害病である。そして社会的には、戦後の公害・環境問題の原点として、高度成長期の日本の負の側面を象徴する事件でもある。水俣病は〈ミナマタ〉としての隠喩を持っている。「水俣病は工場排液による世界最大の公害事件であり、原爆のヒロシマ、ナガサキと並んで、公害を象徴する人類史的な事件」(宮本1991：71)なのである[7]。この隠喩を形成し、是認すると同時に、この隠喩によって確認され、強化さ

れるのが、水俣病の表象である。

　では、実際に水俣病の被害を被った人々は、このような社会的反応を呼び起こした水俣病が、自らの身体にもたらされたことについて、いかなる反応を示したのか。実は、反公害の意識形成に役立った水俣病の「悲惨」は、当該地域では顕在化した被害者への「差別」を促し、結果として被害を封じ込めるという帰結をももたらした。それゆえ本書では、多様な水俣病の症状が「悲惨」という社会的表象によって了解されてゆく状況に着目し、そこにおける被害者の対応、地域社会との関連を考察する。そして、被害の「地域集積性」が、いわゆる伝統的な地域の社会関係を通して行われた「地域ぐるみの運動」の結果であるということを論じる。

5 被害者の被害者運動への関わり方

　本書の第三の目的は、被害者の被害者運動への関わり方を考察することである。社会問題の構築主義的アプローチは、フレーミングによって人々が社会運動に共感し、また人々が運動へ動機づけられてゆくことを示した。多くの資源を動員しようとする社会運動は、フレームの操作によって、しばしば問題の多様な側面を単純化し、ある一定のコードへとシンボライズさせてゆく。メルッチは、社会紛争についての社会学的分析が「劇場イメージを通して表現されてきた」ことを批判して、次のように述べている (Melucci, A. 1989 : 25=1997 : 15)。

　「現在でもなお、社会紛争に関する支配的な運動観は、この伝統的な集合行為の表象に調子を合わせている。労働者の運動、女性運動、若者運動、環境保護運動、平和運動に関し、その行為者はあたかも同質的な実体として行動し、社会の根底にある矛盾や価値を体現する主体であるかのように語り続けている。これらの運動行為は、劇場舞台で演じられる劇として認識される。この劇は俳優たちによって役柄通りに演じられる(知識人は作家で

あり、脚本家であり、時にはディレクターでさえある)。だが、この種のイメージはきわめて疑わしい。社会運動とは、主役たちによって演じられるものではあり得ない。それは存在のあり方や生きる目的を定められた主体による振舞なのではなく、劇の結末があらかじめ決まっているシナリオの中で演じられるものでもない。このような誤解は、集合行為が整合的な実体であるという前提を拒否することによって初めて、修正可能となる。この拒否によって初めて、いかなる集合行為についても、そこに結晶化されている展望や意味や関係の多元性を発見できるのである。理論と同様に、政治においても重要なのは、どのようにして、そして、何故に、こんなにも複雑かつ多様な要素が比較的整合性のある経験的な実体として統合されるのかを理解することなのである。」

　水俣病の被害者運動を考えるときにも、この指摘は重要だと思われる。被害者という行為主体は疑いなく「社会の根底にある矛盾や価値を体現する主体」であるが、「同質的な実体」、「整合的な実体」とは限らない。

　直接的な被害である、生命や健康被害のあり方も多様である。水俣病患者は重症で、運動失調、視野狭窄、難聴、感覚障害をそろえた「普通型」、つまりハンター・ラッセル症候群(Hunter Russell Syndrome)として想起されがちだが、**図1-1**に示されるように、実際の水俣病の症状は、その組み合わせや程度に多様性がある。ハンター・ラッセル症候群のそろわない「不全型」などの多様な症状は、「慢性水俣病」と呼ばれる(原田1994：24)。ひとくちに水俣病の被害といっても、決して一様でないことがわかる。

　また、生命や健康被害に伴って生じてくる、派生的被害についても同様である。水俣病は家族関係や職業生活などに大きな影響を与えるが、家族や職場に理解があるか否かによって、派生的被害は緩和されたり増幅されたりする。

　さらに、「慢性水俣病患者の家族や居住地には同様症状の患者が多発しており、彼らもまた魚介類を多食している」(同上：198)という指摘は、被害の

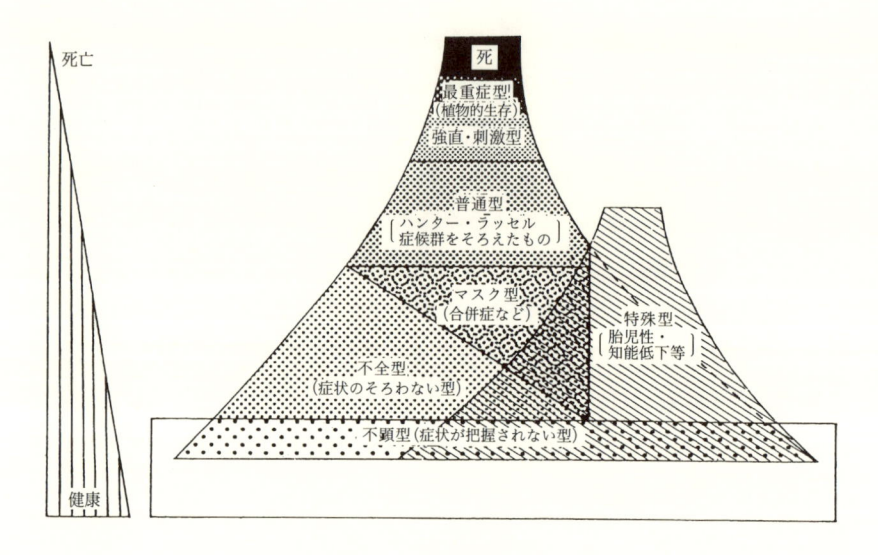

図1-1 水俣病病像図

出典）武内忠男・衛藤光明「水俣病の病理各論」有馬澄雄編『水俣病―20年の研究と今日の課題―』1979年、566頁。

「家族集積性」や「地域集積性」だけでなく、慢性水俣病患者と区別される「患者」、被害者と区別される「被害者」が存在することを示唆する。被害を自覚する被害者だけでなく、漠然とした不安のなかで自らの被害を容認しえない「被害者」は、必ずしも被害ピラミッドの底辺にある「不顕在」に位置するわけではない。

　人間の身体というフィルターを通して発現する水俣病を、ハンター・ラッセル症候群というひとつの客観的基準によって把握することにはもちろん意味がある。だが、恣意的に形成された客観的基準に照らして水俣病と見做されない人々であっても、被害は存在するし、あるいは将来的に被害が発現する可能性は存在する。何ら水銀の影響がなかったと考える人であっても、同じ食生活を営むなかでリスクを共有した者は、身体に何らかの不都合が出はじめれば、当然、水俣病との関連性を疑うであろう。現在、水俣病ではないという事実が、将来的に彼／彼女が水俣病と無関係であることを意味するものではない。同様に、未認定患者として運動をしてきた患者にとって、今、認定

されていないという事実が、水俣病ではないということを意味するものではない。未認定患者が地域の生活文化の共有を前提とし、自らの身体と水俣病との連関を、主観的に十分意味づけられた説明枠組みによって捉えていることを理解せずに、未認定患者が、厳しい環境のなかで、なぜ運動を展開してきたかを理解することはできない。

このことは、被害者とは何か、被害者運動とは何かを問うことに通じる。被害者運動の主体は被害者であるが、被害者であれば被害者運動の主体であるというわけではない。〈被害者＝被害者運動の主体〉という定式化は被害者に対する役割期待の反映でもある。被害者は、決して「同質的な実体」、「整合的な実体」ではない。症状が多様であるのと同様、被害者の運動に対するスタンスは多様である。被害者運動に積極的に関わる被害者もいれば、ほとんど運動には参与しない人もいる。被害者本人の代わりに運動を支える人もいる。被害者運動団体に名前が入っていない被害者もいる。被害者と被害者運動との関係は、密接なものから、距離のあるものまで、さまざまである。

このような関係性はいったい何によって規定されているのか。そこに地域社会のあり方や、水俣病の社会的表象はいかに関連しているのか。被害者の被害者運動との関わり方を通して、いまいちど水俣病被害を捉えなおすことが、ここでの目的である。

6　水俣病問題の現在性と本書の構成

本論に入る前に水俣病問題の「最終解決」について簡単に触れ、現在的な視点から水俣病問題を考察する必要性を共有しておこう。1995年、熊本・不知火海沿岸で被害を受けた水俣病未認定患者訴訟のうち、関西訴訟を除く「水俣病被害者・弁護団全国連絡会議」（＝全国連）を構成する熊本第三次訴訟、東京訴訟、京都訴訟、福岡訴訟そして阿賀野川流域で被害を受けた新潟水俣病第二次訴訟の患者グループが、政府の「最終解決」を受諾した[8]。これによって裁判は和解、熊本水俣病は問題発生から約40年ぶり、新潟水俣病は約30年

ぶりに「最終的かつ全面的」に解決することになった。「最終解決」の内容は、1人260万円の一時金の支給、団体加算金の支給によって、被害者を「救済」することにあった。

「補償」ではなく「救済」であることには、重要な意味が含まれている。これら裁判は水俣病に認定されていない「未認定患者」による訴訟だった。未認定患者が裁判で求めていたのは、自分たちが水俣病の被害者であることを認めさせ、被告の加害企業や国などに被害を「補償」させることだった。未認定患者の訴訟は、発生した被害に対する加害者の損害賠償責任を認めさせようという内容だったのである。

だが、政治決着で得られたのは「救済」である。1996年5月19日にチッソとの間で締結された「協定書」は、「救済対象者は公健法の認定申請が棄却される人々」という位置づけをしたうえで、「水俣病の診断が蓋然性の程度の判断であり、公健法の認定申請の棄却は、メチル水銀の影響が全くないと判断したことを意味するものではない」ために救済するというものだった。1995年12月11日に昭和電工と結ばれた新潟の「協定書」は、メチル水銀の影響が全くないことを意味するものではないことなどに鑑みて、「救済を求めるに至ることには無理からぬ理由がある」ためとしている[9]。

原告らは水俣病ではない。水俣病ではないから企業は損害賠償をする必要がないが、水銀の影響が全くないというわけでもない人々である。未認定患者問題を収拾するためには、何らかの措置が講じられねばならない。そのための「救済」なのである。

このような問題点を踏まえて、水俣病の被害者運動を支援してきた水俣病研究会の富樫貞夫は、「政治解決の内容も、基本的には、その時々の政治状況に左右される。その内容を決定する最大の要因は当事者間の力関係と・国・民・世・論・の・動・向・である。それが現実の政治力学である。その意味では、・1・9・9・5・年・当・時・の・状・況・は・、・決・し・て・患・者・側・に・有・利・な・状・況・と・は・い・え・な・か・っ・た・。全国連が環境庁に押し切られたのも、結局は患者側の力不足の結果であるといえよう。そして状況を変える患者側の力は、裁判で勝つか、実力行動からしか生み出されな

いのである」と述べた(1999：14、ただし強調は筆者)。

　政治決着後の新潟では、「水俣病の教訓化」として水俣病の展示スペースを持つ資料館の建設が行われることになった。「教訓化」にあたっては、ハードではなくソフトが重要であることは言うまでもない。だが、政治決着を拒み、訴訟を継続している関西訴訟をどう評価するのか、水俣病問題にいかに現在的な意義を見いだすのか。今、この社会に存在する被害者という現存在を社会はどのように捉えているかを問うことなしに、「教訓化」の内容を規定することはできない。本書が新潟水俣病問題を通して考察してゆくのは、「水俣病の教訓化」とは何か、誰のための「教訓化」なのかということでもある。それは、今まで運動を担ってきた被害者が高齢化するなかで、被害者のみに頼ることない「水俣病の教訓化」を模索すること、現在に生きる私たちにとっての「水俣病の教訓化」を模索することでもある。

　なお、ここで本書の構成を示しておこう。まず、続く第2章では、新潟水俣病の公式発生から裁判勝訴・補償協定の締結までの時期を概観し、水俣病問題における新潟水俣病の位置づけと被害者運動の特徴、この時期に形成される水俣病の表象について考察する。水俣病の社会問題化について考えるうえで、新潟水俣病の被害者運動が果たした役割は大きい。新潟水俣病第一次訴訟の提訴は、四大公害訴訟の先陣を切って提訴されたというだけでなく、熊本・不知火海では鎮静化していた水俣病問題を社会問題化することにつながった。熊本・不知火海ではきわめて狭い範囲でしか認識されていなかった水俣病の症状を修正したのも、新潟水俣病である。だが、水俣病を社会問題化するにあたって形成された水俣病の社会的表象は、実際の新潟水俣病の症状とは異なり、限定的できわめて狭いものであった。では、こうして社会問題化した水俣病のインパクトは、いかなるものであったか。

　第3章では、「第三水俣病」問題にはじまる"水銀パニック"について考察し、そこで「水俣病の疑い」とされた「患者」がいかなる反応を示したかを論じる。さらに、同時期に新潟県で発生した「関川水俣病」について論じ、この問題がなぜ被害者運動を組織できなかったかを新潟水俣病との比較で考察する。

第4章では、認定基準の厳格化が生み出した未認定患者による新潟水俣病第二次訴訟と、新たに発生した「ニセ患者」という差別の問題に焦点をあてる。第二次訴訟提訴にあたっては、中流地域で行われた未認定患者運動が重要な意味を持っている。水俣病の被害者運動については、これまでに地域社会が被害者の顕在化に対してマイナスに作用することを示す研究が蓄積されている。だが、地域社会には被害の顕在化を抑圧するだけでなく、顕在化を促す機能もあった。第5章、第6章では、このような二価的な側面に着目し、地域社会と被害者運動との関連性について、地域の社会関係、生活文化の共有を視野に入れながら分析する。

　続く第7章と第8章では、水俣病問題の「解決」以後の状況の変化を踏まえながら、水俣病の表象がもたらす〈貧しさ〉の隠喩を問いなおすとともに、被害の社会性＝劇場性と日常性という点に着目しながら、水俣病被害を受けた人々の日常世界と精神世界の〈豊かさ〉について論じ、現存在としての水俣病患者が、現在に向けて発信しているメッセージを読み取ろうと試みる。最後に、第9章では、水俣病という社会的表象が持ってきた役割とその時代拘束性を明らかにし、「水俣病の教訓」とは何かを考える。そこから、水俣病を公害問題という範疇にとどめるのではなく、現在の環境問題や社会問題を考察するための視点に結びつけてゆく。

注
1) このような視点は、感性や身体性の歴史を扱ったA.コルバンらアナール派の研究に負っている（Corbin, A. 1988=1992, 小倉1997などを参照のこと）。
2) 「四大公害訴訟」とは新潟水俣病訴訟(1971年9月29日判決)、1967年9月1日提訴の四日市公害病訴訟(1972年7月24日判決)、1968年3月9日提訴のイタイイタイ病訴訟(1971年6月30日判決)、1969年6月14日提訴の熊本水俣病訴訟(1973年3月20日判決)のこと。
3) すべての問題が「最終解決」したのではない。1982年10月28日に大阪地裁に提訴された関西訴訟(チッソ水俣病関西訴訟)は、「県外患者」によるはじめての水俣病訴訟である。1994年7月の地裁判決は、国と県の損害賠償責任を否定し、チッソは原告患者42人に総額2億7,600万円を賠償する責任があると判示した。原告側

はこれを不服として大阪高裁に控訴。全国連が「解決案」を受け入れて和解するなか、もともと全国連と距離をおいていた関西訴訟が、唯一、裁判継続の方針を選択した。2001年4月27日、国・県の責任を高等裁判所として認めるはじめての控訴審判決が大阪高裁で出されたが、国・県は5月11日に最高裁に上告した。関西訴訟については、大阪市立大学自主講座実行委員会(1984)、「水俣」'91 in 大阪実行委員会(1991)、水俣あれこれ in 大阪・大阪市大自主講座(1992)、チッソ水俣病関西訴訟を支える会(1993)、木野・山中(1996=2001)、大阪市大自主講座(1996)、水俣・おおさか展開催会議(1999a, 1999b)を参照のこと。

4) 古川(1999：62)は、「公害のように加害―被害関係が明瞭であるように見える場合でも、加害側、被害側のそれぞれの内部が均質であることは現実には非常に希であり、常識的推論としての加害―被害関係の見直しが常に要請されている」と指摘している。筆者もこの立場に賛同する。

5) 飯島・舩橋編(1999)以後の共同調査参加メンバーの研究成果として、渡辺(1998)、堀田(2002)がある。

6) 後述するところであるが、認定基準の厳格化が未認定患者問題を生んだということは、認定と未認定との間にある症状の近似性を意味する。なお、自覚症状の類似については第7章の図7-3に明瞭に示される。

7) 同様な指摘に、川本輝夫の次のような指摘がある(1986：34)。「私の持論によれば、九州では人類初の大規模な人体実験が三回から四回くりかえされた。／その第一は長崎市の原爆による殺傷事件、第二はわが水俣病事件、第三は北九州を中心にして起こったPCB中毒事件(別名カネミライスオイル中毒事件)と、古い歴史を持つ宮崎県土呂久のヒ素中毒事件である。／いずれも共通していることは、被害が無差別で大規模なこと、被害者に治療法がないこと、人体実験のメカニズムと権力犯罪であることである。そして偏見差別がつきまとうことも無視できない共通項である。／もう一つ重大なことは、国県という行政と企業の対応が共通していることである。」

8) 全国連は、熊本水俣病第三次訴訟、東京訴訟、京都訴訟、福岡訴訟、新潟水俣病第二次訴訟の原告団と弁護団によって結成されている。水俣病問題の解決には法廷外での問題解決策を模索することが必要であるとして運動を続け、村山連立政権での水俣病問題の「最終解決」に至る道筋を開いた。なお、全国連訴訟や「最終解決」までの動向は、水俣病被害者・弁護団全国連絡会議編(1997)を参照のこと。

9) 水俣病の政治決着に関する資料は、水俣病研究会編(1999：94-197)に「政治決着関係資料Ⅰ」として掲載されている。新潟水俣病に関しては、新潟水俣病被害者の会、新潟水俣病共闘会議(1996：224-273)も参照のこと。

第2章　水俣病の社会問題化と表象

　新潟水俣病の被害者運動は、二つの時期に区分して論じることができる。第一は、水俣病発生の公式報道から第一次訴訟の勝訴、「補償協定」の締結までで、昭和電工の加害責任に基づく認定患者の補償の枠組みができた時期である(1965〜1973年)。第二は、未認定患者による第二次訴訟提訴から「最終解決」を迎えるまでの時期である(1982〜1995年)。この明確な区分は、新潟水俣病の被害者運動が訴訟を中心としたものだったことに依っている。この章では、新潟水俣病の発生から第一次訴訟終了後に補償枠組みが形成されるまでを、行政の対応、被害者運動、反公害の世論形成という点から論じる。また、被害の掘り起こしと〈被害－加害〉関係の確定までの経緯および加害責任の追求がいかなる水俣病の表象を形成してきたかを考察する。同時に、水俣病に表象される「悲惨」が、被害の潜在化要因として作用し、熊本と新潟で異なっていた被害把握が一律の基準のもとにおかれることで、後の未認定患者問題発生の素地が整えられたことを指摘する。

第1節　新潟水俣病初期患者像と被害認識

1　新潟水俣病対策の概要

　1965年6月13日、新聞各社は新潟県阿賀野川流域に第二の水俣病が発生し

たと報じた。このニュースは日本全国に大きな衝撃を与えると同時に、熊本で発生した水俣病事件を知らしめるものとなった。1956年5月1日に公式発見された第一の水俣病、すなわち不知火海沿岸での熊本の水俣病は、特定地域で発生した地域問題の域を出ず、さほど世論の関心を引かぬまま、1959年12月30日の「見舞金契約」[1]で幕引きされていたからである。新潟水俣病は、「あたかも水俣病問題が終わったかのような沈黙」(川名1987：48)を破り、熊本水俣病の社会問題化の契機になってゆくのである。

では、新潟水俣病の発生に対して、新潟県や国はいかなる対策を講じたのだろうか。第二の水俣病発生に対する新潟県の対応は、熊本県の対応とは比較にならないほど迅速だった[2]。表2-1のように、新潟県は5月31日に新潟大学医学部神経内科から患者発生の第一報を受けると、すぐに原因究明や潜在患者発見のための調査体制を整えはじめている。6月12日の新潟大学医学部神経内科の椿忠雄教授と脳神経外科の植木幸明教授による新潟水俣病公式発表から僅か数日後には、第1回一斉検診(集団検診)による潜在患者発見にとりかかり、6月21日には正式に「新潟県水銀中毒対策本部」および「新潟県水銀中毒対策連絡会議」が設置された[3]。行政指導による川魚の採捕・喫食制限や受胎調節指導がなされたほか、10月には「水銀中毒患者および水銀保有者に対する特別措置要項」が施行され、医療費の公費負担など患者への援助が行われている。

患者に対する援助や被害拡大の防止に関しては、法律的根拠がないとして何ら救済措置をとらなかった熊本県とは異なり、新潟県は法律的な根拠はなくとも県単独の予算措置が可能であるという見込みのもとで患者の救済策を講じている(北野1990a：10)。このような新潟県の対応は、当時、新潟県の衛生部長であった北野博一に負うところが大きかった。北野は後に「個人の意志であれだけ動けたのは、やはり知事・副知事が、ある程度理解してくれておったお蔭だったと思います。それは［私に］批判があったかも知れませんが、まあ、私にある程度自由に動くことを許してくれた。県によってはそんなことの出来ない県だって今迄の経験からすればあるわけです」(北野1971：

表2-1 新潟県における主な水俣病対策(1965～1967年)

年月日	事　項
1965. 5.31	患者発生について新潟大学医学部より連絡を受け、関係者打ち合わせ。農薬使用現地調査の実施と横雲橋下流沿岸地区の住民数、世帯数、診療所など基礎資料請求にあたることになった。
6. 2	新潟大学の調査の一環として阿賀野川関係水銀使用関連工場調査を実施。
3	日本ガス化学工業浜松工業所、日本曹達新潟製造所、昭和電工鹿瀬工場の廃水、排水場所、沈殿池の泥を採取し、新潟大学に送付。
4	関係者合同会議。発生地区の原因究明と潜在患者病見調査について新潟県と新潟市、新潟大学の三者協力態勢を固めることが示される。
12	新潟水俣病の公式発表。
16	新潟県が新潟県水銀中毒研究本部（翌7月に新潟県有機水銀中毒研究本部と改称）を設置。
16	(-26日) 新潟県が新潟大学、県医師会、関係市町村の協力を得て、第1回一斉検診・第一次住民調査を実施。患者発生8地区（新潟市・豊栄町）を中心に隣接地域4,041世帯、21,054名について、保健婦による個別訪問調査。
19	「阿賀野川流域低所得者世帯援護対策要綱」に基づく流域13地区の低所得者層調査を開始。
21	新潟県水銀中毒対策本部および新潟県水銀中毒対策連絡会議の設置。
21	(-24日) 第1回一斉検診・第二次住民調査。横越村、豊栄村、京ヶ瀬村の25地区、対象1,409世帯、8,076名について保健婦の個別訪問調査。
28	阿賀野川魚介類の採捕禁止についての行政指導（この後食用規制等に関する行政指導などが13回にわたり出される）。
7.13	新潟県が関係漁協に総額50万円の見舞金を支給。
26	新潟県研究本部が頭髪水銀値50ppm以上の婦人に受胎調節指導を行うことを決定。
8.23	(-9月18日)第1回一斉検診・第三次住民調査。新潟市、安田町、水原町、京ヶ瀬村、新津市、五泉市、横越村、津川町、鹿瀬町、三川村の115地区、対象7,799世帯、39,057人に保健婦が個別訪問調査。
10. 1	水銀中毒患者および水銀保有者に対する特別措置要頂の施行。
12. 8	新潟県が「新潟県有機水銀中毒症患者審査会」設置を決定。
23	第1回新潟県有機水銀中毒症患者審査会で、26名が水俣病患者と診断される（うち死亡者5名）。以後、1970年1月まで9回開催される。
30	生活困窮を訴える患者に対して、原因者が判明するまでの暫定措置として生業資金各5万円を貸付。新潟県、新潟市、豊栄市の三者体制。
1966. 3.10	新潟県対策本部が「阿賀野川流域水銀対策生業資金貸付要頂」を決定。
10.27	(-28日)新潟市・豊栄市の被災者に生業資金各10万円を貸付。
12.27	(-28日)新潟市・豊栄市の被災者22世帯に生業資金各10万円を貸付。
1967. 6.22	新潟県が津川保健所を通して鹿瀬電工社宅の健康調査の協力を申し入れ（鹿瀬電工側は調査を拒否）。
26	第1回一斉検診・第四次住民検診。鹿瀬町大鹿瀬地区、対象234世帯1,128人。
8. 5	新潟市・豊栄町の患者世帯に10～20万円の生業資金貸付。

参考文献）新潟県『昭和46年度 公害の状況に関する年次報告』1972年、新潟県『阿賀野川水銀汚染総合調査報告書』1979年、『枝並文書』(当時県の職員だった枝並福二氏の行政資料ノート)1965-66年、高見優他編「新潟水俣病年表」五十嵐雄一郎他編『AGA草紙④ 阿賀野川と新潟水俣病』1992年、渡辺伸一・舩橋晴俊「新潟水俣病問題年表」飯島伸子・舩橋俊編『新潟水俣病問題』1999年。

38) と回想する。

　とはいっても、水俣病に関する情報が容易に手に入る状況ではなかった。

熊本の水俣病は、新潟で第二の水俣病が発生するまで、社会的に関心を持たれることはなかったし、まとまった文献もなかった[4]。北野らは富田八郎(宇井純のペンネーム)が『月刊合化』に発表した論文をコピーし、水俣病について学んだという(同上:40)[5]。

だが、患者や家族にとっては、依然として苦しい状況が続いていた。「事件発生の当初から昭和41年12月までに入院患者や水銀保有者あわせて12世帯には、県・市・町から世帯の更生資金として、わずか25万円の貸付があったにすぎない。また、死亡者5人には各市町村から3万円と県から10万円の見舞金が遺族に贈られてはいるが、死者はもとより、しびれ、萎えた身体で働けなくなった被災者たちにとって生活の補償はないも同然」(滝沢1970:79)だったからである。

なお、県は原因究明については、新潟大学との協力のもとで「新潟県水銀中毒研究本部」(後に「新潟県有機水銀中毒研究本部」)による調査を進め、9月8日に厚生省の「新潟水銀中毒事件特別研究班」が発足してからは、その調査に協力している。

阿賀野川流域で被害を受けた人々のなかには、当初より水俣病の原因が昭和電工鹿瀬工場だと推測している人もいたが(五十嵐1971:51-52)、その経験知は正しかった。1965年6月21日には原因企業は新潟市松浜の日本ガス化学と昭和電工鹿瀬工場のどちらかであるとされ(斉藤1996a:58)、9月には国立衛生試験所が昭和電工鹿瀬工場構内のボタ山から、624ppmから640ppmという高濃度の総水銀を検出した。

翌1966年3月には、「汚染源の究明については確証段階には至っていないが、無機水銀を触媒としてアセチレンからアセトアルデヒドの製造を行っていた工場の反応系施設の一部からメチル水銀化合物と考えられる物質が検出されている」という中間報告が出された。

最終的に、厚生省特別研究班が、原因は昭和電工鹿瀬工場の廃液であると結論したのは、1967年4月7日だった[6]。

2　認定制度のはじまりと新潟水俣病の医学的病像の形成

　熊本に続いて二度目の水俣病の発生であるが、それまでに水俣病は社会問題化されておらず、直接的に参照しうる制度的な対応策が欠如していたため、原因究明や被害状況の把握、被害者対策などで新潟県の担当者の裁量に任される範囲も広かった。

　1970年2月に「公害に係る健康被害の救済に関する特別措置法」(旧救済法：1969年12月15日公布)が施行されるまで、新潟では新潟県水銀中毒患者及び水銀保有者に対する特別措置要項(特別措置要項)[7]に基づき、医療費支給などの措置がとられていた。特別措置要項の対象になるか否かを判断するのが「新潟県有機水銀中毒患者審査会」で、ここで認定された患者が医療費等の給付を受けた。もっとも特別措置要綱は水俣病患者に対する緊急支援の意味合いが大きく、対象者の水銀保有量は200ppm(または)50ppm以上とされたが、その基準も受け入れ態勢との関係で暫定的に決められたものだった。

　旧救済法が施行されるまでの間、熊本でも一定基準のもとに医療費の公費負担措置がとられてきたが[8]、新潟県の認定基準は熊本の認定基準を踏襲したものではなかった。当時、診断にあたっていた新潟大学の椿忠雄は熊本での水俣病研究の蓄積が新潟水俣病に役立ったことはいうまでもないが、同じ研究方法を通用したわけではなかったと述懐している(椿1979：291)。では、新潟での水俣病認定基準とはどのようなものだったのだろうか。この問いは、当時、潜在患者の発見のために行われた第1回一斉検診が、どのような基準に基づいて被害者を見つけ出し、被害者救済策を行ったかという点に通じる。

　椿忠雄は、「疫学調査の際、調査地域の正確な実態を知るにはhouse-to-house survey(すべての家庭を訪問し、すべての個人に面接し、症状の有無を個人ごとに調べる方法)が最も完全であり、また、これによらなければ完全な情報をえられない」(同上：298)という立場と方法に依拠して一斉検診を行ったと述べている。また、調査の際には「中毒にはごく軽症のものから定型的なものまで、いろいろの段階のものがありうるとの考えから、私はごく初期には診断

表2-2 第1回一斉検診の受診状況(1965〜1967年)

			第一次調査 '65.6.16-26 (下流域)	第二次調査 '65.6.21-24 (下流域)	第三次調査 '65.8.23-9.18 (全流域)	第四次調査 '67.6.26 (鹿瀬町)	総合
1段階	戸別訪問調査	対象者	21,054人 ↓	8,076 ↓	39,057* ↓	1,128 ↓	69,315 ↓
2段階	精密検査	該当者 受診者 受診率	? 120 ?	284 82 28.9%	1,384 135 9.8%	44 3 6.8%	1,712 340 19.9%

注)＊新潟県環境保険部環境衛生課でのヒアリング(1992年3月)によれば、第三次調査における個別訪問調査の受診率は、約50％である。
資料)新潟県資料より作成。
出典)渡辺伸一「被害者潜在化のメカニズム―集団検診の受診と認定申請をめぐる困難の分析―」飯島伸子・舩橋晴俊編『新潟水俣病問題―加害と被害の社会学―』東信堂、1999年、78頁(一部修正)。

基準の枠をはめることを避け、疑わしいものを広くすくいあげ、この中から共通の症状をもつものを選び、これと平行して診断要項を設定するという方法」(同上：293)をとったと論じる。

　新潟県が新潟大学と県医師会、関係市町村の協力のもとで行った第1回一斉検診は、第一次調査から第四次までの住民健康調査、一日市・津島屋地区で1962年と1963年に死亡した30名の死亡者調査、患者発生地区周辺の医療関係調査であった[9]。

　表2-2に示されるように、第一次調査は6月16日から26日にかけて行われた。患者が発生した8地域を中心にした隣接地区4,041世帯21,054人に対して、保健婦による個別訪問調査が実施された。また、6月21日から24日にかけて、横越村、豊栄村、京ヶ瀬村の計25地区1,409世帯8,076名に対し、同様の方法で第二次調査が行われた。第三次調査では、阿賀野川下流域に限定されていた調査範囲が中・上流域にまで拡大され、新潟市、安田町、水原町、京ヶ瀬村、新津市、五泉市、横越村、津川町、鹿瀬町、三川村の115地区で、7,799世帯39,057人に対して調査が行われている。

　第一次検診の結果、死亡者5名を含む26名の患者が確認され、患者は下流地域に集中していることが示された(図2-1)。また、発症してはいないものの、頭髪水銀値が高い患者も見つかっている。

このような結果を踏まえて、1965年12月23日に新潟大学で開催された第1回新潟有機水銀中毒患者審査会では、水俣病の診断基準について、①自覚、他覚症状のあるものは水銀量の多少にかかわらず患者とする、②高水銀保有者で(200ppm以上)自覚症状のあるものを患者とする、③患者名簿登載者は現在自覚症状がなくとも患者とする、という三点を結論している(枝並1965)。この時点で新潟水俣病の患者は総計35名となった。

また、第1回一斉検診の事後措置として患者の経過観察が行われた。1967年以降は、患者の

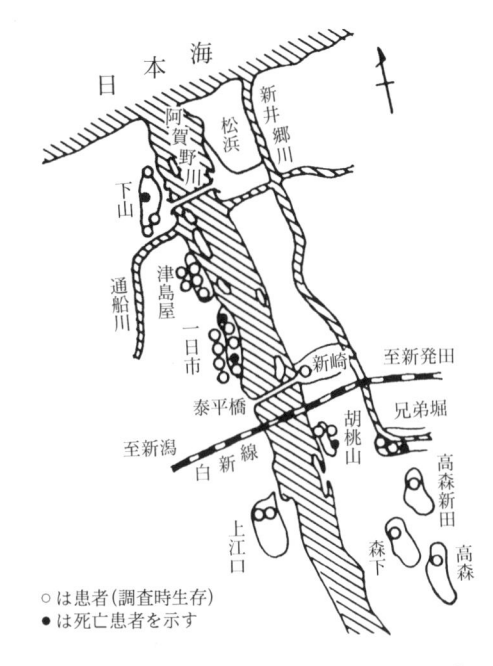

○は患者(調査時生存)
●は死亡患者を示す

図2-1 患者の分布(26例、第1回一斉検診による)

出典)椿忠雄「阿賀野川沿岸の有機水銀中毒—新潟大学における研究—」『臨床神経学』Vol.8, No.9、1968年、511頁。

ほかに、患者と疑われる要観察者、神経症状のある住民に対して、定期的に現地検診が行われた。範囲は河口より15kmまでの患者発生地域だった。旧救済法の施行を目前にした1969年12月の新潟県有機水銀中毒患者審査会までに、新潟県有機水銀中毒審査会は9回開催され、追加検診で見つかった新たな患者を含め、最終的に41名(うち5名は死亡患者)が認定された。

第1回一斉検診で見つかった患者の発症時期は1964年8月から1965年7月までで(**図2-2**)、その後、新たな患者は発生していないと結論づけられた。その理由として、新潟県が1964年6月から出している阿賀野川の魚介類の採捕・食用規制の行政指導が守られているためだろうという推測がなされた。この推察が誤っていたことは後述するところである。

このように、新潟では「一斉検診」という方法で潜在患者が見つけ出された。

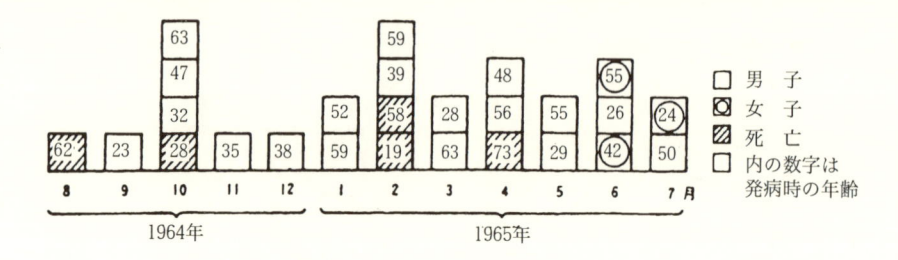

図2-2 新潟水俣病患者発生状況

出典）喜田村正次「有機水銀中毒―新潟の水俣病―」『官公庁公害専門資料』Vol.4、No.1、1969年、62頁。

　水俣病を定型症状といわれるハンター・ラッセル症候群(Hunter Russell Syndrome)に限定せず、むしろ新潟水俣病の実態を捉えるなかから水俣病の医学的病像を導き出そうとしていたことがわかる。ハンター・ラッセル症候群とは感覚障害、運動失調、視野狭窄、難聴の症状をそろえたものであるが[10]、図2-2に示される26例のなかにはハンター・ラッセル症候群が確認できた2例とともに、知覚障害のみであっても水俣病と診断され（斉藤1996a：225）、認定された1例も含まれている。「新潟においては綿密な一斉検診と症状の追跡がなされ、熊本においては重症患者だけをピックアップするというような方法の違いがあった。その結果が新潟水俣病と熊本水俣病の、臨床的な病像上の差」となった（原田1972：169）。

　新潟水俣病の認定患者数は、最終的に690名になるが、第1回一斉検診で見つかった患者は26名、新潟水俣病発生から旧救済法の施行までの約5年で「発見」された患者は僅か41名にすぎず、しかも阿賀野川の下流域（横雲橋より下流）でしか患者が見つかっていなかった。だが、このことは、第1回一斉検診の時点で、阿賀野川中・上流に患者が発生する可能性が存在しなかったことを意味しない。

　第1回一斉検診ではアンケート等で精密検査を要する者（要精検者）に選ばれた1,458名の頭髪水銀を検査した結果、158名が総水銀50ppm以上という高い数値を示しており、鹿瀬町でも2名に75ppm、187ppmと高い水銀値が検出

されていた[11]。また、一斉検診時に行われた妊産婦及び妊娠可能婦人及び乳児の健康調査では、下流地域の4,280世帯、6,419名を対象としたアンケートが行われ、健康異常や川魚喫食状況を考慮して1,026名の頭髪水銀値が測定された。結果、46名から50ppm以上の総水銀値が検出されている。また、乳児1名からも50ppm以上の総水銀が検出され、後に胎児性水俣病として認定された(新潟県の資料による)。

　椿は、県にこれらの人々の精密検査を申し入れたが、実現しなかったという経緯を述べている(椿1972)。新潟県では、暫定的に200ppm、50ppmという数値が水俣病の基準として定められただけで、それが正常値と捉えられていたわけではなかった。実際、椿は論文のなかで「地震前の値までさかのぼって得ることができたのは2例だけだが、この両人とも水銀量は明らかに正常値(20ppm)をこえていた」と表現している(椿1979：297)。1965年当時の日本人の頭髪水銀値の平均は都市部で平均4.39ppm、農村部で8.98ppmという調査結果がある。しかも日本人の頭髪水銀値は世界最高水準だったというのだから、50ppmという数値がいかに高いかがわかる(浮田1966、若月1966)[12]。

3　阿賀野川魚介類の採捕・食用規制

　さて、新潟県は1965年6月28日に漁業法に基づく阿賀野川下流水域(横雲橋下流)の魚介類の採捕規制、7月12日には下流水域の魚介類の食用規制の行政指導を行った。1966年4月11日からは阿賀野川全流域に行政指導している(表2-3)。行政指導がはじめ阿賀野川下流域に限定されていたのは、患者発生地域が下流のみだったからであり、阿賀野川下流域の限定を解いたのは、上流の麒麟橋付近の検体(検査用に採取された魚介類)に高水銀が検出されるなど、汚染が下流域に限定されないことが認知されたからである。

　行政指導とは、非強制的な形式による働きかけによって国民の同意や協力を得ることで、一定の行政目的の達成を得ようとする行政手段である。新潟県の阿賀野川魚介類の採捕・食用規制は、阿賀野川流域で魚介類を採捕・食

表2-3 阿賀野川産魚類の食用抑制等行政指導の経過概要

年月日	宛て先	概要
昭和40/6/28	各漁業協同組合長	阿賀野川下流域（横雲橋から河口までの間）の魚介類について、昭和40年7月1日から昭和40年8月31日迄の間、採捕しないよう自主的な措置をとること。
昭和40/7/12	各保健所長 新潟市長 新潟県鮮魚商組合長 魚介類市場組合長 阿賀野川地区各漁業協同組合長	水銀汚染の魚介類を販売すると食品衛生法第4条の違反となる恐れがあるので関係者への指導を行うこと。 (1)魚介類から水銀の検出されている地域 　横雲橋より河口までの間（14km） (2)水銀が大量に検出されている魚種 　ニゴイ、ウグイ、フナ、オイカワ、ボラ
昭和40/8/30	公表	総合的に判断した結果、サケ、マス、アユ等の遡河性魚介類は食用に供して差しつかえないという結論から採捕禁止の行政指導は継続しない。 　その他の魚種については当分の間、食用に供することは好ましくない。
昭和40/9/1	各保健所長 新潟市長 各漁業協同組合長	昭和40年8月30日の新潟県水銀中毒対策本部の発表のとおり採捕禁止の行政指導は継続させない。ニゴイ、ウグイ等の一部に水銀の保有量が相当認められるので、これら水銀の高い魚種について連続して多量に摂取しないこと。
昭和41/4/11	関係保健所長 関係市町村長 各漁業協同組合長	水銀保有量の多い魚介類の食用抑制の行政指導を行ってきたが、その後の検査結果から、ニゴイ、ウグイ等の水銀保有量は逐次減少傾向をみせているものの、未だ相当に高いものも認められるので、サケ、マス、アユ、カワヤツメを除く魚介類は食用に供しないこと。
昭和42/6/10	関係保健所長 関係市町村長 各漁業協同組合長	水銀保有量の検査結果及び習性等を総合的に検討した結果、ハゼ、ボラについて食用抑制を解除する。
昭和44/7/16	公表	昭和41年より昭和44年3月までの魚介類の調査結果から、総水銀量は規定量以下となり長期かつ大量摂取しなければ魚介類から水銀影響を心配することはない。 　しかし、毎日、大量摂取するような異常な食習慣があるならば改めるよう普及徹底をはかる。
昭和44/9/22	関係保健所長 関係市町村長 関係漁業協同組合長	一部の魚種を除き食用抑制の行政指導を行ってきたが、その後の調査結果から魚介類の総水銀量は漸次減少し、食用として支障のない状態となったので採捕することは差しつかえない。 　ただし長期かつ大量の摂食をさけること。
昭和46/12/3	関係保健所長 関係市町村長 関係漁業協同組合長	魚介類の総水銀量は全般的に減少傾向を示しているが一部魚種に1ppmを超えるものがみられるので、ニゴイ、ハヤ等の底棲性でしかも高令魚（30cm以上）については長期かつ大量の摂食をさけること。
昭和48/3/2	関係保健所長 関係市町村長 関係漁業協同組合長	昭和46年12月3日付文書と同様な主旨内容

昭和49/4/23	関係保健所長 関係市町村長 関係漁業協同組合長 厚生省・環境庁	魚介類の水銀保有量は全体的に漸減傾向を示しているが魚介類の水銀の暫定的規制値を超えるものが散見されること、高令魚に高い水銀保有傾向がみられることなどから、底棲性でしかも高令魚（30cm以上）については長期かつ大量の摂食をさけること。
昭和50/3/29	関係保健所長 関係市町村長 関係漁業協同組合長 厚生省・環境庁	昭和49年度から「阿賀野川水銀調査3か年計画」により総合的な調査を実施しているが、依然として魚介類の水銀の暫定的規制値を超えるものが散見されること、高令魚に高い水銀保有傾向がみられることなどから多食や常食をさけるとともに、特に底棲性のしかも高令魚の喫食には注意すること。
昭和51/4/26	関係保健所長 関係市町村長 関係漁業協同組合長 厚生省・環境庁	昭和50年3月29日付文書と同様な主旨内容。
昭和53/4/17	関係保健所長 関係市町村長 関係漁業協同組合長	昭和51、52年度にわたる「阿賀野川水銀汚染総合調査」の結果から魚類に対する人工的な水銀汚染の影響は解消したと判断されるので、魚類の食用抑制を解除する。 (1)ウグイ、ニゴイとも総水銀、メチル水銀の平均値は魚介類の水銀の暫定的規制値を下廻っており、昭和48年度以降の横ばい状態が再確認された。 (2)体長の大きい魚類の一部に魚介類の水銀の暫定的規制値を越えるものがみられるが、全国的に他の河川にもみられる傾向である。

出典）新潟県『阿賀野川水銀汚染総合調査報告書』1979年、180-182頁より抜粋、作成。

用している住民にその行為を中断させることで、水俣病被害拡大を防止するという目的を達成しようというものだった。だが、詳述するまでもなく、情報は発信されれば自動的に伝わるとものではない。新潟県には1966年に地域住民からの次のような文書（手紙）が寄せられている。

　「一日市で十二月から二月迄魚を喰った人が二人居ましたので私が二人の毛髪を大学へ持って行って検査してもらった所五十五PPMと五六・九PPM有りましたので其人達に喰うのを止めさせました　長い間の習かん（ママ）で元気な魚は喰っても良いだろう位に思ったそうです。」（枝並1965）

　1966年4月6日、この2名（農業と米穀商）に対する現地訪問調査が行われた。症状はその時点で確認されなかったが、2名は3月頃までのヤツメ漁の漁期

表2-4 川魚の喫食および喫食中止時期

（ ）内は%	原告下流 N=32	原告中・ 上流N=31	非原告 N=37	合計 N=100
・水俣病の公表以降も食べていたが、途中から食べなくなった	9 (28.1)	20 (64.5)	9 (24.3)	38 (38.0)
・水俣病の公表以降ずっと食べていない	14 (43.8)	3 (9.7)	9 (24.3)	26 (26.0)
・一時期食べなくなったが、現在は食べている	5 (15.6)	5 (16.1)	10 (27.0)	20 (20.0)
・すっと継続的に食べているし、現在も食べている	4 (12.4)	3 (9.7)	9 (24.3)	16 (16.0)
・その他	—	—	—	—

注）同一世帯内で異なる回答がみられたため、個人別に集計し、有効回答数を100とした。
資料）新潟水俣病未認定患者統計調査による。

中、ヤツメと一緒にとれるニゴイ、ハヤを多量に食べていたことが判明した。

同年4月11日に新潟県有機水銀中毒対策本部長から出された「阿賀野川流域における魚介類に対する行政指導の強化について」は、このような事実を受けて出されたもので、「最近一部の地域住民においてこれらの川魚を食用に供している」ことから指導についての配慮を求めるものだった。患者多発地区である一日市においてさえ、行政指導が徹底して守られていなかったのだから、他の地域でも似たような状況がみられただろうことは容易に推測される。

表2-4は川魚の食用制限の行政指導がどのくらい守られていなかったかを示すものである。新潟水俣病の公表以後の川魚の喫食状況の結果が示されている。水俣病が公表されてからも川魚をずっと継続的に食べている人が16名、途中から食べなくなった人（途中までは食べていた人）が38名いた。その理由について、下流地域では「水俣病について知らなかった」、「何も知らなかった、詳しいことはわからなかった」、「魚を食べてはいけない、危険だとは知らなかった」、「農薬説などがあって、原因がわからなかったから」という答えが出ている。中・上流では、「中・上流の魚は安全」、「みんなが大丈夫だと思っていた」などの回答が加わっている。

魚介類喫食の行政指導は何度も出されているが、地域住民の行動を十分に規制するには至らなかったことがわかる。では、どうしてこのような状況が起こったのだろう。上記文書では「長い間の習かん」とある。水俣病と自分た

ちの食生活との関係性がうまく結びつかず、水俣病が自分たちとは無関係な問題だと思っていたこと、情報の発信者と受け手との間の意識の差異があったことが窺われる(この点については第5章、第6章を併せて参照のこと)。

　水俣病患者は下流域からしか発見されておらず、人数も少なかった。大半の人にとって、水俣病は特殊な病で、しびれや耳鳴り、痛みがあっても、それが水俣病とは思いもよらなかった。後述するところであるが(第2章第3節)、水俣病はもっと可視的で劇的なものとして語られていたからである。

注
1) 「見舞金契約」とはチッソと水俣病患者との間で結ばれた契約で、対象者は79人。水俣病の原因がチッソの工場排水が原因であっても新たな補償要求は行わないという条文が含まれており、後に公序良俗違反とされた。「見舞金契約」は、水俣病研究会(1996：241-242)に全文掲載されている。なお、補償金ではなく「見舞金」という位置づけ、以後の補償を要求しないという契約内容は、阿賀野川上流の鹿瀬町にあった草倉銅山(古河)の煙害補償、足尾銅山(古河)での鉱害補償を引き継いだものと指摘されている(新潟水俣病研究会1986：34-39)。
2) それにもかかわらず、新潟県の対応は十全とはいえなかった。この点については深井(1985)を参照のこと。
3) 「新潟県有機水銀中毒対策本部設置要綱」および「新潟県有機水銀中毒対策連絡会設置要綱」は滝沢(1970：75-76)に掲載されている。
4) 水俣病に関する情報の欠如に関して以下の指摘がある。「マス・メディアの報道(とりわけ政府の存在する東京での報道)が低調であったということは、社会意識における問題関心の欠如あるいはタブー視と相互促進的であった。東京においては、一九五九年十一月二日の漁民の工場乱入に至るまで、マス・メディアによる報道は、まったくと言ってよいほど欠如していた。この事件が来るべき公害の激化の先駆けであり、最大級の社会問題であることを、マス・メディアは認識していなかった。報道不足の中で全国的関心が集まるということもなかった。」(舩橋2000：202)
5) なお、宇井純は1965年7月19日に新潟県を訪れて講演している。そのなかで、①工場廃液からは無機水銀と同時に有機水銀も排出されたと思われること、②昭和電工の廃液処理は不十分だと思われる、③検体検査は熊本県に依頼したほうが早くて安い、という点が情報として『枝並文書』(当時、県の職員であった枝並福二氏の行政資料ノート)に残されている(枝並1965-66)。また、新潟水俣病訴訟で中

心的役割を果たした坂東弁護士も、『月刊合化』掲載の富田論文に学んでいる(坂東2000:107-108)。なお、連載論文は、富田(1969)として一冊にまとめられている。
6) 昭和電工はこの結論を認めず、1966年6月から「農薬説」に基づく反論をはじめた。新潟水俣病の原因は1964年の新潟地震の際に流出した倉庫の農薬水銀にあるという見解である。横浜国立大学の北川徹三教授は「塩水くさび説」(新潟地震の際に信濃川河口の農薬倉庫から流出した水銀農薬が、海を通って阿賀野川に塩水くさびとなって流れ込んだという見解)によって昭和電工の「農薬説」を擁護したため、原因究明が遅れることになった。農薬説の誤りが明らかにされる過程については、宇井(1969)を参照のこと。
7) これは以下のようなものであった。
「水銀中毒患者および水銀保有者に対する特別措置要項

昭和40年10月 1日　施　　行
昭和41年 2月 1日　一部改正
昭和41年 6月 1日　一部改正
昭和42年 9月11日　一部改正
昭和43年 1月26日　一部改正

(趣旨)
　1　阿賀野川河口付近に発生した水銀中毒患者および水銀保有者の療養等に対する特別措置に関しては、この要項の定めるところにより処理するものとする。
(対象者)
　2　特別措置の対象となる者は、次の各号の一つに該当するもので、市長が認定した者とする。
　(1) 水銀中毒患者で入院、通院または医師の往診により治療を受けている者
　(2) 毛髪水銀保有量200PPM以上の者で、市の指導による入院、通院または医師の往診により治療を受けている者
　(3) 毛髪の水銀保有量50PPMから200PPM未満の妊娠可能の妊婦で、入院または通院により治療を受けている者
　(4) 水銀保有量の高い母親から出生した乳幼児で市の指導による入院、通院または医師の往診により治療を受けている者
　(5) 水銀保有量の高い母親から出生または出生する乳児で、市の指導により母乳を人工栄養に切り替えている者

(6) 水銀中毒患者でリハビリテーションの治療を受けている者
(7) 重症患者または水銀保有量の高い母親から出生した乳幼児で、市の指導により入院して治療を受ける場合の付き添い人
(8) 水銀中毒患者で、重症のため看護が必要と認められる者についての看護人
(9) 前各号以外の者で、医師の観察を必要とし、市の指導による入院、通院または医師の往診により治療を受けている者

(措置内容)
3 特別措置は、次により実施するものとする。

項目	基準	期間
入院、通院または医師の往診により治療を受けている者	療養見舞金 (1) 医療費 自己負担相当額 (2) 医療手当 　生活保護法が適用されている者月額 　　　　　　　　　　　　　　1,500円 　その他の者　　　　　月額　1,000円	市長が治療を必要と認めた期間
人工栄養を実施している者	療養見舞金 (生活保護法を適用されている者を除く。) 別表に定める額	実施後満1才に達するまでの期間
リハビリテーションの治療を受けている者	療養見舞金 (1) 療養費 自己負担額相当 (2) 医療手当 　生活保護法が適用されている者月額 　　　　　　　　　　　　　　1,500円 　その他の者　　　　　月額　1,000円	市長が治療を必要と認めた期間
重症患者が入院治療を受ける場合の付添人	療養見舞金 付添人手当　付添人の自己負担相当額	市長が入院による治療を必要と認めた期間
重症患者に対する看護人	療養見舞金 看護手当　　　　　　日額　　500円	適用後昭和43年3月31日までの期間

注)附則は省略した。

8) 熊本では1956年7月から日本脳炎疑似患者として医療費負担、1957年4月から生活保護法による扶助、1958年12月から水俣食品研究費の支給などが行われた。熊本での認定制度は1959年12月からはじまる。対象患者の認定は、はじめに水俣病患者審査協議会、次に水俣病患者審査会が行った。なお、熊本県の水俣病認定制度と認定基準の変遷とその評価については、原田(2000)を参照のこと。
9) なお、第1回一斉検診の第一次調査と第二次調査は、厚生省臨床研究班と厚生省疫学研究班との報告があり、両報告には対象地域や人数、調査員の属性にずれがある。述べた数値は臨床班によるもので、疫学班によると、第一次調査対象地

域は患者発生6地域(新潟市下山・津島屋・一日市・上江口、豊栄町兄弟堀・胡桃山)の412戸2,813名への新大医局員、インターン生、学生による訪問面接調査からはじまり、第二次調査は患者発生地区周辺の3,849戸、19,888名を対象にした保健婦による訪問面接調査である(厚生省1967：6)。

10) Hunter Russell Syndrome とは、1940年にイギリスの種子殺菌工場で起こった労働者のメチル水銀中毒の症例研究に示された運動失調、言語障害、視野狭窄に、水俣病主要症状である感覚障害と難聴を含めたものである(言語障害は運動失調に含める)。

11) 『新潟水銀中毒特別研究報告書』(厚生省1967：310-311)に「鹿瀬町向鹿瀬の特異事件」として記載されている、二人暮らしの夫婦の例である。

12) 農村部が都市部より水銀値が高いのは、この時期、農薬水銀が使用されていたからである。なお、50ppm という数値は新潟県の特別措置要綱の基準を抜け出して、以降、水銀の国際的な環境基準になったが、1988年に IPCS (International Program on Chemical Safety ＝国際化学物質安全性計画)で、母親の頭髪水銀値が10ppm〜20ppm でも子供に影響が出るため、基準値を強化すべきという報告を出している (UNEP, ILO, WHO 1988)。

第2節　患者支援活動と第2回一斉検診による認定者数の増加

1　「被災者の会」の結成と新潟水俣病第一次訴訟

新潟では水俣病被害者支援の動きも早く、新潟県の水俣病に対する行政施策にも影響を与えてきた。椿教授による新潟水俣病公式発表は、赤旗の記者が衛生部長に面会して水銀中毒患者の発生を公表するように迫ったためだったが、このきっかけをつくり、いわば「事件に火をつけた」(宇井1968：176)のが新潟勤労者医療協会(勤医協と略称)に属する沼垂診療所であった[1]。勤医協は1965年7月8日に水俣病に関する学習会を開くが、そこで水俣病の社会的紛争について話した斉藤恒医師は、「社会的な問題についてはまとまったも

のが手に入らず、水俣市役所の職員がまとめた自治体職員の研究集会の報告や当時出版されて間もない桑原史成の写真集にその記載があった。社会問題として宇井純氏の詳細な研究があることを知ったのは一年ほど後の事である」(斉藤1996a：38)と述べている[2]。社会問題としての水俣病の側面がクローズアップされるのは新潟水俣病発生以降のことであり、それ以前はほとんど知られていなかったのである。

同年8月25日、沼垂診療所や勤医協、地区労など22団体が「民主団体水俣病対策会議」(民水対と略称、事務局長＝小林懋)を結成する。これが新潟水俣病被害者運動の端緒であり、既述した新潟県の水銀中毒患者および水銀保有者に対する特別措置要項による多岐にわたる患者支援対策の実現にも、民水対の力に負うところが大きかった[3]。

12月23日に有機水銀中毒患者とその家族が「阿賀野川有機水銀中毒被災者の会」(後の新潟水俣病被災者の会、被災者の会と略称)を結成し、民水対に加盟した。被災者の会の結成は、1967年6月12日の新潟水俣病第一次訴訟の提訴へとつながる第一歩だった。新潟水俣病公式発生から2年を期しての提訴は、四大公害裁判の嚆矢を切るものだった。

新潟水俣病第一次訴訟は民事訴訟で、不法行為に基づく損害賠償請求である。原告側の主張は、①新潟水俣病の原因は昭和電工鹿瀬工場の排水に含まれていたメチル水銀であり、②チッソが起こした熊本水俣病から、アセトアルデヒド製造工程でメチル水銀が発生し、水俣病の原因になることが既に明らかになっていた、③それにもかかわらず対策を怠った昭和電工には過失責任がある、というものだった。請求理由は後に「過失」から「未必の故意」に変更され(1970年8月27日)、裁判での争点のひとつとなった。

全国初の本格的な公害裁判として争われた新潟水俣病訴訟は、3家族13人にはじまり、表2-5のように次々と原告数を増やした。この過程は水俣病被害者

表2-5　新潟水俣病第一次訴訟原告数

年月日	原告数	陣
1967. 6. 12	13人	第一陣
1968. 7. 8	21人	第二陣
1969. 6. 12	14人	第三陣
1970. 4. 17	10人	第四陣
1970. 4. 18	6人	第五陣
1970. 6. 6	6人	第六陣
1970. 8. 27	5人	第七陣
1971. 1. 19	2人	第八陣
計77人(34家族)		

が被害者としてのアイデンティティを獲得する過程であると同時に、反公害運動の主体としての社会的役割を担ってゆく過程でもあった[4]。

裁判という運動を担うなかで、新潟水俣病被害者は公害闘争の意味を自覚化し、全国の公害被害者と連携した[5]。

裁判提訴の直後に、民水対は、裁判支援のための署名・カンパを水俣と四日市に送ったが、その年秋には水俣病家族患者互助会から激励の手紙と77名全員の署名、1万円のとカンパが届いた（1967年9月20日）。

同年10月には、裁判提訴の動きが出てきた富山イタイイタイ病対策協議会の代表2名が水俣病裁判の現地検証に訪れて、裁判提訴の決意を表明した。翌年の1968年1月6日から8日に、新潟水俣病被災者の会や弁護団の代表は、互助会からのカンパを用いて富山のイタイイタイ病の現地を訪れて交流している。そして富山イタイイタイ病裁判が同年3月9日に提訴されるのである。

富山から戻った新潟水俣病被災者の会と弁護団の代表は、息つく暇もなく、同年1月21日には、熊本水俣病の現地を訪れた。新潟の被害者と互助会、この訪問を契機に水俣病患者支援のための市民組織として組織された「水俣病対策市民会議」とが交流した。さらに2月24日から25日には、四日市ぜんそく患者を訪問している。

このような交流のなかで、「見舞金契約」で終止符を打たれていた熊本の水俣病被害者やその支援者が立ち上がり、裁判提訴へと動き出す。熊本水俣病訴訟では新潟水俣病訴訟の坂東弁護士が証人尋問を行うなど、裁判を通した新潟と熊本との交流・連携も深まっていった。新潟水俣病第一次訴訟は四大公害訴訟の先陣を切ったというだけでなく、四大公害訴訟を牽引し、公害反対の世論に大きな影響を与えたのである。なお、裁判係争中の1970年1月26日、「民水対」は発展的に解消し、新たに「新潟水俣病共闘会議」（「共闘会議」と略称）が発足している[6]。

裁判では、結審までに46回の口頭弁論、15回の出張尋問、5回の検証、3回の鑑定尋問が行われ、証人は原告側58人、被告側24人にのぼった。争点は、第一に新潟水俣病の発生とその原因との因果関係の立証、第二に故意あるいは

過失の有無だった。

　第一の点については、新潟水俣病がいかなる原因で発生したのかが争点となった。原告側が昭和電工の排水が原因であると主張したのに対し、被告側は新潟地震で壊れた倉庫から流出した水銀農薬が原因であると主張した。1971年9月29日新潟地裁判決[7]は、農薬説が事実に基づくものであるという根拠に欠き、原告側の主張を認めるのが適当であると判示した。また「化学公害事件では、争点のすべてにわたって高度の自然科学上の知識を必須とするから、被害者に対して、因果の環の一つ一つにつき逐次自然科学的な解明を要求することは、民事裁判による被害者救済の途を全く閉ざす結果にもなりかねない」とし、自然科学的解明の要求は民法709条の不法行為による損害賠償の見地から相当でないとする見解を示した。

　第二に、民法709条の成立要件である故意・過失について、原告側は熊本水俣病によって、既に水銀が人体に及ぼす深刻な影響が明らかだったにもかかわらず、工場排水を未処理のまま流したのは未必の故意による大量殺人・傷害にあたると主張した。対して、昭和電工側は排水処理には最善の措置をとっており故意も過失もないと争った。判決は、企業責任について「最高技術の措置をもってしてもなお人の生命、身体に危害が及ぶことが予想される場合には、企業の操業短縮はもちろん、操業停止までも要請されることがある」と従来よりも一歩進んだ判断を示したが、故意ではなく過失を認定した。

　こうして新潟水俣病第一次訴訟は原告側勝訴のうちに幕を閉じたが[8]、損害賠償請求額では、原告の主張した請求総額のほぼ半額にあたる270,249,800円しか認められなかった。慰藉料(慰謝料)算定には「日常生活における障害の程度」と「服することのできる労務の程度」に応じて、最高1,000万円から最低100万円まで5つにランク分けされ(表2-6)、患者家族の慰藉料も大幅に減額されるなど、原告側にとって不満も残るものだった。

　にもかかわらず、新潟水俣病第一次訴訟が、当時の公害被害者運動に与えた影響は計り知れない。また、判決の内容も当時としては評価しうる点が多々あった。だが、1970年前後にいかに画期的な内容を含む判決であっても、

表2-6　新潟水俣病第一次訴訟判決における患者慰藉料算定ランク

ランク	症　状	金額(万円)	人数
A	他人の介助なしには日常生活を維持することはできず、死にも比肩すべき精神的苦痛を受けているもの	1,000	4
B	日常生活を維持するのに著しい障害があるもの	700	6
C	日常生活は維持できるが、軽易な労務以外の労務に服することができないもの	400	10
D	服することができる労務が相当程度制限されるもの	250	18
E	軽度の水俣病症状のため継続して不快感を遺しているもの	100	5

注）死亡者(6人)の慰藉料は原則として一律1,000万円である。原告は表に示される患者43名に保有者、妊娠規制(不妊手術)を受けた者、患者等の親族34名を併せて77名となる。　　　　　　　　　　　　　　　　　　　　　　計43人

現在からは次のような点が指摘されていることを確認しておきたい。

　「本判決から四半世紀を経て少し冷静になって振り返ってみると、一時的な賠償金の支払いによって救済をはかるという司法的処理の限界と、大規模な自然環境破壊の問題を人間への被害という角度からしか問うことのできない法理論のもつ限界にあらためて思い知らされる、ということである。『阿賀を返して、夫を返して、私たちの身体と生活を返して』という原告たちの生の叫びと、賠償金で損失を償うという民事救済法理との間には、ギャップがありすぎる。地域や行政とのかかわりの中で、将来の生活面や治療の問題をトータルにとり込んだ救済のあり方が、司法の場面でも考究される必要が痛感される。また、年間一五〇キロ以上の有機水銀が長年にわたって河川に放流されても、河川や水苔や魚貝類そのものの法益はまったく問題にならず、人間への被害の原因経路のひとこまとしてしか取り扱われないというのは、あるいはまたメチル水銀と疾患との因果関係を論証するために、罪もない猫が実験台として犠牲にされるというのは、自然や環境との共存をはかり、人間も生態系の中の一つにすぎないという現時の思想からは、あまりに人間中心主義に偏していないであろうか。本件も、生産至上主義→人間尊重主義→自然環境主義という大きな流れの中では、そのひとこまとしての時代史的な意義をもつ、と評されることになろう

か。」(井上1994：52)

　この指摘は示唆に富んでいる。一つには、新潟水俣病第一次訴訟以後の生命倫理や環境思想からみると、当時は画期的・進歩的であった議論が精彩を欠いて「時代史的な意義」、すなわち過ぎ去った時代の出来事としての意味しか見いだせなくなることである[9]。もう一つには、それにもかかわらず水俣病被害者は現存しており、被害者をめぐる状況は、より進んだ現在の倫理思想によって捉えなおされるのではなく、依然として1970年代前後の状況に規定されているということである[10]。

2　被害者運動と第2回一斉検診

　ところで、被害者運動が行政に与えた影響として、第2回一斉検診の実施(1970～1972年)が挙げられる。第2回一斉検診が行われたのは、水俣病問題への国の制度的対処が開始される時期にあたっている。

　1970年2月1日から「公害に係る健康被害の救済に関する特別措置法」(「旧救済法」と略称)が施行された。旧救済法の施行によって、法に基づく認定制度が開始された。また、「新潟県・新潟市公害被害者認定審査会」が設置され、認定は同審査会の意見を聞いて処分権限者である新潟県知事または新潟市が行った[11]。旧救済法による認定は、施行当初は国の統一基準が明示されていなかったため、1971年8月に環境庁事務次官通知が出されるまで、新潟と熊本では認定基準に差があった。この時期の新潟の患者認定基準は、第2回一斉検診の実施によって顕在化した患者に適用された基準にみることができる。では、第2回一斉検診はどのように行われたか、そこでの認定基準はどのようなものだったかを、以下に考察してゆきたい。

　さて、旧救済法は新潟県の阿賀野川下流域を地域指定している。この時期までに阿賀野川中・上流域からは患者が出ていなかったからである。では、阿賀野川中・上流に患者はいないのだろうか。1967年提訴の新潟水俣病第一

次訴訟では、昭和電工の排水が原因とする原告側に対し、被告昭和電工側は汚染原因を新潟地震の際の水銀農薬流出だと主張していた。汚染源が昭和電工であるならば、横雲橋より上流にも患者が存在するのではないか。阿賀野川上流にも頭髪水銀値の高いケースが発見されているのだから、中・上流域にも患者が発生しているのではないだろうか。新潟水俣病を支援していた医師らは、このような問題提起から、1970年7月26日に新潟市津島屋で、続いて8月30日に横雲橋上流の新津市満願寺の自主検診を行った。両地区それぞれ83名の住民を検診した結果、津島屋でも新たに水俣病の疑いがある患者が発見された。また、これまでは患者はいないとされてきた横雲橋上流の満願寺でも水俣病の疑いがある6名が見つかった。

第1回一斉検診の追跡検診でも、時間の経過に伴って症状が現れていること、症状が悪化していることが確認され、遅発性の水俣病という点から新たな調査が必要ではないかという見解も出ていた。水俣病の遅発性症状についての認識である。津島屋と満願寺の検診結果もあって、新潟県は補正予算を組んで第2回一斉検診を行うことになった(斉藤1996a：117-119)。

第2回一斉検診は、1970年10月からのアンケート調査、12月の現地での検査、その後の新潟大学での精密検査という3段階方式で行われた(**表2-7**)。アンケート調査は、第1回一斉検診で川魚を喫食していたと回答した者および漁業従事者11,936名を対象に実施された。回答者は11,006名(92.2％)であった。うち受診希望者21名を含む2,714名が現地検診受診該当者で、実際に受診したのは1,013名(37.3％)だった。また精密検査は受診該当者113名のうち98名(86.7％)が受診し、60名の有所見者が発見された。

翌1971年10月16日から11月20日には、現地での検診受診率が低いことから、補助検診が行われた。補助検診では第2回一斉検診の未受診者を中心に検査が行われている。第2回一斉検診および補助検診の結果、最終的に234名の有所見者(水俣病の疑いがある患者)が見つかった。

なお、有所見者234名に対しては法の定める手続きをとるよう指導、および水俣病患者認定申請の事務手続きが行われ、1979年8月時点までに有所見者

表2-7　第2回一斉検診の受診状況

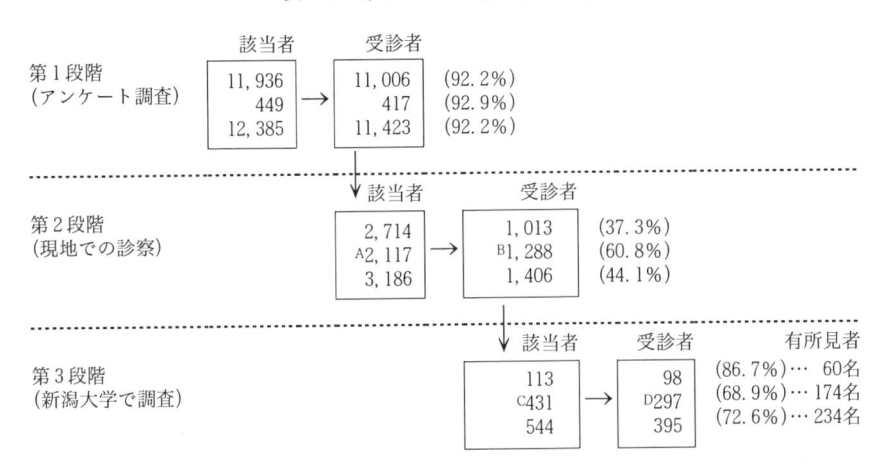

	該当者	受診者	
第1段階 (アンケート調査)	11,936 449 12,385	→	11,006　(92.2%) 417　(92.9%) 11,423　(92.2%)

	該当者	受診者	
第2段階 (現地での診察)	2,714 A 2,117 3,186	→	1,013　(37.3%) B 1,288　(60.8%) 1,406　(44.1%)

	該当者	受診者	有所見者
第3段階 (新潟大学で調査)	113 C 431 544	→	98　(86.7%)…　60名 D 297　(68.9%)…　174名 395　(72.6%)…　234名

注)(1)枠内上段は第2回一斉検診、中段は補助検診、下段は第2回一斉検診および補助検診の総計人数を示す。
　(2) A ＝ 第2回検診の未受診者1,645人、希望者202人を含む。B ＝ 同895人、202人。C ＝ 同286人、68人。D ＝ 同110人、38人。
出典)県より入手した資料をもとに作成。なお、作成にあたっては、そこに記載されていた白木健一・広田紘一・神林敬一郎・椿忠雄「新潟水俣病の疫学と臨床―とくに第2回一斉検診と臨床症状の推移について―」『神経進歩』Vol.16, No.5、1972年、881頁(一部訂正)の図を参考にした。

のうち138人が認定された。

　さらに1972年5月17日から6月13日にかけて、1971年補助検診で精密検診受診該当者でありながら未受診だった134名に対し、追跡検診として精密検査が行われた。受診者は83名(61.9%)で、うち68名が有所見となった。そのうち1979年8月末までに32人が認定されている。

　因みに、その他の集団検診として、川船業者27名の健康調査(＝「船頭検診」、第6章参照)、阿賀野川流域の学童検診がある。

　さて、第2回一斉検診の結果、新しい患者は発生していない、横雲橋上流に患者はいないという従来の見解が根底から覆されることになった。阿賀野川の全流域から、補助検診を含めて234名の有所見者が発見されたからである。新潟県によるとそのほとんどが認定されたという。表2-8からわかるように、第2回一斉検診が実施された1970年以降に認定申請数が増加している。一斉検診が潜在患者の発見にいかに重要だったかが示される。この時期の集

表2-8　年度別の認定申請数・認定数・棄却数

年度		1965-69	70	71	72	73	74	75	76	77	78	79	80	81	82	83	84	85	86	計
全体	申請	43	51	102	386	517	243	215	208	195	49	37	20	13	13	8	9	7	0	2,116
	認定	42	7	53	228	113	96	86	34	15	7	2	1	0	1	3	2	0	0	690
	棄却			2	7	43	145	207	207	252	157	146	15	31	21	15	30	10	10	1,298

資料) 新潟県資料および新潟県水俣病共闘会議『阿賀の流れに』1990年より作成。
出典) 舩橋晴俊「未認定患者の長期放置と『最終解決』の問題点」飯島伸子・舩橋晴俊編『新潟水俣病問題―加害と被害の社会学―』東信堂、1999年、208頁。

団検診による取り組みがいかに重要だったかがわかる。

さて、このようにして新潟水俣病の患者認定が進んでゆくのだが、第2回一斉検診の時に水俣病の診断はどのように行われたのかを**表2-9**で確認しておこう。前述のように、この時期の新潟の認定基準は熊本の認定基準とは異なるものであったかを示すからである。

表2-9は椿によると次のように説明される。すなわち、①阿賀野川の川魚を大量に摂取していたことは、客観的証明は困難なので患者や家族などの証言に依拠せざるを得ず、②新たに発生した患者の過去の頭髪水銀値などは不明なことが多く、状況証拠を参考にしなくてはならない。状況証拠とは水銀多量摂取の反証になる事実がなく、他の毒物中毒でないことなどが含まれる。③a-dの症状がそろわなくてもよい。④他疾患があっても水俣病と診断でき

表2-9　新潟水俣病の診断基準

① 神経症状発現以前に阿賀野川の川魚を多量に摂取していたこと
② 頭髪(または血液、尿)中の水銀量が高値を示したこと*
③ 下記の臨床症候を基本とすること**
　a. 感覚障害(しびれ感、感覚鈍麻)
　b. 求心性視野狭窄
　c. 聴力障害
　d. 小脳症候(言語障害、歩行障害、運動失調、平衡障害)
④ 類似の症候を呈する他の疾患を鑑別できること***

注)＊この値は水銀摂取を止めれば、数カ月以内に正常に復するので、川魚摂取時期との関連において考慮すること。また、その時期の水銀量が不明の場合、できるだけ状勢判断を行なうこと。たとえば同一家族で食生活を共にしていたものの中に水俣病患者があったり、頭髪などの水銀量が高値を示したものがあれば重視すること。
　＊＊以下の4症候をすべて具備しなければならないわけではない。また感覚障害は最も頻度が高く、特に四肢末端、口唇、舌に著明であること、しかしこれが軽快しやすいことを重視する。
　＊＊＊糖尿病などによる末梢神経障害、脳血管障害、頸椎症、心因性疾患は、とくに注意を要する。ただし、上記の疾患をもっていても、患者の症候がそれのみで説明し難い場合は、水俣病と診断することができる。

出典) 椿忠雄「新潟水俣病の追跡」『科学』Vol.42, No.10, 1972年、526頁。

る(椿1972：526, 1979：294)。

　ここで椿が③で述べているのは、ハンター・ラッセル症候群である感覚障害・視野狭窄・難聴・運動失調の症状をそろえていなくてもよいということである。熊本大学の原田正純は、1971年1月、第2回一斉検診の精密検査が行われている頃に新潟を訪れ、椿の掲げる新潟水俣病の診断基準に基づいた一斉検診をみて、次のように記している(原田1972：164-165)。

　　「私は重症の患者さんを何人か見せてもらって、これはまったく熊本の水俣病と同一であるという確信を強めたうえで、二日目は、いわゆる軽症といわれている人々を診察した。その結果、水俣においては従来、軽症や不全型は完全に除外されてきたのだという確信を深めた。」
　　「新潟では、きめ細かい診察をして、その症状を把握している。患者の訴えを大事にし、そのなかから一つ一つの症状を確認していっている。さらに、中毒は全身性のものという立場から、合併症はそれがあるからといって水俣病でないと断定するようなチェックポイントにはなっていない。私はここで、半身麻痺のある患者さんや、糖尿病や肝臓疾患、結核などをもったまま、水俣病と認定された患者さんたちを見たのである。あとで半身麻痺の患者について、椿教授にそのことをたずねると、『…(略)…その半身麻痺だけでどうしても説明のつかない他の症状、たとえば末梢神経の知覚障害や失調や視野の狭窄は、やはり水俣病のためだと判断した』と言われた。(熊本においては、水俣病には半身麻痺はないということで、これらの症状をもった患者たちは、すべて水俣病でないと考えられていた。)」

　新潟水俣病の診断基準は、一斉検診という熊本とは異なる方法論で、被害状況を裾野から広く把握することで形成された。「疫学条件が濃厚な者、あるいは毛髪水銀値が高かったことがわかった者は、感覚障害だけの者も水俣病と診断した」という例も示されている(原田1994：60)。この時期、認定をめぐっては、新潟には新潟の水俣病像があったのである。そしてこの病像は、

熊本水俣病の水俣病診断にも影響を与えてゆく。熊本水俣病の経験が新潟水俣病に与えた影響は大きかったが、逆に新潟水俣病が熊本水俣病に与えた影響も大きかった。

3 「補償協定」締結への歩み

　第2回一斉検診を契機に認定申請をする人が増え、地裁判決の前後には、認定患者は増加の一途を辿った。当初、下流域に限定されていた認定患者は中・上流にまで及び、被害が阿賀野川全流域にみられることも明らかになった。新しく認定された患者は被災者の会に入り、第一次訴訟原告患者の裁判闘争が終わった後に、「補償協定」締結に向け、法廷外での運動に関わることになった。

　被災者の会を含む共闘会議は1972年3月31日に昭和電工に要求書を提出し、4月の本社交渉を皮切りに直接交渉を開始した。要求事項は、①新しく認定された患者に対する慰藉料として、死亡者および重症者(他の介助なしに日常生活のできない者)に対して1,500万円、その他患者に対して1,000万円の一時金の支払い、②訴訟を行った患者を含め全患者に対し、今後の生活および療養の保障として年間50万円を生涯にわたって支払い、また金額は物価の変動に対応してスライド制をとること、③全患者(旧患者も含む)の症状の変化に応じて、その時点で慰藉料の増額を行うこと、④交渉は被災者の会を中心とした共闘会議と昭和電工との直接交渉で行い、第三者を介入させないこと、⑤加害者が被害者の前に出向いて交渉に応じるのが当然であるから、交渉の場は新潟市とし、昭和電工を代表する者が出席すること、止むを得ず他所で行う場合は、被災者の旅費等必要経費を加害者の義務として支払うこと、であった。

　この要求は、裁判で確定した昭和電工の加害責任を、原告以外の患者、裁判以降に新しく認定された患者に対しても適用しようとするものだった。交渉の過程で、昭和電工側は、同じ水俣病患者であっても、それが1971年8月7

日の環境庁事務次官通知以前か以後かで旧患者と新患者に区別した補償をするという考えを示した(第二次回答)。事務次官通知以降に認定された新認定患者は広く医療を目的として認定された患者であると捉え、水俣病の被害が顕著であるとして認定された旧認定患者と差異を設けるべきだという見解である。さらに、補償金額については、裁判原告患者との公平を保つことが必要だと回答した(坂東1973：23)。

　昭和電工が新旧患者を区別しようとした環境庁事務次官通知は、「公害に係る健康被害の救済に関する特別措置法の認定について」である。「昭和46年事務次官通知」ともいい、「疑わしきは救済」という方針を打ち出したものとされる。水俣病の症状である視野狭窄、運動失調、難聴、視覚障害などの症状のうちいずれかの症状があり、有機水銀の経口摂取の影響が認められる場合には、他の原因がある場合でも、それを水俣病の範囲に含むという内容である。通知は、認定を棄却された患者が行政不服審査請求を行ったことを契機に検討されたもので[12]、通知以後、認定患者が増加し、また申請者数も増加したと説明されている[13]。通知は水俣病認定要件について次のように示している。

「(1)　水俣病は、魚介類に蓄積された有機水銀を経口摂取することにより起る神経性疾患であって、次のような症状を呈するものであること。
　㈠後天性水俣病
　　　四肢末端、口囲のしびれ感にはじまり、言語障害、求心性視野狭窄、難聴などをきたすこと。また、精神障害、振戦、痙攣、その他の付随意運動、筋硬直などをきたす例もあること。
　　　主要症状は求心性視野狭窄、運動失調(言語障害、歩行障害を含む。)難聴、知覚障害であること。
　㈡胎児性または先天性水俣病
　　　知能発育遅延、言語発育遅延、言語発育障害、咀嚼嚥下障害、運動機能の発育遅延、協調運動障害、流涎などの脳性小児マヒ様の症状であ

ること。
(2) 上記(1)の症状のうちのいずれかの症状がある場合において、当該症状のすべてが明らかに他の原因によるものであると認められる場合には水俣病の範囲に含まないが、当該症状の発現または経過に関し魚介類に蓄積された有機水銀の経口摂取の影響が認められる場合には、他の原因がある場合であっても、これを水俣病の範囲に含むものであること。
　なお、この場合において『影響』とは、当該症状の発現または経過に、経口摂取した有機水銀が原因の全部または一部として関与していることをいうものであること。
(3) (2)に関し、認定申請人の示す現在の臨床症状、既往症、その者の生活史および家族における同種疾患の有無等から判断して、当該症状が経口摂取した有機水銀の影響によるものであることを否定しえない場合においては、法の趣旨に照らし、これを当該影響が認められる場合に含むものであること。
(4) 法第三条の規定に基づく認定に係る処分に関し、都道府県知事等は、関係公害被害者認定審査会の意見において、認定申請人の現在に至るまでの生活史、その他当該疾病についての疫学的資料等から判断して当該地域に係る水質汚濁の影響によるものであることを否定し得ない場合においては、その者の水俣病は、当該影響によるものであると認め、すみやかに認定を行なうこと。」

　環境庁事務次官通知によって、新潟と熊本とで異なっていた認定基準が統一される。通知による認定基準は、熊本では棄却処分の取り消し問題と絡んで、しばしば医学的に問題があるとも言われたが、この内容は前述の椿忠雄によって示された新潟水俣病の診断基準(表2-9)とそれほど変わりない。基準を一律化することによって、後の未認定患者問題発生の素地が形成されることになったことを指摘しておこう。
　ともあれ、共闘会議はこのような回答を不服として交渉を続けた。述べて

きたような幾度かの患者の差異化に抗して、共闘会議は1973年6月21日に補償協定を締結した。その内容は、認定患者に対する一時補償金の支払い(死者と重傷者に1,500万円、その他の患者に1,000万円)、生活・療養保障のための物価スライドによる年金の支給、医療給付などであり、共闘会議の当初の要求事項がほぼそのまま認められた形となった。原告患者と原告以外の患者の補償金額が逆転することが問題になったが、認定患者が原告であったか否かを問わず補償協定の適用を受けることとなった[14]。

補償協定締結にあたっては、全国的な反公害の世論の盛り上がりや、熊本水俣病訴訟の判決(1973年3月20日)が大きな力になった。協定締結前の5月に発生した「第三水俣病」問題も、水俣病問題に対する社会的意識がいかに高いものであったかを表現している(第3章)。このような世論の後押しで締結された補償協定によって、新潟水俣病と認定された患者は、認定という事実によって、自動的に補償協定による補償を受けることが可能になった。次節では、補償協定締結の力となった世論が水俣病の被害をいかに捉えたか、社会問題化の過程で形成された水俣病の表象とはどのようなものだったかを考察してゆくことにする。

注

1) 沼垂診療所の事務長で、後述する民主団体新潟水俣病対策会議、新潟水俣病共闘会議の事務局を務めた小林懋は、この経緯について、次のように述べている。「昭和39年3月16日の新潟震災に際して勤医協は、全国の民医連の大きな応援を得て医療救援活動を展開したのでありますが、沼垂は東新潟全域を担当し、その行動範囲は遠く阿賀野川沿岸にまで及んでおり、新潟水俣病発生地域は、その活動範囲の中にあったのであります。/最初は水俣病という認識はなく、"地震による偶発的な水銀農薬汚染ではないか"と考え、医療機関の当然の仕事として、さっそく地震当時のつて(主に同地域出身の共産党市議)を頼りに調査をはじめました。/水銀中毒症について一般的医学知識はあるにしても、それまで直接水銀中毒患者をあつかったことがなかった沼垂としては、あらためて水銀中毒の勉強をする必要があり、各種の文献を調べているうちに水俣病が浮かびあがって来ました。水銀中毒にぶつかった医師の頭にすぐには浮んで来ないほど熊本水俣病はアイマ

イの中に、ほうむり去られようとしていたのでした。／"水俣病ではないか"と考え至った時、常勤医師1名、看護婦5名という小診療所では物理的にも扱いきれる問題ではないし、また、あつかうにはあまりにも重大な事柄であるとの判断が当然うまれました。勤医協全体の問題とし、各方面の民主勢力に協力を求める動きがはじまり、共産党機関紙「赤旗」記者の知るところとなって、40年6月12日に赤旗記者の新大椿教授訪問が契機となって事件が公表されたのでした。」(小林1971：17-18)

2) なお、桑原史成の写真集とは、1965年3月に出版された『水俣病』であり、宇井純の研究とは富田八郎のペンネームで『月刊合化』に連載された「水俣病」(1969年に水俣病を告発する会によって一冊にまとめられた)である。

3) 『枝並文書』(枝並1965)には、1965年8月4日の部内課長会議で、患者や水銀保有者の医療費対策について、公費負担するという方針が記されている。また8月7日には、「患者、保有者の医療費の問題について」の議題のもとで、会合が持たれたことが示されている。このような衛生部の方針を後押しするような形で、8月18日に民水対が新潟県に6項目を申し入れ、県の水銀中毒患者および水銀保有者に対する特別措置要項の実施が決定するという流れであった。

4) 次のような経緯が報告されている。「提訴から終結までの間を通じて、被害者の本事件に対する考え方と取組みは大きく変った。提訴当時、被害者のなかには、なお、国や自治体に対する幻想を捨てきれない人たちもいた。被害者らの決意が当初かならずしも定着していなかったことは、本件第一陣が、わずか、三家族一三人でスタートしたことでもわかる。しかし、斗いの前進と、富山、水俣をはじめ、全国各地での公害被害者との交流は、やがて、新潟水俣病被害者に勇気と激ましを与え、さらに、公害絶滅のための斗いの決意を確固たるものにしていったのである。新潟水俣病事件が、第八陣にわたって順次、提訴された経過は、すなわちまた被害者の苦斗と自覚の昂りの歴史でもあった。そして、ついに全患者、全遺族合計七七名が加害企業の責任の明確化と、第三の水俣病防止と、正当な補償を求めて起ち上ったのである。」(川村1971：7)

5) 新潟と富山、熊本との交流や裁判における支援関係については、坂東(2000：46-54, 106-166)を参照のこと。また、川名(1987：88-89, 122-123)を併せて参照のこと。

6) 共闘会議は、社会党、共産党、被災者の会、弁護団、勤医協、日農、科学者会議、婦人会議、新婦人の会、社青同、民青同、県評、新潟地区労、自治労、県医労協の15団体によって構成され、①裁判闘争の強化、②被害者の強化と救援活動、③潜在患者のほりおこし活動、④対政府交渉、⑤運動の拡大、⑥資金体制の確立、⑦新潟水俣病記録映画「公害とたたかう—新潟水俣病—」上映運動の強化などを当面の

活動方針とした(川村他1970：43)。なお、新潟水俣病第一次訴訟、第二次訴訟を闘った坂東克彦弁護士は、映画「公害とたたかう」の制作・上映運動が共闘会議結成に連動したと述べている(坂東2000：50)。

7) 新潟地裁判決は、法務省訴訟局編集『行政判例集成 衛生・環境編18』に掲載されているものを参照した。

8) 新潟県は1965年12月から生業資金貸付けを行い(38世帯31,360,000円)、生活保護世帯に対する生業資金貸付けについては生活保護法との関連で市町村と協議して生活保護を廃止のうえ生業資金の別枠として生活費に見合う資金の貸付けを行なってきた(7世帯4,260,000円)。裁判判決確定に伴い、新潟県水銀中毒対策生業資金貸付要項は廃止されたが、新潟県は新潟市と豊栄市と協議のうえ、諸般の事情を考慮し、県議会と市議会の議決を経て債権を放棄した。後に、新潟県は県議会の決議により両市に貸し付けていた18,012,166円を債権放棄した(新潟県1972：232)。また、新潟県と新潟市とが行ってきた医療救済費用は、本来は昭和電工が行うべきものであることから、県と市の協議の結果、1973年11月1日に昭和電工と協定書を取り交わし、返還してもらうことになった(新潟市衛生部公害課1974：84, 87)。

9) 筆者は、1998年と1999年の大学(畜産学部)の講義で、水俣病に関する事前の詳細な説明抜きに、ネコの発症例や水俣病患者の症状を示す映像記録を学生に見せ、その感想を自由に書かせてみた。約100名の学生のうち、2、3名が、医学のためとはいえ猫を人為的に発症させるのはいかがなものか、映像のなかに喫煙場面が多く含まれていたことが気がかりだった、と感想を記していた。

10) こうしたアンバランスのうえで、果たしてどのように水俣病を「教訓化」しうるのか、ということは、常に問いなおされなくてはならないだろう。この点については第8章、第9章を参照のこと。

11) 旧救済法は、認定は本人の申請に基づき都道府県知事が行うが、指定区域が政令で定める市の区域内にある場合は、都道府県知事の権限は当該市の長が行うと定めた(第3条)。「公害に係る健康被害の救済に関する特別措置法施行令」(1969年12月27日政令第319号)は、新潟県の区域のうち、新潟市(松浜町、根室新町、津島屋、新川町、一日市、海老ケ瀬、大形本町、中興野、本所、江口、新崎、名目所、濁川に限る)と豊栄町(高森新田、森下、高森に限る)を区域指定した(別表)。また新潟市を政令で定める市とした(第2条)。これにより、従来は新潟県知事が行っていた認定のうち、新潟市の指定区域の患者については新潟市長が認定をすることになった。法が施行された後に、新潟市では既に知事によって認定された生存患者を新潟市長が認定しなおしているが、それは如上の理由に因るものである。

12) この通知が出された経緯は、当時、環境庁長官だった大石武一の『尾瀬までの道

―緑と軍縮を求めて―」(1982：96-109)に詳しい。なお、同書で、大石は「疑わしきは救済」について次のように述べている。「病気になった患者は医者に診察を受け、その病気特有の病状が次々に現れてきて、これ以外にはないという段階になって病名が初めて確定し、的確な治療を受けることになる。教科書に記載されている特有の症状はどの病気にも何十とある。これは長年月、全世界にわたってその病気の患者に現れた病状がすべて蒐集されているからである。／だから、どの患者にも教科書と同じような症状が全部出そろうということはまずあり得ない。医師はいくつかの重要な症状を拾い上げて診断を下しているのである。しかも人間にはすべて個人差があるから、病状そのものも患者にとって千変万化である。なかにはどうしてもこの病気に違いないと思うが、そう断定するには症状のそろい方が、まだ足りないという患者もいる。／このような場合には『○○病の疑い』と診断して、症状が出そろうまで様子をみたり、その線に沿って治療をしたりする。したがって医学でいう『疑い』は世間でいう『くさい』とか、『怪しい』と違って、科学的な根拠を持った一つの診断の段階であるといえよう。」(同上：102-103)

13) たとえば、川名英之は、この時期の水俣病救済対策の遅れを、熊本、鹿児島、新潟の3県の認定申請者数の推移などから説明し、環境庁事務次官通知が遅れていた認定者の増加につながっていると説明している(1988：173-179)。だが、新潟の場合は、既述のように、第2回一斉検診が認定患者の増加に直接に結びついていた。

14) この点については次のように総括された。「最初に立ち上り、最も苦労して斗ってきた旧患者の問題を放棄して協定を調印することはしのびがたいものであったし、弁護団としても…(略)…なんとしてもこの不合理を是正しなければ肝心な協定全文が死んでしまうと考え、五月八日の水俣病共斗常幹会議でこの問題を提起した。／他方被災者の会の旧患者は、独自に昭和電工に対する差額是正の要求を新たにとりまとめ、これが右常幹会議にはかられた。これまでの斗いのなかで旧患者は裁判をたたかい抜き、また判決後の昭電との交渉においても、新患者をよく組織し、新患者の要求の一つ一つを獲得する原動力となって活動した。右の『不合理是正』の問題は、判決後の新要求の提出にあたって当然に考えられる重要な問題であったが、全体の斗いのなかで、これをこらえ水俣共斗の内部における問題としても旧患者から出されないできたものであった。こうした旧患者の斗いは逆に新患者の奮起を促し、爾後の交渉のなかで、協定前文の明記とともに共斗、弁護団、新旧患者うって一丸となった斗いに結集することとなったのである。」(坂東1973：37)

第3節　水俣病の表象の形成

前節までは、新潟県の水俣病対策の独自性、被害者運動の行政施策や反公害の世論に与えた影響について指摘した。本節では、はじめに、水俣病の社会問題化にあたっての水俣病の「語られ方」と「了解され方」を確認し、次に水俣病の隠喩と表象について考察する。ここでの隠喩(metaphor)とは、ある経験的領域を他の経験的領域に結びつけることで、より広い意味で解され、構造化された領域を示す。隠喩はある物事を別の物事に結びつけることでシンボルを形成し、他の事柄に代替可能な記号になる。水俣病が人類悪とか経済成長の負の側面を示す場合は、それが水俣病の隠喩である。また、表象(representation/représentation)は存在する被害の一部であるがすべてではない身体被害を示すものとして用いる。水俣病の表象は最も可視的に捉えられる症状において形成され、水俣病の隠喩はそのような表象を媒介にして形成された。ここでは、水俣病の隠喩と表象が水俣病の社会問題化を促す一方で、被害者の顕在化を阻害し、被害者の苦痛を増幅させるものとして作用したことを論じる。従来までに水俣病の表象に着目した研究は行われておらず、被害の顕在化と潜在化の両方に作用する表象を考察する意義は大きい。

1　初期の水俣病患者像

1965年6月12日の新潟水俣病発生の公式発表を受けて、新聞各社は、新潟で第二の水俣病が発生したと大きく報じた。水俣病とはどのような病気か。6月13日付の『朝日新聞』は次のような解説をつけている。

　「さる[昭和]二十八年ごろから熊本県水俣市の漁民の間に手足がしびれ、目がみえなくなり、やがて狂い死ぬ奇病が続発した。…(略)…[原因は]工

場汚水といっしょに海に流れでた有機水銀によって中枢神経がおかされたものだと断定された。

またこの有機水銀が母体から胎児に影響して脳性小児マヒと同じような子どもも生れ、これは『胎児性水俣病』と名付けられた。

発病患者は三十五年までに百五人、このうち三十七人が死亡、残った六十八人も後遺症でいまなお治療を受けている。」

水俣病とは死を予調し、次世代に影響を及ぼし、後遺症が残る病であることがここに示される。では、新潟で発生した水俣病患者はどのような人々で、いかなる症状を有していたと語られたのか。水俣病は、その症状の激烈さだけでなく、生活破壊の悲惨さ、社会的疎外など、多くの被害によって特徴づけられる。表2-10は公式発表から10日後の6月22日時点での「有機水銀中毒症」患者13名の状況を示している。はじめに、この13名の被害の「語られ方」を雑誌記事のなかから確認してゆくことにしたい。なお、うち5名は椿忠雄による臨床経過が報告されているので併記する[1]。

患者番号①の「篤農家」だったAさんは、「最初の水俣病患者」である。新潟大学の脳外科に入院した頃は「もう歩けなかったし、自分で排尿するのもむずかしかった。そして一時は目がほとんど見えなくなった」（水野1965：275-276）。「診断が進むうち脳神経がおかされ、体がしびれ、目がかすみ、有機水銀系の症状を呈してきた」（永井・仙名1965：120）。当初、病気の原因は「農薬中毒」と思われた。「疎菜専門の農家」で「稲作のように水銀剤は使わなかったと抗弁したが、医師たちはその言葉に耳を傾けようとしなかった」。「退院して、自宅療養しているが、まだ言語障害が残り、からだも思うように動かせない」（大石1965：89）。Aさんは原因不明の病気だとされていた頃は「気が狂わんばかりの気持ちにおそわれ」、水俣病だとわかって「からだじゅうの力が抜け」たという（潮取材班1971：153）。

[椿による症例報告；Hunter-Russell]「1964年10月12日両手の母指のしびれ感に気づき、同17日にはしびれ感は四肢末端部と口囲に広がり、20日には全身に及び、四肢脱力も加

表2-10　1965年6月22日時点での「水銀中毒症」患者とその状況

番号	住所	生年月日(年齢)	職業	発症年月日	頭髪水銀値(ppm)測定年月	入院期間 [ ]は6月22日以降の退院、( )内は病院名、▷は備考を示す	状況
①	新潟市下山	S. 8. 5. 25 (32)	農業	39. 10. 12	320 40. 1.	39. 10. 26-39. 11. 12 (桑名病院) 39. 11. 12-40. 4. 12 (新大脳外科)	軽快退院
②	豊栄町胡桃山	S. 12. 1. 2 (28)	農業	39. 10 中旬	232.6 40. 6.	40. 3. 27-40. 6. 7 (新大脳外科) ▷40. 6. 7 死亡	死亡 水銀中毒
③	新潟市上江口	M. 42. 7. 15 (55)	農業	40. 4. 7	570 40. 5.	40. 5. 4-40. 5. 14 (桑名病院) 40. 5. 14-[40. 8. 24] (新大神経内科)	入院
④	新潟市下山	M. 35. 4. 28 (62)	農業	39. 8. 下旬	測定なし	39. 10頃 (山ノ下健康保険病院および桑名病院) 39. 10. 29 死亡	死亡 脳血管血栓症
⑤	新潟市下山	S. 5. 6. 13 (35)	農業	39. 11. 10	145 40. 6.	40. 6. 18-[40. 8. 5] (新大神経内科)	入院
⑥	新潟市津島屋	T. 7. 5. 30 (47)	農業	39. 10. 12	177 40. 6.	40. 6. 16-[40. 8. 16] (新大神経内科)	入院
⑦	新潟市上江口	S. 11. 4. 25 (29)	会社員	40. 5. 下旬	310 40. 6.	40. 6. 22-[40. 7. 28] (新大神経内科)	入院
⑧	新潟市一日市	S. 21. 2. 20 (19)	自動車修理工	40. 2. 10	測定なし	40. 3. 1-40. 3. 21 (新大脳外科・神経内科) ▷40. 3. 21 死亡	死亡
⑨	新潟市一日市	M. 25. 5. 5 (73)	漁業	40. 4. 13	測定なし	▷入院なし 40. 6. 2 死亡	死亡
⑩	新潟市一日市	S. 17. 9. 14 (22)	左官	39. 9. 初旬	527.5 40. 6.	40. 6. 22-[40. 8. 7] (新大脳外科)	入院
⑪	新潟市一日市	T. 6. 6. 10 (48)	農業	40. 4. 20	258 40. 6.	40. 6. 22-[40. 8. 7] (新大脳外科)	入院
⑫	新潟市一日市	M. 35. 1. 21 (63)	漁業	40. 3. 初旬	250 40. 6.	40. 6. 22-[40. 8. 7] (新大脳外科)	入院
⑬	豊栄町兄弟堀	M. 39. 8. 16 (57)	農業	40. 2. 13 初旬	測定なし	▷入院なし 40. 3. 2 死亡	死亡 嚥下性肺炎

注）発症年月日、頭髪水銀測定年月、入院期間は昭和で示した。
資料）複数の雑誌に公開された患者名簿。なお、職業については厚生省『新潟水銀中毒事件特別研究報告書』1967年、272-273頁に合わせた。水銀値は「患者等目録」『ジュリスト』No.493、1971年、79-82頁による。

わった。22日には視力障害、味覚異常、24日には歩行不安定、25日には言語障害をきたし、11月3日には症状高度に悪化し、起立も不能となり、11月12日新潟大学脳神経外科に入院した。

　入院時所見は、求心性視野狭窄、聴力障害、小脳徴候、言語および歩行障害など)、感覚障害などである。65年1月頭髪中水銀値を測定したところ、320ppmと著しく高値を示していた。」

　患者番号②のBさんは、「非常に急激に死まで突っ走ってしまったケース」だと報じられた(水野1965：276)。交通事故で入院中、「食事のさいハシがひとりでに手から落ち、ゾウリをはいてもすぐぬげてしまうようになり、やがて、夜もねむれぬほど頭が病んだ」(大石1965：89)。末期の状況を父親は、「最後は気がふれて」、「暴れまわる」、「騒ぐ」、「わが子に先立たれるつらさだけではなく、あんな姿を見せつけられるとは」と、語っている(潮取材班1971：155-156)。

　③のCさんと⑦のDさんは親子。Cさんは「食事も満足にできず寝たっきり」の状況である(板垣1967：25)。妻によると、視野狭窄で煙草を吸うにも、食事をするにも一苦労で「大きなドンブリに、ごはんの上にオカズをおき、食べやすいように汁をかけてあげます。それで、テーブルのうちのひとの向かい側に鏡台をすえる。鏡で口許を確かめながら、ふるえる手でサジを運ぶ」状況だという(潮取材班1971：159)。Dさん夫妻は「『子供は二人つくろう』と話し合っていた」(吉岡1965：116)が、「胎児性水俣病が恐ろしいというて」養子をもらった(潮取材班1971：159)。

　［椿による症例報告；Hunter-Russell；③のCさん］「1965年4月7日、四肢末端、口の周囲にしびれ感が生じ、数日後には全身におよんだ。同20日には求心性視野狭窄、耳鳴、難聴、めまい感を感じ、下旬には失調性歩行となった。5月上旬には言語障害、上肢の細かい運動障害などが現われ、5月14日新潟大学神経内科に入院した。

　入院時主要所見は、求心性視野狭窄、聴力障害、小脳徴候、感覚障害などである。入院直後に測定した頭髪中の水銀値は570ppmであった。」

患者番号④は「ほんとうの意味で第一号患者だった下山地区の農業」のEさんで、「八月の終りごろから手や足がしびれ、まるでカニのように横バイになって歩き、目も見えなくなり、モノもいえず、手だけをバタバタさせて苦しがってもがき、とうとう死んでしまった。」(水野1965：276)

　[椿による症例報告；臨床経過からHunter-Russellと推定]「1964年8月下旬頃、四肢遠位部にしびれ感、ついで全身の疼痛を訴える。間もなく歩行不安定となりしだいに増悪、同年10月初旬には歩行不能となる。この経過中音はきこえるが会話がよくききとれないようになり、また患者の訴えも家族に理解できないほど言語不明瞭となる。後には夜間大声を発し精神症状著明となる。死亡前は眼もよくみえないようであった。同年10月29日死亡。

　発病前はほとんど毎日阿賀野川の川魚を摂取していた。患者の頭髪中水銀量は不明であるが、家族の頭髪中水銀量は高値を示している。」

　養鶏を営んでいた患者番号⑤のFさんは、後にまだ義務教育を受けている次男も水俣病と診断される。「ひどい病状を見せ始めたことを知り、自分の病気を思わず忘れてしまうほど驚いた。」(潮取材班1971：158)

　⑧のGさんは⑩の次男である。Gさんの死は「身の毛のよだつほど、おそろしいもんでありました。」(永井・仙名1965：119)「麻酔注射されてからは、猛烈に暴れ狂い、医者、看護婦、家族の者と総出になって、やっと押しつけ、縛った。それでも、すぐまた暴れ出し、手の施しようがなかった。食べる時間もなく、押さえつけるのに必死だった。病気がわからないので、気違い扱いをされ、遺伝を聞かれたりした。二十一日入院して、そのまま死んでしまった。臨終の息子の姿はあんまり哀れで、話すこともできません。」(週刊女性1967：121)「解剖は一家の悲しみを越えて行なわれました。体内から多量の水銀が検出され、水俣病だったことが判明したのです。／私たち家族がうけたショックは、想像するにあまりあります。ウワサはひろがり大きな社会問題となりました。息子の死は、その点で大きな意味をもったことになります

が、私たちにとっては心の傷口が、ますます深くなる思いだったのです。／その後いろいろな方がみえました。根掘り葉掘り息子の死の様子をたずねられましたが、私はかたく取材に応じませんでした。あのときのことは早く、一日も早く忘れたい。ソッとしてもらいたいというのがいまのいつわらざる心境です。」(潮取材班1971：114)

⑨のHさんは言語障害や手のしびれ、視野狭窄の症状が出て、「不安なのか、不自由な体で、家族が働いているハタケと家の間を狂ったように一日四十回くらいも往復しだした。病勢は急で、六月二日朝四時、フトンをのぞいた時は冷たくなっていた」。家族は「ノイローゼ気味」になったと語った息子のIさんが⑪である(永井・仙名1965：118-119)。後に被災者の会会長になったIさんは、「他人には水俣病の苦しみはわかってもらいにくい。忙しい農繁期でも手助けの手をさしのべてくれる人もなかったのです。まるで気違いあつかいだったんですね」、脅迫の電話や「報道関係や問い合わせの電話などがひきもきらず、静かな家庭が戦場のような騒ぎとなった六年間」だったという(潮取材班1971：161)。

[椿による症例報告；臨床経過からHunter-Russellと推定；⑨のHさん]「1965年4月初旬、左上下肢遠位部にしびれ感あり、間もなく歩行不安定となる。4月12日頃から、聴力障害、言語障害があらわれた。5月中旬真すぐ先しかみえなくなり、5月下旬に聾に近くなる。6月2日死亡。

1964年12月より65年3月川魚の大漁で連日摂取していた。家族内に患者の発生がある。」

⑬のJさんは「酒がすきで、ニゴイやヤツメウナギなど阿賀野川の川魚をよく食べた。今年の一月ごろから、自分の手とは思えぬほど手先の感覚が異常になり、セーターのボタンもうまくかけられなくなった。そのうち耳が遠くなり、口もきけず、顔をごく近くに寄せなければ、他人の顔を識別できなくなった。脳軟化症と疑われて床についたが、絶えず何かをはらいのけるように腕をはげしく動かしたので、家人は『中気になっても手が動く』とふしぎ

がった。症状はますます悪化し、暴れるときには『男衆三人で押えるのがやっと』と家族が述懐するほどの重症になった。二月の末に昏睡状態におちいって静かになり、三月二日に死亡」した（大石1965：89）。

[椿による症例報告；臨床経過からHunter-Russellと推定]「1965年1月初旬、手足、舌のしびれ感、2月初旬頃から歩行不安定、視力障害、聴力障害を訴え、2月16日以降臥床した。この頃より物をみるのに顔を向けなければみえないという視野狭窄の症状が出現した。この頃から聴力障害著明となり、2月25日頃より大声を発して暴れ、話すことがわからない。死亡2日前より意識障害あり、3月2日死亡。

生前ほぼ一年中川魚を食べていた。家族の頭髪中水銀量は高値を示している。」

上述のように、新潟で発生した水俣病は、劇的で特異なものとして報じられた。椿の臨床報告からみても報道内容は決して誇張ではないことがわかる。このような個々のケースによって、新潟水俣病という病が具体的に説明された。これら初期の新潟水俣病のケースは、熊本水俣病と類似の症状であり、「水俣病」という病を説明する際には劇症の患者の例が用いられた。

2　被害の可視性と可視的被害の防御

水俣病の前兆としてみられた猫の狂死は、みてきたような患者の症状と重なり、あるいはその末期を暗示する。

「ネコのダンスが、いままでに見たこともないようにだんだんはげしくなる。おかに上げられたコイのようにピョンピョン飛び上がる。四六時中だ。やがて、ネコはバタンと倒れ、まもなく、息をひきとった。あとを追うように、こんどは犬が死んでいった。」（毎日グラフ1967）

水俣病は、生物の異変が人間の身体的異変に先立って現れること、その異変は連鎖的に現れることを示した。この時期、環境汚染が人間の身体を汚染

するものとして連鎖的に捉えられ、日本各地でみられた魚類の奇形や異臭、山林の枯死や農作物の被害などは、その延長線上に身体的被害の発生があるだろうと危惧されはじめた。公害が大きな社会問題になるにつれ、環境汚染の終着という隠喩として「水俣病」が用いられる。「公害は狭い日本という島国に住んでいるすべての人間の運命であって、早晩、水俣の人たちの災難が自分たちの身にもふりかかるんだということ」(松田・石牟礼1971：99)に気づかなければならない。自らが水俣病への道程を辿っていることを認識し、進むべき方向を修正または転換させてゆかなくてはならない。そのようなメッセージが「水俣病」から導き出される隠喩である。

「水俣病」はそれ自体が多くの「すべきである」事柄に対する態度を迫るものでもあった。汚染が懸念される魚類の喫食は慎まなければならない。汚染に対して敏感にならなければならない。公害の恐れがある工場の進出に慎重にならなければならない。こうした一連の当為は、問題が発生している空間の具体的事象を、別の空間に持ち込まないための防御策を要請する。新潟水俣病も、隠喩としての「水俣病」から当為を学んだ。新潟では、熊本水俣病で多数の胎児性水俣病患者が発生したことから、妊娠規制措置がとられた。熊本での胎児性水俣病患者の悲劇を繰り返さないことが重視されての措置であった。その意図は次のように報じられた。

「さらに恐ろしいことに、母体(つまり妊娠可能な女性一般)の体内に有機水銀が多量にはいると、自分自身に中毒症状が現われないとしても、胎内を通して生まれてくる赤ちゃんが『胎児性水俣病』になることがあるという点だ。
　これは一種の脳性小児マヒ症状で、生まれながらにして精神障害や運動障害を持つ子供になってしまう。
　九州水俣市では今日までに、二十二人ものいたいけなマヒの子供が見つかっており、うち二人は死んだ。
　まったくの精薄児で歩くこともできず、言葉も喋れない。ひどい例にな

ると生まれた時から寝たきり、自分で食事できない。
　この子がもっと大きくなったら、どうやって生きて行くのかと思うと、気が狂いそうになる、という訴えさえ水俣市には出ている。
　だからこそ、阿賀野川の水俣病も重視され、異例の避妊指導になったのだ。」(ヤングレディ 1965：39)

　胎児性水俣病は次世代に影響を与える病として水俣病を印象づけ、同時に環境汚染や環境破壊が最終的には次世代を脅かすことを示唆する。次世代の水俣病を防御するためには妊娠規制が行われる必要があり、場合によっては人工中絶もありうる。また、乳児に対しては、母乳が汚染源となることから、人工栄養に切り換えなければならない。このような新潟県の指導は、水俣病の被害を最小限にとどめ、また被害を最小限に封じ込める目的で行われた。水銀の影響が認められていない場合でも、これらは当為として被害地域の人々の出産、授乳のあり方を規定する。水俣病患者発生地区での反応は、次のように表現された。

　「わたしはたった一回、近所からわけてもらった川魚を食べただけですが、それでも心配です。新聞をみたときは、まさかと思いましたが、脳性小児マヒのような赤ちゃんが生まれるというんでしょう。おろそうかどうしようかと悩んでいます」
　「水俣病のケのあるもんは子供を生まんように、というのはもっともだねえ。…(略)…カキザライ(人工流産)したほうがいいよ。オラは川魚を食べねえすけ安心だどもね。若い嫁さんたちは不安そうだよ」
　「赤ちゃんがまともに生まれないということになれば大へんです。いままでも、年に一回くらい若い母親に集まってもらって、計画産児の講習会を開いていましたが、こんどは本気になって調節を研究しなければと思っています」(吉岡1965：114-115)

水俣病被害を防御することは、生命や健康という基本的人権に対する権力的な侵害を防御することであり、被害の連鎖をくいとめることである。十全なものとしての生命と健康は、不完全な生命と健康とをもたらす環境を排除しなければ、保たれることはない。環境汚染の否定は、「不完全なもの」の否定につながっていることに注意したい。同時に、水俣病の症状の可視性、医学的または科学的に診断されうるものとしての症状は、水俣病の全体像を照射するものではないことに留意しなくてはならない。生まれることのできない、生むことのできない生命は、補償されうる水俣病の被害として必ずしもカウントされたとは言えないからである。

3　被害を囲い込もうとする社会的圧力

　それでは水俣病被害の全体像はいかに示すことができるのだろうか。水俣病被害は直接的には生命や身体に及ぼされるが、それにとどまらず、多くの

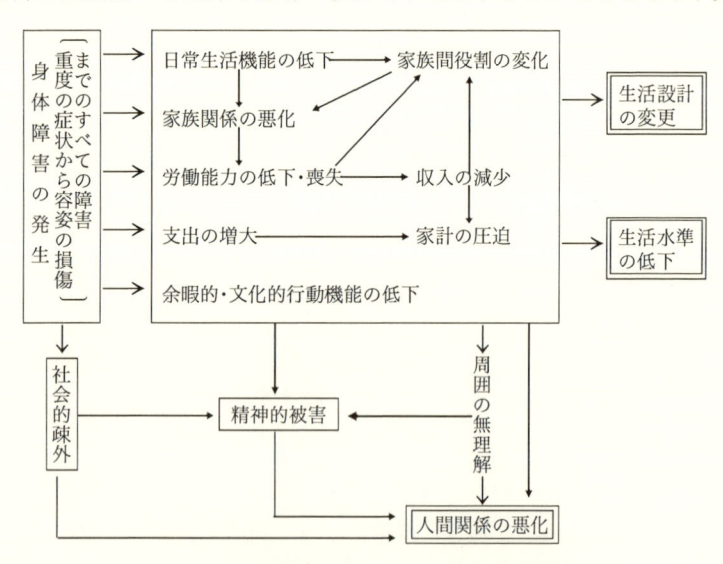

図2-3　健康被害の受害にはじまる被害構造図式

出典）飯島伸子「わが国における健康破壊の実態」『社会学評論』第26巻第3号、1976年。

派生的被害を生み出す。飯島伸子(1993a：80-107)は、公害病のみならず、薬害など消費者災害、労働災害に共通する被害を、①生命・健康、②生活、③人格、④地域環境と地域社会の四つのレベルで捉え、そのうち個人とその家族が受ける①から③の被害を「健康被害の受害に始まる被害構造図式」(**図2-3**)に示した[2]。

　また、熊本水俣病で自主交渉派のリーダーと呼ばれた川本輝夫は、水俣病の被害は大きく分けて、①生命・身体の被害、環境破壊、コミュニティの崩壊だと述べていたといわれている(旗野1999：14)。川本のこの考えは、「水俣病の被害概要図」(**図2-4**)に示されている。

　飯島も川本も、被害の空間的拡大を、個人やその家族の被害が地域社会(コミュニティ)へと拡大する過程において、また地域環境破壊が個人やその家族、さらに地域社会に及ぼす影響として捉えている。このことは被害が個人から

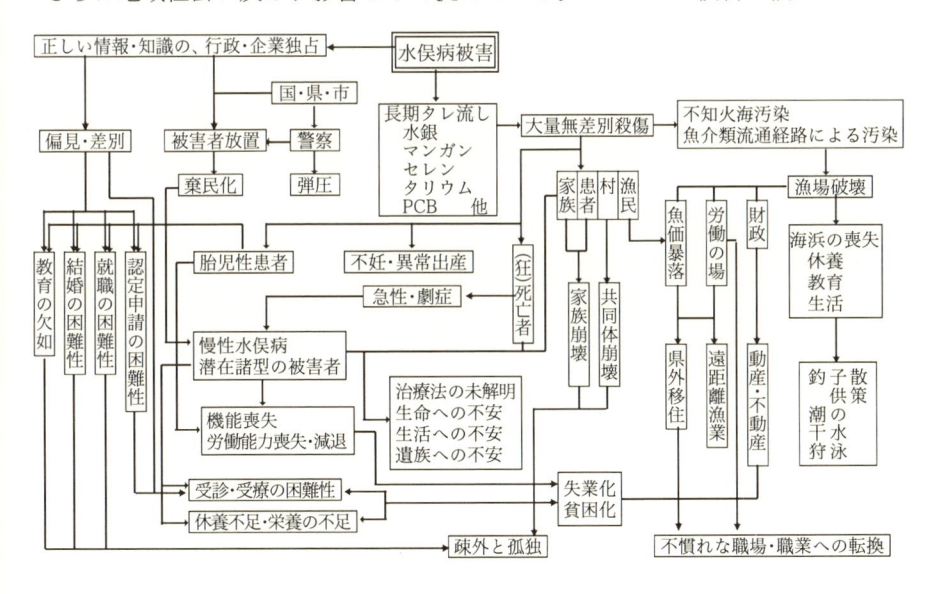

図2-4　水俣病の被害の概要図

資料)川本輝夫作成(昭53年行ウ第15号「水俣病認定申請棄却処分取消請求の訴」の「原告側準備書面其五」に所収(1980年12月20日)。
出典)川本輝夫さんを偲ぶ会『熱意とは事ある毎に意思を表明すること―川本輝夫さん追悼文集―』1999年、7頁。

生じているが、個人に還元されえないものとして被害が存在することを示唆する。さらに、個々の被害状況が水俣病という公害病の発生とその深刻さを知らせる具体的データになり、公害の社会問題化を促すことにつながったのであれば、その過程で発現してくる各地の公害被害もまた、個人が被った水俣病被害と同一の地平で論じうるものになる。それは、被害に対応する個々の加害と同時に、同一の地平での加害を浮き彫りにすることにつながる。

　1970年、公害問題に関する関心が高まり、第64回臨時国会、いわゆる「公害国会」で、公害関係14法が制定されたこの年の新聞週間の標語は「新聞はきれいな地球の見張り役」というものだった。連日の新聞紙面に「公害」が載らないことはないといわれるくらいだったこの時期、公害報道はマス・メディアの社会的役割となった。

　新聞各紙の公害報道を評価した「果たして新聞はきれいな地球の見張り役か？ 全国51紙〈公害報道〉を総点検する」という記事がある（潮公害取材班1970：205-264）。ここでは社説だけでなく、一般記事やその解説、企画記事によって、新聞各紙が公害報道にどのくらい力を入れているかを検討することが必要だとして、①客観的事実の報道に終始せず、解説や企画記事、連載記事の有無と論じられ方、②公害の事実だけでなく、市民の公害反対の運動が報じられているか、③企業や県の側に加担していないか、④公害の根源である政治や経済に深く鋭いメスを入れているか、を評価の基準としている。被害は市民が被るもの、加害は企業や県（国）がもたらすものという構図を明確に示して、マス・メディアの立場はそのどちらに傾いているかを分析しようとするのである。

　基本的人権として絶対的な価値を有する生命・身体へのマイナスの介入に対して、中立はありえない。加害の持つ権力的立場を擁護するのか、それとも被害を受ける人々を理解しようとするか、二者択一が問われるのである。「新聞はきれいな地球の見張り役」でなければならないという当為は、マス・メディアが公害という社会的事実の告発と同時に、公害反対の世論喚起を重要な役割とする使命を表現する。

第2章　水俣病の社会問題化と表象　67

　公害反対の世論喚起とは、いかなる報道によって可能になるか。ここでは次のように論じられている。

　「いまのように、川がよごれているとか、指が曲がるとか、ゼンソクになるとか、皮膚で感じられる話なら、公害をみんながわが事として考えられるんだ。ところが、そうでなくなると、公害が民衆から離れて行って、わからなくなってしまうんじゃないか。そうなると、公害反対は力弱くなっちゃう。
　だから、これからの新聞の役割りの一つは、公害が中央政治の問題となったとき、いままでのような政治問題としないで、民衆に身近な問題として読ませる努力だね。」(同上：264)

　公害被害の状況を具体的に報道することが、社会問題としての公害を形成・持続させる。公害を抽象的に語っても、公害が持つ意味に関心を持たれることはない。個別の被害状況が他の多くの人々によって理解され、あるいは人々の想像力によって被害が具体的に想起されることがなければ、人々は公害という言葉に意味世界を持つことはない。知覚によって獲得された情報・知識と、言葉によって獲得される知識は、相補的である。公害という言葉は、自分たちが既に知識として獲得している意味とその体系、快と不快、病と健康、安定と変化、生と死と結びついて、はじめてその人にとって意味を持つ。公害と公害反対の意味とがそこにおいて了解される。自己投出(commitment)においては〈個人的なもの〉と〈普遍的なもの〉とが相互関連を有しているといわれるが(Polanyi, M. 1962=1985：291)、公害を躊躇することなく害悪と捉え、反公害や公害の克服を正義と捉える世論形成に、「皮膚で感じられる話」として被害の具体性が要求されたのは、この時期、当然のことだっただろう。
　公害被害には、健康破壊や死、収入減少による生活困難、生活破壊、地域社会の崩壊や環境破壊という諸相があり、それぞれが可視的で理解可能な形で、

あるいは想像力を働かせることができるくらい細部にわたって具体的に示される。公害病は、公害というものの最も進行した形であり、経済優先社会が生み出した社会病理現象を象徴する。その被害状況を具体的に伝達することは、社会病理の原因になった経済優先社会を問うことでもあった。公害の犠牲になった人々への支援と被害拡大防止の必要性は、単に阿賀野川流域や不知火海沿岸に限定されず、第三、第四の被害を予防することの主張として顕在化する。水俣病に無関心でいることは、自らの足元を脅かす公害問題に鈍感であり、水俣病がその将来を予見していることに気づかないでいることに他ならない。汚染源企業や国、自治体などといった「惰眠を貪る馬」を揺さぶり動かすのは反公害の世論と住民運動であり、その手綱に力を与えるのがマス・メディアの役割であった。社会病理現象としての水俣病、公害を象徴する水俣病は、個別の被害を越えて社会的なメッセージを発するのである。

　水俣病は「公害の原点」である。もっとも、歴史的には「公害の原点」を足尾鉱毒事件におくこともある。明確な〈被害—加害〉構造を持ち、被害者の救済や補償が進まず、社会紛争となったことなど、明治期の鉱害問題が高度経済成長期に発生した公害と重なる点は多い。しかし、「公害」に含まれる社会病理の隠喩と、病理現象に対する治療の社会的必要という隠喩に着目するならば、「公害」はやはり高度成長期にその原点があるだろう。なかでも水俣病は、被害の規模と程度からいっても、社会的影響力からいっても、「公害の原点」であることに疑いはない。

　水俣病の社会的影響力は、第一に、公害問題に対する関心の高まり、公害反対運動の噴出、それに対する公害規制のための立法や行政指導の実施、企業との公害防止協定締結といった自治体施策など、一連の問題対処行動に示される。

　第二に、水銀に対する顕著な反応が挙げられる。新潟と熊本の水俣病は、アセトアルデヒド製造工場の排水中に含まれた水銀が、食物連鎖を通して魚介類に蓄積され、汚染された魚介類を大量に摂取することで発生した有機水銀中毒だった。原因となったアセトアルデヒド製造プラントは、公害が社会

問題になった頃には、技術の陳腐化によって既に廃棄されていた。だが、経済的豊かさを達成しつつあった社会において、「水銀」は身近に存在し、産業や日常生活を支える物質でもあった。カセイソーダ生産工程にはじまり、農薬、医薬品、体温計、乾電池から水銀が消えてゆく過程に、水俣病がもたらした衝撃をみてとることができる。

　水俣病という病が持つ隠喩は、身近に感じられる具体的な水俣病の「悲惨」なイメージと相互に影響し合いながら、形成されてきた。そこでの「水俣病」という言葉は、表象(representation/représentation)としての機能を持つ。表象とは、「一見矛盾しているように見える二つの意味グループの存在を示している。即ち、一方において表象は、現在していないものを見えるようにするのであり、そのことは表象するものと表象されるものとの明確な区別を前提としている。他方において、表象は、現在しているものを顕示すること、物や人を皆の眼にはっきり示すことを意味」しており、表象するものと表象されるものとの間には「解読可能な関係が想定されている」が、その通りに解読されないこともある(Chartier, R. 1989=1992：17)。表象とは現在しないものでもあり、現在するものでもある。そして可視的である[3]。水俣病は、大きな社会問題になる過程で、劇症型水俣病やハンター・ラッセル症候群の「悲惨」な事例が繰り返し伝えられた。そのような水俣病は現在する。だが、すべての患者が劇症型やハンター・ラッセル症候群を示すのではないのだから、そこでは表象された「悲惨」は存在しないことになる。重要なのは、水俣病の表象は、水俣病被害が多様なものであるという状況を覆い隠し、後に被害を囲い込む社会的圧力になってゆくということである。

　さて、この章を通して論じてきたように、新潟水俣病の病像は熊本水俣病の病像をもとに形成されたものではない。新潟水俣病発生に対する新潟県の初期の対応も、魚介類の採捕・食用規制の行政指導や第1回一斉検診の実施など、熊本との比較では優れたものであったが、新潟県の意図するような被害拡大防止、すべての潜在患者の発見という効力は持ちえなかった。第一次訴訟の後で認定申請が急増し、まとまった人数の認定患者が出てきた理由は、

同時期に熊本で同様の傾向がみられたとしても、新潟の場合には第2回一斉検診の実施という経緯を抜きに説明しえない現象である。認定患者の補償問題が解決されるまでの期間の新潟水俣病は、熊本水俣病とは異なる文脈で捉えられる側面が多い。また補償問題解決までの過程は、新潟水俣病被害者運動が熊本水俣病被害者運動を促す形で進められてきたという経緯もある。

それにもかかわらず、水俣病の表象は、熊本水俣病の劇症型患者の症状に新潟水俣病の症状を重ね合わせ、代表させながら、統一的なものとして形成されてきた。水俣病の表象が指示する症状は、以後に新潟県が発見しようとした実際の被害者の症状と合致しない。新潟の第2回一斉検診で用いられた水俣病診断基準(表2-9)は、潜在患者の症状に水俣病の表象を期待するものではなかった。こうして、水俣病問題の重大性を伝達する表象と現実の被害者の症状が乖離することで、水俣病の表象が被害の顕在化に逆機能する状況が生まれてゆくことになる。

次章では、「第三水俣病」問題が発生したときに人々がいかなる反応を示したかを考察し、水俣病の表象が「第三水俣病」の社会問題化に果たした役割と同時に、被害を封印しようとする作用をもたらしたことを論じてゆく。「第三水俣病」の被害者と名指しされた人々が水俣病を自己否定する態度は、後の新潟水俣病未認定患者問題の発生を理解するうえで有益なものになると考える。

注

1) 以下に掲げる椿の症例報告は、椿(1979：292)からの引用による。
2) なお、ここでの生活とは、「単に経済的側面のみをさすのではなく、生活構造の構成要療であるところの生活空間、生活時間、生活水準、人間関係、生活設計のすべてを含み、その上に成り立っている全生活」を指す(飯島1993a：81)。
3) 水俣病の表象が熊本水俣病の症状として固定化される理由のひとつには、その症状の可視性が映像フィルムや写真として多く残されていることもあるだろう。新潟水俣病の記録映像の場合、熊本水俣病の記録映像のように劇症型の症状を記録したフィルムはほとんどなく、ドキュメンタリーフィルムとして『公害と闘う―新潟水俣病―』があるくらいである。写真もまた同様である。

第3章　幻の水俣病問題と新潟水俣病

　四大公害訴訟の先陣を切って争われた新潟水俣病訴訟は、熊本水俣病のみならず公害の社会問題化を促すうえで大きな影響を与えた。二つの水俣病がもたらした社会的影響は、反公害の思想と世論の形成にみることができるが、それだけではない。社会問題としての水俣病は水銀に対する嫌悪感と同時に、水俣病の表象を身体に刻印することを忌避する態度を形成してきた。被害者が自らの被害を否認する態度は、水俣病を遠ざけるために認定申請を拒む心理の反映であった。新潟水俣病問題を論じるうえで、水俣病発生の報道が地域住民に引き起こす反応を考察することは重要である。そこで、ここでは水俣病の原因物質である水銀への社会的反応を、まずはじめに1973年5月に発生した「第三水俣病」問題と"水銀パニック"問題で確認する。「第三水俣病」と"水銀パニック"は、以後の水俣病認定基準の厳格化の流れを方向づけ、新潟水俣病が長期にわたって紛争することになる、いわば転換のモメントになった問題だからである。そのうえで、「第三水俣病」問題を契機にして発生した「関川水俣病」問題との比較から、新潟水俣病の社会問題化に優位だった諸条件を考察する。

第1節　「第三水俣病」と"水銀パニック"

1　「第三水俣病」報道

1973年5月22日、『朝日新聞』は一面トップで"有明海に「第三水俣病」"という記事をスクープした。熊本大学医学部「10年後の水俣病研究班」(代表；武内忠男)の第2年度の研究報告で、水銀濃厚汚染地区(水俣地区：湯堂・出月・月浦)、比較的汚染が少ない地区(御所浦地区：嵐口)、ほとんど汚染がない地区(有明地区：赤崎・須子・大浦)を比較検討した『10年後の水俣病に関する疫学的、臨床医学的ならびに病理学的研究』の結果、有明海にも水俣病患者がいる可能性が示されたという内容であった。「第三水俣病」発生の報道は、10年後の水俣病研究班の報告書の次の部分に基づいている。

　「問題となったのは、有明地区で、定型的水俣病と全く区別できない患者が5名(21.7％)あり、一応水俣病と同様とみられるものが3名、さらに水俣病の疑いと同じようにみられるものが2名あって、保留されたものが9名ある。現在の魚類メチル水銀含有量からの発症は考えにくいが、疫学的調査から有明地区の患者を有機水銀中毒症とみうるとすれば、過去の発症と見るとしても、これは第2の新潟水俣病に次いで、第3の水俣病ということになり、その意義は重大であるので、今後この問題は解決されねばならない。同時にメチル水銀汚染源の調査研究を必要としよう。」(武内1974：6-7、ただし下線部強調は筆者)

　このかなり慎重な記述がマスコミ報道のなかで「第三水俣病」発生と報じられたことが、以後の「第三水俣病」問題の拡大と"水銀パニック"につながってゆく。「第三水俣病」疑惑は、全国紙レベルでいえば、まずはじめに有明町、次に有明海沿岸の宇土市、三角町、大牟田市へと拡大し、山口県徳山湾沿岸(新南陽市)へ飛び火した形になっている[1]。各地で進行していた水銀による水汚染が、ここにきて一気に噴出したのである。

　熊本水俣病訴訟判決が出されたのが1973年3月である。新潟では6月の補償協定の締結に向けて動き出した頃にあたる[2]。日本を「代表」する悲惨な公

第3章　幻の水俣病問題と新潟水俣病　73

害問題がようやく解決されるかと思われたこの時期、「第三水俣病」発生の衝撃は大きかった。

「第三水俣病」は、熊本と新潟の水俣病の原因だったアセトアルデヒド生産工程が既に時代遅れとなり、廃棄された後で起こった問題である。にもかかわらず、通産省が急遽、過去にアセトアルデヒドを生産していた工場の未回収水銀量を再点検したことで、行政に対する信頼は大きく揺らいだ。二つの水俣病が既に発生しているにもかかわらず、何ら調査も行われていなかった

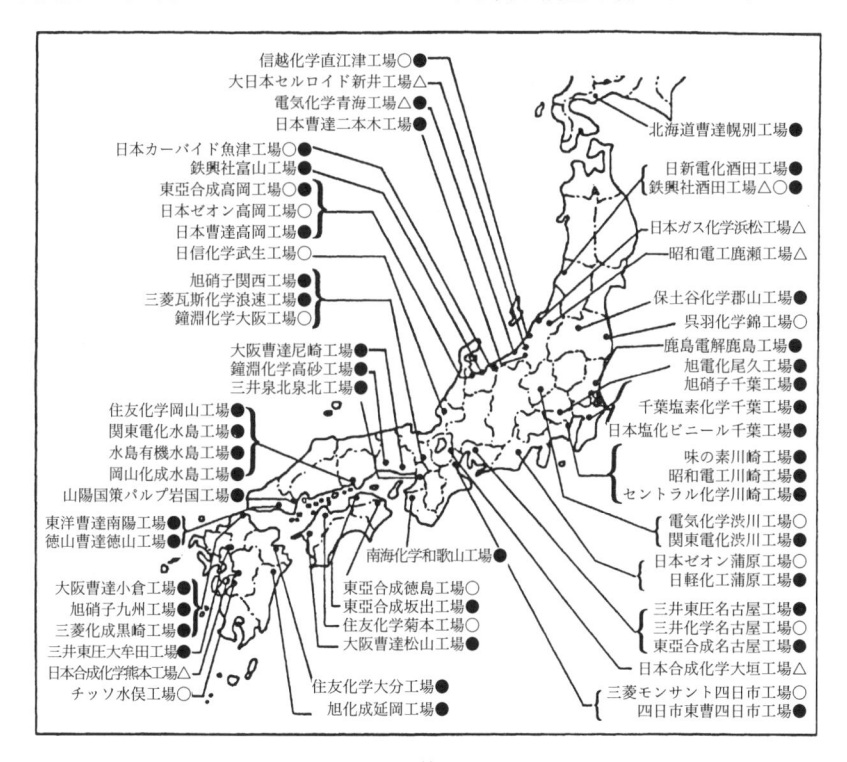

図3-1　水銀使用工場地図

注)(1)『技術と人間』(1973年10月号)の「水銀汚染地図」を参考にし、それに「通産省調べ」(1959、1973)を加筆し作製(作製：渡辺伸一、関礼子)。ただし、生産時期、水銀使用量等は省略した。
(2)工場名後の記号の意味は次の通り。△＝アセトアルデヒド生産工場、〇＝塩化ビニール生産工場、●＝カセイソーダ生産工場。
出典)渡辺伸一・関礼子「『第三水俣病』問題の現代的位相(1)―『第三水俣病』と水銀パニック―」『大分県立芸術文化短期大学研究紀要』No.33、1995年、48頁。

ことが、行政の無策ぶりを明確にした。さらに、塩化ビニール生産工場やカセイソーダ生産工場にも水銀汚染の疑惑が浮上したことで(図3-1)、「身近な水俣病」の恐怖はますます高まった。

2 水俣病というラベルに対する有明町の反応

「第三水俣病」問題の発端となった有明町では、この問題に対してどのように反応したのだろうか。有明町は、1956年、楠甫、大浦、須子、赤崎、上津浦、下津浦、島子の7カ村が合併して有明村となり、1958年に町政施行された町である。その名の通り有明海に臨むこの町は、田畑や果樹などの農業の他、零細ながらも、このしろ、アジ、イワシ、ベラなど、豊かな海の幸に恵まれた漁業が営まれていた。研究班が「ほとんど汚染がない地区」として対照地区にしたのは、有明海が以前にNHKの朝のドラマ「藍より青く」で名を馳せたことからも頷けることである。この美しいはずの有明海に起こった「第三水俣病」問題は、さらに詳しい検査が必要として判断が保留された9名を除く有明町の「患者」10名(定型的水俣病と全く区別できない患者5名、一応水俣病と同様とみられる3名、水俣病の疑いとみられる2名)、さらに漁業従事者(経営体数190；当時)にとっても「寝耳に水」だった。人口約8,000人、世帯数約2,200の静かな町が「第三水俣病」の舞台として報道されると、「社会党、共産党、公明党などの国会議員団が事情聴取のため、また新聞社、テレビ局、週刊誌などの報道陣が続々、取材のため来町し、われわれの平和郷は、一夜にして不安と恐怖のルツボと化した」(有明町役場1973a)という。

当時の新聞には、「患者」と疑われた10人の症状や生活歴が記載されており(『毎日新聞』1973年5月23日)、水俣病患者との症状の類似性が浮き彫りになっている。だが、10人のなかには、魚は食べているものの、自分の症状は「神経痛」、「関節炎」、「高血圧」、「痛風」などによるもので、「水俣病」の範疇には入らないと、自ら「診断」する者もいた。たとえば、5月23日に現地入りした本田靖春の現地レポートでは、10人のうち8人が水俣病ではないと否定し、1

人は思い当たらないでもないが水俣病ではないという見解で、結局、「水俣病」を「受け入れた」のは1人だったと述べている。この時点で、既に、有明町に降りかかった「第三水俣病」疑惑の「恨みつらみは熊大に、県、町当局に、マスコミに、そして災厄を裏づけようとした一、二の"患者"に向けられているようである」と記されている(本田1973：197)。同様に、有明町行政も、疑惑が持たれた人々は「いずれも年よりの人ばかりで、さいわい悲惨な重症患者はいない。神経痛やリユウマチなどに似た症状を訴えている」とし、「今回の熊大研究班の報告書は、医学的にも社会的にも高く評価されるべきであると考えられるが、その発表のあり方が、善意の協力者(比較対象地区として進んで検診に応じた有明住民)に対する配慮に欠けていたことは、真に遺憾である」という見解を示した(有明町役場1973a)。「水俣病」という"特殊な病"を排除しようという雰囲気は、朝日新聞のスクープから一夜明けたときから、早くも生まれていたのである。

3 「第三水俣病」の広がりと"漁民騒動"

「水俣病患者」の疑いが持たれた10人に対するマスコミの取材は、「水俣病」という病が抱える特殊な条件にもかかわらず、直接的・積極的に展開された。年齢、職業はもとより氏名までが公表されての報道に、住民は過敏になった。特に、漁業に従事する者にとって、「第三水俣病」疑惑がもたらす生活不安は大きかった。

有明町では以前から漁業不振が問題になっていた。「第三水俣病」疑惑が起こる前には、有明海でスズキ、タイ、コノシロ、アジなどの魚が海に浮き、漁獲高が減るという事件が起こっており[3]、1965年には「有明海不知火海魚介類異常へい死に関する要望書」が出されていた[4]。この漁業不振に追い打ちをかけての「第三水俣病」問題の発生で、漁の最盛期であるにもかかわらず、有明産のベラが一時的に市場凍結されるなど、漁業従事者の不安が高まった。また、その矛先が「水俣病」疑惑を刻印する「患者」の言動に向いたのも想像に難

くない。有明町は、こうした生活不安に対し、熊本県に現在の有明産の魚介類の安全性をアピールするよう申し入れた。また熊本大学でも「第三水俣病」が過去の汚染に基づくものだということを再三に述べた。この結果、有明町の漁業不安は終息するかと思われた。

だが、「第三水俣病」問題は、①汚染源として宇土市の日本合成熊本工場や、大牟田の三井東圧に疑いが持たれたこと、②武内教授の解剖(剖検)2例(宇土市・三角町)に水俣病の疑いがあること、③大牟田市でも水俣病の疑いがある患者がいると発表されたこと、④徳山湾沿岸でも水俣病の疑いの濃い患者が発見されたことで、問題は地域的にも社会的にも拡大していった。有明海の漁業は、相次ぐ問題の表面化に、大きな打撃を受けた。

こうした状況に、有明海の漁民は大規模なデモを組織する。徳山曹達と東洋曹達でチッソの未回収水銀量を上回る量の水銀が行方不明になっているという広島通産局と山口県の発表を受けて、既に6月8日、徳山湾沿岸の漁民約20人が漁価の暴落やセリの中止で売れなかった魚を東洋曹達に持ち込み、翌日には徳山曹達の専用港を約120隻の船で封鎖する抗議運動を行っていた。これを受けるように、6月18日、佐賀県、福岡県など有明海沿岸4県の約2,000人にも及ぶ漁民が抗議行動を起こした。有明町の各漁業組合からも約150名がここに参加し、汚染源と名指しされていた宇土市の日本合成に押しかけ、企業の有明海汚染責任を追求した。結果、6月21日、日本合成は漁業補償をほぼ漁民の要求通り受け入れることになった。

だが、「汚染魚」のイメージをまとった有明海漁業の再建は、困難をきわめた。「一部市場から『出荷を遠慮してほしい。』との申し入れなど」があった、「『あんたたちは毒を売るのか、あつかましい。』とさえ言われた漁民もいる」(有明町役場1973b)など、「第三水俣病」は「過去の発症」という熊本大学研究班の見解を離れて、現在進行的に発病するものと捉えられたのである。こうした状況のなかでは、汚染企業からの漁業補償も「焼け石に水」だった。有明町では、漁業者や鮮魚販売業者へのつなぎ貸付金(1人10万円まで、無利子)や鮮魚販売業者への県の貸付金に対する利子補給金など、水俣病対策予算を6月

定例議会で計上するなど、対策に追われることになった。

　漁民の生活苦、先行きの不安は、毎日のように押し寄せるマスコミの取材や報道に神経をとがらせることになる。それが、有明町のなかでは、「第三水俣病」疑惑をもたらした10人、なかでも取材に応じることが多かった数名への批判や中傷を激しいものにした。特に、「田んぼがない海岸ばたで、魚を取って食べるところ」[5]と評される赤崎地区では、漁業被害は死活問題に関わるものだったため、「第三水俣病」は心中穏やかならぬ問題だった。赤崎漁協の組合員の1人は、当時を振り返って次のように語った。

　「あれはもう80[才]近い人がなった病気だし、こちらでも先輩の漁師さんが何人か水俣病だなんて医者が言ったけど、何ともなかったけん。でも、魚は売れんかった。仲買も市場も買わなかったし、地元の人も買わなくなったもん。

　[自分も宇土市の]宇土合成には2回行った。コノシロをトラックに荷積みして、上り旗たてて、メガホン持って、何百人も若いもんが行った。宇土の市役所の前をデモして合成に魚をぶちまけてやった。水俣は太か魚がもっとる[大きな魚に多い]と言って、コノシロは売れんかった。漁があっても売れんかった。

　ここらでは、あれは水俣病じゃなくて『年寄り病』だと言うとった。神経痛とかじゃなかとか。本人は水俣病になったつもりになって、ほら、認定されると金もらえるから。それが漁民の反感かったもんな。村八分みたいになったから。まあ、年寄りの人はしびれたとか何とか、神経痛とかあるから。漁師は神経痛が良く出るし。

　20年前の騒動はマスコミがひどくて、水俣だと言われても『いや、俺は違う』と逃げる人のほうが多かった。『自分は水俣病』と言い張ると補償金は出るかもしれないけど、漁師で生活はできんと。2、3年くらい前まで、まだ『[自分は]水俣病だ』という人がおって、ここの漁師は熊本の教授を恨んでおったけん。」[6]

他方、上津浦漁協の組合員で、やはり当時日本合成への抗議行動に参加した人は、次のように語った。

「コノシロ、アジ、イワシとか移動性のある回遊魚で、アオモノ類は全く売れんくなった。あの頃は、魚がかからんくなっていて、農薬の関係もあったんでないか、水銀農薬の影響がね、と思うけど、日本合成もすごかった。合成は水銀出しとったし、あの頃は合成の川 [緑川] は臭くて臭くて……まあ、今でもきれいな川じゃないけど。あんときは緊急事態で貸切りバスやトラック連ねて宇土合成に魚を投げつけてきた。この騒動のときは、自分らも魚控えて食ったから、食うのが気持ち悪かったから、売れないのもわかるけどね。

 赤崎なんか特に、新聞に載ったりするとビクビクしてたし、漁師はできんよ、という感じだったからね。値は下がるし売れんくなるしで、それで『水俣行けば神経痛がなくて、みんな水俣病だ』なんて話が出たりしてた。だけど、Aさんなんか [マスコミ報道された10人の中には入っていない、早くに死亡]、須子出身の人だったけど、あの人は水俣あたりに住んでたら認定だという感じの人だったなあ。まともに歩けんかったし、極端に他の人と違ってたけん。

 第三水俣病なんて出てきたあたりからコノシロは値下がりして、もう値は上がんない。水俣騒ぎは1年で終わったけど、政治的な圧力があったんだろうな。患者が少なかったから良かったけど、患者が多ければ隠しきれなかっただろうと思うよ。

 漁業補償はあったよ。一番もらって9万くらい、最低4千円くらいだと思ったけど。生きている者にもきつく、死なれた者も気の毒。今でも健康診断したら [患者が] 出てくるかもしれん。でも、何もなかんば水俣病で認定してくれと言うけど、ここは良か漁場だから守らんきゃあかんで。ここでは水俣病は考えられん。太か企業 [大企業] があれば別だけど、海がない

と天草はない。こんなとこ、誰が来るもんか。海も魚もなければ。」[7]

　漁場を守る、生活を守る。これが「第三水俣病」に対する有明町漁民の対応であった。そのためには「水俣病患者」が出てはいけなかった。「第三水俣病」を裏づけるような言動は、徐々に「裏切り者として、人びとの目に映り始め」（本田1973：196）、マスコミが大々的に報道するにつれて、そこに"加担"する「患者」には「村八分」という制裁が加えられたのである[8]。

4　幻になった「第三水俣病」とその影響

　いみじくも上津浦漁協の組合員が「水俣騒ぎは1年で終わったけど、政治的な圧力があったんだろうな」と推測するように、「第三水俣病」問題の終結過程には問題が多く指摘されている。では「第三水俣病」問題はいかに終わったのか。この点について検討してゆくことにしよう。

　1973年5月22日からはじまった有明町の「第三水俣病」問題に対し、環境庁は当初、有明町を旧救済法に基づく水俣病指定地域とする方向で検討していた。5月25日付『朝日新聞』は、環境庁が「六月早々に予定している有明海の環境汚染調査と住民検診の結果を待って施行令を改正し、指定地域とする方針」であるとを伝えている。だが、各地で次々と「水俣病」疑惑が浮かび上がるなかで、環境庁の見解は徐々に変化してゆく。この「変化」は、「第三水俣病」があるか否かという「医学論争」の背後に見え隠れしている。

　「第三水俣病」の存在が最初に否定されたのは、6月7日に熊本大学で「水俣病の疑いがある」とされた福岡県大牟田市の患者だった。熊本大学は、「第三水俣病」について中立的な立場から判断してもらうために、この患者を「神経学専門であり、他の病気についても多くを知っていて、先入観のない九州大学に」診断してもらうことにした（原田1992：136）。水俣病のなかでも重症の症状を示す、「ハンター・ラッセル症候群」がそろった患者であり、翌6月8日には、九州大学の黒岩義五郎教授も「水俣病の可能性が高い」と診断した（『朝日

新聞』1973年6月9日)。この診断が当の黒岩によって否定されるのは、7月1日のことである。「検査結果は当初、十日間ぐらいでまとめる予定だったが、『新しい地域での水俣病』を決定づけることにもなりかねないため、黒岩教授が慎重を期し、結果発表は予定より遅れた」(『読売新聞』1973年7月2日)という。結論は、毛髪水銀値が正常であることから現時点で水俣病とはいえない、という単純なものだったが、新たな水俣病を認めないという点でまさに「慎重」であった。すなわち、「構音(言語)障害は入れ歯のせい、感覚障害と運動失調は頸椎変形症による、難聴は老人性のもので、視野狭窄はヒステリー性(心理的)というのが結論だった。このように、症状をばらばらにしてしまえば、典型的水俣病でも消えてしまう。」(原田1992：137)

　黒岩の見解が「水俣病の可能性が高い」から「現時点で水俣病とはいえない」へと変化する過程に、政治的な要因があっただろうことについて、次のようなエピソードがある。「黒岩教授の診断では、どうみても水俣病である。そこで、同教授は水俣病の権威である新潟大学の椿教授に電話をかけた。すると椿教授は、絶対に水俣病と認めるな、と言ったという。」[9] 椿教授は「第三水俣病」を契機に発足した「水銀汚染調査検討委員会健康調査分科会」会長であり、水俣病のみならず神経内科の権威であった。黒岩が水俣病を否定した背後に椿教授の影があったとしても、不思議はないだろう。ともあれ、どうみても水俣病という患者を「水俣病とはいえない」という、正反対の結論を導き出すために、「ハンター・ラッセル症候群を分解する」手法をとった時点で、「第三水俣病」を否定する流れがほぼ決定したといえる。8月17日、水銀汚染調査検討委員会は、長い討論の末、有明町の患者2名を"シロ"と判定したが、ここでの結論は委員会開催以前に、既に環境庁によって用意されていたという。いわゆる「ガリレオ裁判」である(武内1992)。「第三水俣病」は否定がはじめにあって、次に住民の健康調査を実施して完全に否定する、という筋書きになっていたというのである。事実、その後、環境庁は環境調査や住民の健康調査を実施したが、翌1974年3月、6月、7月と、次々に「第三水俣病」患者はいないという結論を出している。

このうち、「第三水俣病」問題の発端となった有明町の「患者」10名のうち、前述の「ガリレオ裁判」で"シロ"とされた2名を除く8名は、6月7日に「水俣病の疑いなし」と結論づけられた。分科会は、大牟田の患者と同様に「有明海の患者の個々の症状を老人疾患、リューマチ、神経炎……という病名にあてはめ、『第三水俣病』を霧消してしまった」(原1974：39)のである。だが、これも予期された結論にすぎなかった。これは、事前にマスコミが発表内容を報じていることからもわかる[10]。

「第三水俣病」は、新たな汚染源による水俣病の発生が認められるか否か、という「医学論争」を盾にしながら、公害対策の方向転換の契機になった。「第三水俣病」は、有明海だけでなく、全国的に新たな水俣病が発生している恐れがあることを示唆した。それが漁業関係者や水産加工業者、魚屋、寿司屋、消費者を巻き込んだ"水銀パニック"を引き起こすに至って、問題は社会的、政治的文脈から早期「解決」へと向かうことになった[11]。「否定のための否定の論理…(略)…つまり医学を模図化し、パターン化し、数値化し、デジタル化するという自然科学的方法」(白木1998：141)によって、「第三水俣病」問題は終わりを迎える。それが、同時に、熊本大学の研究班の本来の調査目的とその成果をどこかに置き忘れてゆくことになるのである。

たとえばこの報告書に対する批判として、「有明海周辺の第三水俣病提起は、十分な疫学的考慮なしに、"第三水俣病疑い"という最後に来るべき問題が、社会的大混乱を引き連れてマスコミの網の中に、先頭にたって登場したことが、今回の騒動の原因の一つ」でもあり(山口1991：60-61)、「報告書に於ける"疫学"報告はほとんど妥当性に乏しいと言わなければならないと思われる。／まして、疫学調査と第三水俣病との関係となると、第二次水俣病研究班は全く闇夜に鉄砲を撃つに等しい危険な状況で"水俣病と同じ症状を持つ患者"を発見したとマスコミがらみで、熊本県に報告をしてしまったことになる。／このことが第二次研究班の息の根を、結局、止めてしまった原因になったと言っても過言ではないであろう」(同上：67)と指摘されている。マスコミへの情報漏れ、加熱するマスコミ報道が「第三水俣病」問題に悪影響を及

ぼしたことについては、当時の関係者も認めることである(原田1992：135)。また、報告書が疫学的検討を十分に踏まえていなかった点については、報告書自体が認めているところでもある。

　だが、そもそも熊本大学の10年後の水俣病研究班の問題提起の意義は、過去の汚染が人体に与える影響について示唆した点、「疫学的調査から有明地区の患者を有機水銀中毒症とみうるとすれば…(略)…第3の水俣病ということになり、その意義は重大であるので、今後この問題は解決されねばならない」(武内1974：7)ということにあった。それが「シロかクロか」という単純な二項対立図式のなかで議論され、否定されるなかで、さらなる疫学的調査や、過去の汚染が人体に与える影響についての調査ができない状況になった。「『この騒ぎをきっかけに、以後、水俣病研究は沈滞した』と、研究者たちは一様に指摘する。研究者たちは『水俣病』から遠ざかり、大規模な総合研究は不可能になった」(『朝日新聞』1992年2月11日)のである。

　「第三水俣病」問題が"幻"になった後に、新潟水俣病の追跡調査をした白木健一(新潟大学教授)は「微量慢性汚染の場合には限界蓄積量、発症までの期間がどれくらいかは不明である。新潟水俣病では川魚の摂取量が少なく濃厚汚染の影響を強くうけていなかった地区住民で、最近まで川魚摂取をつづけたために発症したと考えられる例があり、遅発性水俣病の存在を考慮すれば微量慢性汚染による水俣病発生の可能性は否定できず、十分な検討が必要となる」(白木1975：754)と論じた。熊本大学研究班の調査は、もしかすると、この問題提起に対して示唆を与えうるものになっていたかもしれない。

5　消えた水俣病と残ったラベル

　ところで、実際に「患者」として名前を挙げられ、この渦中に巻き込まれた人々にとって、「第三水俣病」とは何だったのか。

　1973年8月、有明町の「患者」のうち2名が、水銀汚染調査検討委員会分科会で水俣病を否定される。「この報道に接したわが町の反響は複雑で、患者と

されていた方々に『モルモットがわりにされて』という同情と『よかった』という喜びがわきおこっ」たという(有明町役場1973c)。もともと「水俣病」に対して消極的でマスコミの取材から逃げていた2名であったが、それでも「第三水俣病」問題が発生して以降は、さまざまな噂や中傷の的になっていた。汚染源が遠く離れているため企業城下町ゆえの心理的拘束はなかったが、漁業被害に対する憤りは、いわば「身内」である漁業関係者の言動にも向いたからである。

　新潟水俣病では、漁業を主たる生業とする松浜地区で「地域ぐるみの水俣病隠し」が行われ、患者を出した家が「村八分」になった経緯がある(第4章)。有明町でも、水俣病の疑いをかけられた「患者」に、被害漁民の行き場のない怒りが向けられたとしても不思議ではない。残る8名は翌年6月に「水俣病の結論なし」と結論が出るが、数名を除き「水俣病」を自ら否定し、同様にマスコミから逃げ回っていた人々だった。

　この時期のことを、1988年に亡くなった「水俣病類似患者」の遺族は、「体が痛んだり、胸が痛んだり、神経痛が出て、心臓も悪かったけん、あちこち痛んどったんで、そう[水俣病]ではないが大変だった。今はもう静かになったけど、昔は大変だった。今はお蔭様でそっとなっている」[12]と語ってくれた。また、別の「患者」の次のような証言も残っている。

　「なんせ飛行機があんた、ずっと回ってから写してから新聞に写したもんじゃけん、もう水俣病って、てっきり思うたですもんね。…(略)…[地域の中では]やっぱ口には言わんけど、陰にはやっぱ、もうよか事言うとらんですね。やっぱ。なんせテレビに映ったのを見れば誰でも一緒にはおりたくなかったですもんね。…(略)…[他の「患者」は]水俣病がですね、怖かったからやっぱ逃げとっとですよ。なんせあれば見てみたら、もう恐ろしゅうなったもんじゃから。」[13]

　漁業被害への配慮に加えて、水俣病が持つ恐ろしいイメージが患者の口を

つぐませていたことがわかる。新潟でも水俣病が恐ろしくて、水俣病を刻印するかもしれない検査から逃げ回る人々がいたが(第4章)、「第三水俣病」でも水俣病を遠ざけようとする態度がみられたのである。

ともあれ、問題の発生から収束までの1年余り、「患者」として名を挙げられた人々の精神的負担は大きかった。「水俣病」に対する不安だけではない。「水俣病」を疑われた身体が、その病の社会的意味ゆえに、結果的に集落の漁民や漁業関係者の生活困難を引き起こしたことから来る苦痛もあった。「患者」が出た赤崎地区の漁業組合では、「昔は『村八分』のような状況もあったけんど、今はもう水俣という人もなく、当時のようなしこりはない」[14]という声が聞かれた。ここにも「水俣病類似患者」が受けただろう苦悩が窺われる。

有明町では事件を現在に引き戻して教訓化することではなく、忘却こそが関係者の日常を平穏なものにすると捉えられていた。社会問題としての「第三水俣病」は、渦中にあった人々や地域住民にとっては、何らプラスの意味をもたらすものではなかったのである。

注

1) これは全国紙の記事でみた場合である。地域レベルでは新潟県関川水系でも水俣病問題が発生している。なお、徳山湾沿岸での水俣病は通常「第四水俣病」とも呼ばれているが、ここでは「第三水俣病」の範疇に含めて言及する。なお、「日録・1973年魚汚染騒動」(梶原・山内1973)には、1973年5月から8月初旬にかけての急速な問題拡大過程を顕著に示している。この文献にはないが、水銀関連工場のない沖縄県の南大東島で大型回遊魚を常食している人の水銀汚染も確認されるなど、問題は拡大した。水銀汚染問題は限定された地域の漁業問題ではなく、政治問題に発展した。1975年には有吉佐和子の『複合汚染』が出版され、ベストセラーになるが、この時期には次のような指摘がある。「一体このままでいけば環境は、そして人間のからだはどうなっていくのか、という漠然とした不安感、あるいは水俣病やカネミ油症やスモン病などを一地域や一部の人間たちのみにふりかかる公害や薬害だとはいえないという思いは一種の時代感覚であったと思う。」(野辺1980：65)

2) 朝日新聞が「第三水俣病」問題をスクープした1973年5月22日には、「列島の恐怖増す 第三水俣病の発見」という見出し記事の下に、「昭電が折れ調印へ」、「新潟

水俣病の補償協定 差額問題で合意」という記事が載っている。第二の水俣病にひとつの区切りがつこうとしている矢先に、新たな水俣病の発生が問題化してゆくとは、何とも皮肉なことである。この「第三水俣病」問題が、後に第一、第二の水俣病を逆規定してゆく要因になるという「皮肉」については後述するところである（第4章）。

3) 「患者」の1人とされた方への1992年5月18日のヒアリング記録より（資料提供；相思社、原田正純氏）。

4) 熊本県から国に宛てて出されたこの要望書は、空中散布された農薬による被害の恐れがあるとして、実態調査を求める旨、要望されている。ただし、滝沢行雄は、「汚染源としては当然、人工的な医薬品、農薬および水銀使用工場の廃液が考えられる。農薬について、イモチ防除のフェニル水銀が使用禁止となっているものの、種子消毒用のウスプルンやルベロン、土壌殺菌用のソイルシン、シミルトンなどのエチル水銀剤はいまも大いに使われている。若月によれば、苗代に散布する総水銀量は10アール当り4.5kgにも及ぶという。しかし、有明海の水銀農薬、とくにアルキル水銀汚染の付与は、農薬散布流域河川の川魚に含まれる総水銀量値からみて考慮する必要がないと思う」と述べている（滝沢1973：47-48）。なお、文中の若月論文への言及部分は、若月（1973：34）を参照のこと。

5) 1995年7月11日、大浦漁協組合員からのヒアリングによる。なお、大浦地域は熊本大学10年後の水俣病研究班の調査地区として選ばれていたが、氏は未受診である。氏は「水俣病が出る前［熊本水俣病が公式発表される前］、水俣に行ったら、しびれたような変なおととがたくさんいて、気味悪かった。水俣［病］が出るのは今にはじまったことじゃないし、水俣が汚いのは排水口のとこだけで、海はきれいだった」と語った。水俣市や水俣病患者を知る人にとって、身近で発生した「第三水俣病」は否定されるべきものであったが、だからといって水俣病の症状に関して不安が全くないわけでもなかった。氏の発言には、「きれいな」有明海でも水銀汚染がありえたということが含意されている。

6) 1995年7月12日ヒアリングによる。

7) 1995年7月11日ヒアリングによる。

8) 「水俣病の疑いをかけられた者たちの対応もまた不可思議であった。彼らは、マスコミや環境庁調査団に向かって、『しびれもどうもありません、水俣病ではありません』『水俣病でないと証明してください』と哀願したのである。その異様な姿が、今も私の頭から離れない。患者の周辺で、一体、何が起こったのだろう？　さまざまな人権侵害が起こったのだろうか？　彼らが、何か悪いことをしたというのだろうか。仮に水俣病であったとしても、それは彼らの責任ではない。／以後、この地域での調査研究は、一切不可能になった。」（原田1992：135）この指摘は、

こうした有明町での「患者」の立場を推察したものである。「水俣病になる」ことは、本人の問題ではなく地域全体の問題として捉えられる。「水俣病になる」ことで得られる個人的な補償は、地域全体の利益に相反するため、「患者」の行為は社会的に制約される。「水俣病」がもたらす不利益への憤りは、遠く対岸にある汚染源企業ではなく、身近な「水俣病患者」へと向けられてゆく。「患者」に責任はない。だが、漁業の町で「患者」になることの意味はあまりにも重いものだった。

9) 水俣病に詳しい医学関係者の証言(1995年10月)による。
10) 「『第三水俣病患者は全員シロ』―という発表を六月七日、環境庁が行う予定になっている。／環境庁の水銀汚染調査検討委員会健康調査分科会(椿忠雄分科会長)の十二人が、四月末にまとめた報告によって、有明海沿岸のいわゆる"第三水俣病患者"の診断結果が明らかにされるわけだが、その内容は『患者の存在を全面的に否定し、この問題にピリオドを打つものになる』とみられている。／…(略)…[昨年]八月には、健康調査分科会は、激論のすえに『住人のうち二人はシロ』と発表。続いて有明海沿岸地区の住民健診を行なって、今年三月には『"疑わしい症状"とされていた福岡の八人、佐賀の十二人はいずれも脳血管障害、頸椎異常とわかった。つまり両県ともゼロ』と

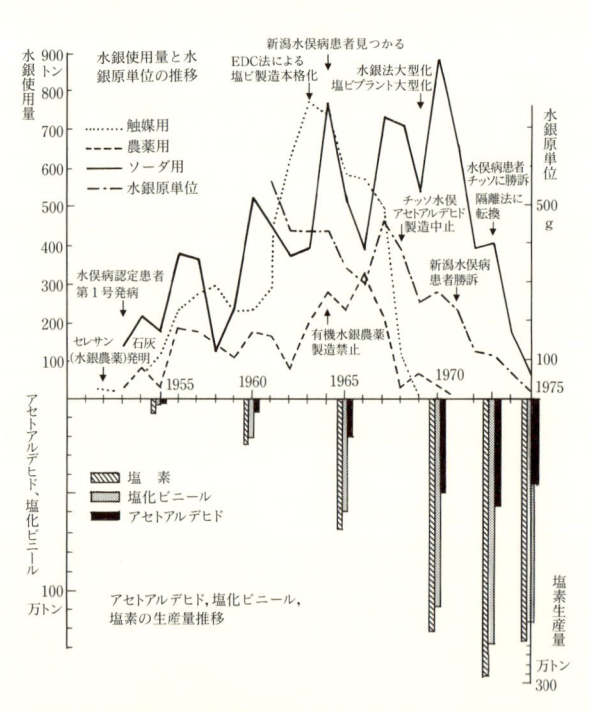

図3-2 水銀使用量と塩ビポリマー、アセトアルデヒド、塩素の生産量推移

注)「水銀原単位は1965年以前は400g～600g、平均400gと推定される。
出典)内村曉治「水銀法転換はなぜおこなわれないのか」『公害研究』7-2、1977年、40頁。

結論した。／そして残る熊本、長崎県の"疑わしい百十八人"（有明町の八人を含む）について、六月七日、分科会議を経て発表される予定—というわけである。」（週刊新潮1974：25）
11) ここには日本経済を担う「汚染源企業」＝一流の水銀使用化学会社への配慮があったともみられている。**図3-2**は用途別水銀使用量を示している。この図から、カセイソーダの水銀使用量が一貫して増加傾向にあることがわかる。1973年当時、カセイソーダは、工場廃液を中和するために使用されるため需要が大きかった。さらに、その副産物として排出される塩素ガスは塩化ビニールに使用されていた。「第三水俣病」は、第一、第二の水俣病の原因になったアセトアルデヒド生産工程だけでなく、カセイソーダや塩化ビニール生産工程にも「疑惑」の眼が向けられたため、経済界にも大きな衝撃だった。
12) 1995年7月12日の電話でのヒアリングによる。
13) 「患者」の1人とされた方への1992年5月18日のヒアリング記録(資料提供；相思社)より。
14) 1995年7月12日、赤崎漁協組合員からのヒアリングによる。

第2節　新潟県における「第三水俣病」問題

1　関川水系の水銀汚染問題

「第三水俣病」が発生した1973年5月は、新潟では、第2回一斉検診や補助検診、その他の検診によって、阿賀野川全流域から多くの潜在患者が発見され、認定申請件数が増加した時期であった。補償協定締結(1973年6月21日)に向けたこの時期、新潟水俣病共闘会議と新潟水俣病被災者の会は「第三水俣病の発生に関する声明」を出し(1973年6月12日)、政府に対して、①全国の水銀汚染調査などを実施すること、②水俣病の健診・治療・研究および認定体制の強化すること、新潟県に対して、①県内水銀使用工場の調査と被害者救済措置、②阿賀野川流域の潜在患者調査の再開と認定体制の強化などを要求した。また、昭和電工をはじめとする汚染源企業に対しては、以下のように

要求した。

　「最も重要なのは企業の反省である。人命尊重のためには企業秘密などの特権は許されない。全企業が進んで調査に応じ一切の資料を提供するとともに、ただちに操業を中止し、排水の完全循環設備などを行なって、一切の毒物を工場外に排出しない措置をとることを要求する。
　特に昭和電工が第二水俣病の原因究明を犯罪的に妨害し長期化させたことが、第三水俣病の発見を遅れさせ被害を拡大させたことについての自らの責任を深く反省し、水俣病被害の拡大防止と公害絶滅を人間としての共通の事業として達成するために、一切の資料の提供と今後の対策の確立を求めた新潟水俣病被災者の要求を全面的に受け入れることを重ねて要求する。」(新潟水俣病共闘会議・新潟水俣病被災者の会1973：57)

　「第三水俣病」問題は、新潟水俣病問題に影響を与えただけでなく、新潟県の別の地域にも新たな水俣病の発生疑惑を引き起こした。新潟県の関川水系で起こった「関川水俣病」問題である。本節では、幻に終わってしまった「関川水俣病」問題について概述し、水俣病の社会問題化という点で、新潟水俣病と「関川水俣病」にはいかなる条件の差異があったのかを考察してゆこう。そこに被害の社会的性格も示されると考えるからである。
　さて、新潟県上越地域を流れる関川は、妙高火山郡の妙高山、焼山、戸隠裏山を源とし、26の主たる支流を併せて上越市直江津地区で日本海に流れ込む一級河川である。江戸時代には、雪解けで水量が増加する時期に関川を利用して年貢米を舟で運んでいたというが(新井市教育委員会・新井市学校教育研究会1993：82-83、建設省北陸地方建設局高田工事事務所1982：5-6)、豊水期と渇水期の水量には大きな差があるため、舟運は限られた季節にしか行われていなかった。また、渇水期の水不足は深刻で、取水をめぐる紛争がしばしばみられた(農水省農地局1978：15)。明治時代に水力発電が行われるようになると、関川水系では地形の利を生かした電源開発が進み、豊富で安価な電力を求め

第3章 幻の水俣病問題と新潟水俣病　89

て化学工場が進出しはじめた[1]。

　その結果、中郷村には日本曹達二本木工場(日曹：1920年)、新井市には大日本セルロイド新井工場(ダイセル：1935年)が進出した。また、上越市には信越化学直江津工場(信越化学：1926年設立、前身は信越窒素肥料)をはじめとする直江津臨海工業地帯が形成された(図3-3)。

　関川水系は農業用水、発電用水として利用されるだけでなく、工場排水の最終排出先としても利用されてきた。そのため、関川水系(特に関川)の水質悪化は、昭和初期からしばしば問題となってきた。

　上越市東木島にある日曹の排水口は、戦前の日曹発展期にあたる1940年ころに、農業用水として関川を利用していた下流の地域住民と日曹との交渉の

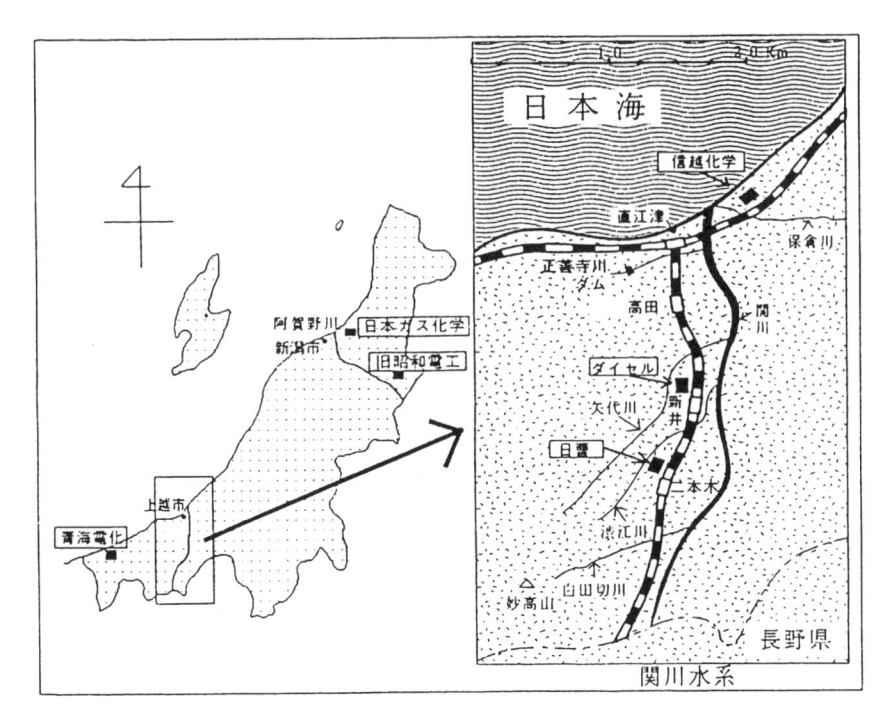

図3-3　新潟県における水銀使用工場

出典)渡辺伸一・関礼子「『第三水俣病』問題の現代的位相(ⅱ)」『大分県立芸術文化短期大学紀要』No.33、1995年、68頁。

結果、つくられたものである。図3-4に示されるように、東木島は、関川から農業用水を取水する最下流の稲荷中江用水よりもさらに下流に位置している。農業用水は昭和30年頃までは風呂の水を汲んだり、野菜を洗ったりと生活に密着しており、毒物が流されれば人間に被害が及ぶという見解のもとで[2]、工場からかなり下流に位置する東木島に排水口が設けられたのである。

1963年には、高田・直江津両市(1971年合併、現在の上越市)の上水道拡張計画(関川から取水)に対して、日曹・ダイセルの2工場が、関川の河川水からは微量ながら水銀などが検出されると指摘し、たとえ微量のものでも常時飲用すれば人体に蓄積され、障害を起こす危険が憂慮されることなどを理由にして計画を撤回、変更させた経緯がある[3]。

1965年の新潟水俣病発生に際には、新潟県は、昭和電工と同じ工程でアセトアルデヒドを生産していたダイセルの水銀汚染の状況について調査した。その結果、川魚に水銀汚染があることが判明した。国や関係省庁もその事実を知っていた(枝並1965-1966)[4]。住民が水の悪臭や色、川魚が「くさくて食べられない」など、感覚的に感じとっていた関川の汚染は、「第三水俣病」問題が起こる以前から、客観的な数値として示されていたのである[5]。だが、このような行政の対応や「数値としての」汚染実態が次々と「問題」となるのは、有明海の「第三水俣病」問題と連動して、「関川水俣病」発生の疑いが持たれてからである。

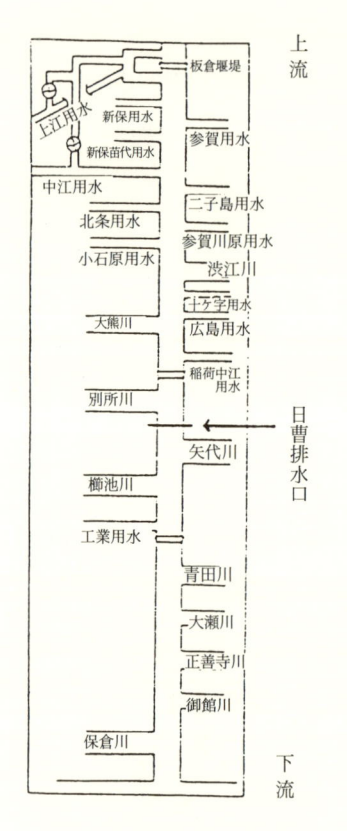

図3-4 関川本流より取水する農業用水

出典)寺田喜男「関川水系の水利用についての考察」新潟県社会科教育研究会『郷土新潟県の歴史と風土』1984年、111頁(一部加筆)。

1973年の有明町の「第三水俣病」問題は、「第4、第5の水俣病の発生がおこり得る」こと、「有明海だけの問題としてではなく、全国的視野でみていくことが必要である」ことを示唆するものだった（日本公衆衛生協会1974：13-14）。これを受けて通産省は全国の水銀使用工場（アセトアルデヒド製造6工場、塩化ビニール製造18工場、カセイソーダ製造49工場）の調査を行った。

　また、新潟県も独自に県内の水銀使用6工場について調査した。表3-1は、新潟県の調査結果を示したものである。ここにみられるように、関川水系にはダイセルのアセトアルデヒド工場（1937年～1968年に生産；生産量累計はチッソに次いで第2位）のほか、日曹のカセイソーダ製造工場、信越化学のカセイソーダ製造工場と塩化ビニール製造工場があった。この3工場の未回収水銀量のうち、排水として関川水系に放流された水銀量合計は、新潟水俣病を引き起こした昭和電工の水銀排出量をはるかに上回っているとされた。新潟県の調査によると、渇水期の水不足に悩んできた関川水系に、豊富な水量を誇る阿賀野川以上の水銀が放出されていたという結果になったのである（ただ

表3-1　新潟県の工場別水銀消費量

（単位：トン）

工場名	製品名	放流先	水銀使用量	消費水銀量（未回収）		
				合計	排水	大気
ダイセル新井	アセトアルデヒド	渋江川（関川水系）	106.6	53.9	0.9	1.0
電気科学青海	アセトアルデヒド	青海川	72.4	54.4	1.8	19.1
	＊水銀電解法ソーダ	ぬな川	121.4	51.4	0.5	11.0
	＊塩化ビニールモノマー	ぬな川	17.8	16.5	0.3	0.0
昭和電工鹿瀬	アセトアルデヒド	阿賀野川	49.4	34.4	1.3	—
三菱瓦斯化学浜松	アセトアルデヒド	新井郷川	36.7	27.6	0.15	—
日本曹達二本木	＊水銀電解法ソーダ	関川・渋江川	100.9	54.3	0.02	3.5
信越化学直江津	水銀電解法ソーダ	保倉川（関川水系）	194.3	1204	1.1	12.7
	＊塩化ビニールモノマー	保倉川（関川水系）	65.6	62.6	0.0	0.0
総　計			764.9	475.6	5.8	47.2

原典注）(1)＊印は1973年7月現在操業中の工場を示す（うち、信越化学直江津の塩化ビニール製造は1973年10月の爆発事故を契機に操業停止）。
(2)数字は四捨五入しているので、総計が合わないこともある。
(3)消費水銀量内訳のうち、工場内たい積90.5トン、その他332トンについては省略。この332トンは、製品、配管、床、電極などに付着したり、回収または売却されたと思われるが、資料的な裏づけがないなどして行方が明確でない水銀量である。
補注）「関川水俣病」問題発生時の汚染認識をみるため、後に昭和電工の水銀使用量は55トン、消費水銀量（未回収）が、排水中5.5トン、大気44トンとされたが、表中の数字は変更していない。
出典）1973(昭和48)年7月新潟県環境局調べ（『新潟日報』1973年7月4日付を参照、一部加筆）。

し、後の研究で昭和電工の水銀使用量は55トン、水銀消費量(未回収)は、大気放出44トン、排水中5.5トンとされている)。

　新潟県衛生部では、関川の汚染状況を重くみて、6月7日、関川流域で魚介類を摂取していた人を対象に、有機水銀による健康被害の有無を調査すると発表した。また、県の調査と平行して、関川流域の上越市、新井市の一部の市議会議員は、独自に水銀問題に関する状況を調査しはじめた。そして、元ダイセル従業員に無機水銀中毒の疑いがみられること、関川流域で魚介類を摂取していた人のなかに、水俣病に似た症状を持つ人がみられることを問題提起した。これが「関川水俣病」問題の幕開けとなった。

2　「関川水俣病」問題と住民健康調査

　上越市議会の1973年6月定例会では、水銀汚染問題に関する緊急質問や一般質問が行われ、水銀使用工程に従事していた元労働者の健康調査や住民健康診断など、早期の実態調査が必要であると強調された。また、阿賀野川の低質調査(川底の堆積物などの調査)で検出された総水銀量を大幅に上回る水銀が関川水系で検出されていること、ダイセルの内部資料からも1966年には関川の水銀汚染が認められることが指摘された(上越市議会1973)。

　ダイセルの地元である新井市議会でも、関川の水銀汚染問題について、水銀使用工程に従事した工場労働者や、川魚を喫食した住民の健康調査の必要性が説かれた(新井市議会1973)。

　こうした状況に鑑み、7月2日、上越市は県の協力のもとに、新潟大学の椿忠雄教授を招き、6月定例会で「水俣病類似患者」ではないかと言われた13歳から63歳までの11人のうち、10人の検診を行った。1人につき約10分の診察の結果、椿教授は「精密検査を必要とする人は一人もいなかった。いずれも高血圧や神経痛みたいな症状で水俣病ではない」(『新潟日報』1973年7月3日)と述べた。

　椿の検診は、「関川水俣病」を否定し、地域住民の不安を解消する意味を持

つものだったとも言えるかもしれない。だが、この10人の"被害"が否定されれば「関川水俣病」の発生もまた否定される、ということにはならなかった。そもそも、椿の診察を受けたのは、6月の市議会でたまたま名前が挙がった人だったからである。

椿の現地診察と「シロ」発言から3日後の7月5日、新潟で多数の水俣病患者を診察している斉藤恒医師が上越市を訪れ、椿診断を受けた1人を含む水俣病疑似患者7人を診察した。斉藤はそのうち上越市と新井市の2人について「水俣病類似の症状を示している。手足のしびれ、知覚障害、ふらつきが特徴的で、疲れやすい、めまいがするなどの自覚症状も新潟で診た患者と似ている。阿賀野川流域の人なら患者と認定される可能性のある人」で、「私としてはメチル水銀を疑っているが、関川はPCB汚染もひどいようだし、早急に汚染の実態を調べるべきだと思う。椿先生が診た人については私も違う病気と診断した」と述べ、同時に、当時、関川で深刻な問題となっていたPCB汚染についても触れ、早急に汚染の実態を明らかにすべきであると見解を示した(『新潟日報』1973年7月6日)。

7月13、14日、斉藤から「水俣病の疑い」と診断された2名が、阿賀野川流域の新潟水俣病を対照とした認定審査会に「越境申請」した。新潟で公害被害者救済法の指定地域になっているのは下流域のみで、中・上流は環境庁から指定地域に準じた扱いができるよう県に権限が委譲されているが、関川水系は法の対象外である。

「阿賀野川の患者と全く同じ症状でもこっちの地域では水俣病が出ておらないという実情のもとではなかなか判定されないわけなんです。そして、次から次へとここは地域指定されていないから水俣病患者と認められない、また逆に水俣病患者がいないから地域指定ができないとこういうことの繰り返しで、疑わしい人が何人出てきてもなかなかそれを救済する道が開けないというのが実情であります。」(上越市議会1974:28)

このようなわけで、申請は認められなかったが、もともと無理を承知のうえでの「越境申請」は、関川での最初の「公害被害者運動」といえるだろう。

さて、この間にも県の「関川水系水銀汚染健康被害調査」がはじまっている。調査は新潟水俣病の場合に用いられたと同じ、第一次から第三次までの3段階調査となっていた。第一次調査は漁業組合員および遊魚証所持者名簿に基づく郵送質問法、第二次調査は環境庁の水銀汚染に係わる住民調査実施法に基づく一般検診、第三次調査は新潟大学での神経内科、耳鼻科、眼科などでの精密検査である(表3-2)。

この一斉検診は、新潟水俣病の潜在患者発見のための一斉検診と同様の方法で行われている。県衛生部の『関川水系水銀汚染健康被害調査結果報告書』(新潟県衛生部1974)によると、①第一次調査の回収率が67.8％で、「標本調査

表3-2 関川水系水銀汚染健康被害調査結果

第一次(アンケート) 1973.7.9−7.15	発送1,449枚→回答 983枚(回収率67.8%)			
	回答者数	3,355人		
	うち有訴者数			
	高頻度摂取者	83人		
	非および低頻度摂取者	154人		
	計	237人		
第二次(一般検診) 1973.10.11−10.13	対象者		受診者	受診率
	高頻度摂取者(対象群)	69人 →	47人	68.1%
	非および低頻度摂取者(対照群)	73人 →	44人	60.3%
	計	142人		
	＊高頻度摂取者83人中13人は回答遅延により対象外			
	＊非および低頻度摂取者154人中81人は対象外			
第三次(精密検査)	要精密検査者			
	高頻度摂取者(対象群)	18人		
	非および低頻度摂取者(対照群)	19人		
	計	37人		
			受診者	未受診
	うち受診対象数	17人 →	13人	4人
	＊20人は検査能力の都合上、対象外			
	＊受診者13名中、1人は耳鼻科を未受診			
	＊未受診者4名の理由は高齢,仕事の都合などで受診希望せず			

注)(1)調査対象は関川水系漁業共同組合員及び遊魚承認書所持者とその家族、同居人。
　(2)高頻度摂取群=週2回以上の川魚喫食者,非および低頻度摂取者=川魚を食べないか食べても週1回程度。
出典)新潟県衛生部『昭和49年5月関川水系水銀汚染健康被害調査結果報告書』1974年に基づき作成。

でないことと未回答者についての検討が困難であること等を考えると問題はあろう」と指摘している。また、②第二次調査では「第一次の質問票の回答が遅れ、第二次健康調査に間に合わないものがあった」、③第三次検診では、要精検者の対象群18人と対照群19人のうち、「精密検査を行う新潟大学医学部は、阿賀野川有機水銀中毒事件の患者認定に伴う検診を実施中であり、検査能力にも限度があるため」17人しか検査対象としていない、④しかも「高齢、仕事の都合、受診を希望しないなどの理由」で4名は受診していない、⑤精密検査で全科受診しなかった者が1人いる、ことが書かれている。このような制約のなかで、調査は「視野狭窄を呈する者はなく、臨床医学的に水俣病と診断しうる患者は発見できなかった」という結論を導き出した。なお、県の報告書は、水俣病と同時に、水銀使用工場の退職者38名の水銀中毒を否定している。

報告書に明示されているように、この検診結果には問題が多い。加えて、第一次調査のアンケート項目にあったネコの狂死(3件)についての記載はないなど、不十分であるという批判の声があがった。先の現地検診で関川流域の2人の住民を「水俣病の疑い」と診断した斉藤は、1974年9月12日、新潟県公安厚生委員会で、①基礎データのとり方が不十分、②ハンター・ラッセル症候群の有無だけを重視し、視野狭窄がないだけで水俣病の疑いを否定している、と県の結論を批判し、「もし二人が阿賀野川に関係した人なら三ランク(有機水銀による影響が否定できない)以上で認定されたと思う」と述べた(『新潟日報』1984年9月13日)。新潟県が第2回一斉検診で用いていた認定基準では、ハンター・ラッセル症候群の各症状がそろっていなくても、水俣病であると認めていたことを考えれば、「関川水俣病」で用いられた水俣病の診断基準が過剰に厳格であったことがわかる。

だが、政治的な文脈では、関川での水俣病の可能性は、県の報告書によって既に打ち消されてしまっていたと思われる。「第三水俣病」を最初に否定した、環境庁水銀汚染調査検討委員会の「現時点においては水俣病の疑いがない」という結論が、委員会開催以前に既に用意されていたように(武内1992：

図3-5 「関川病」患者の他覚所見と自覚症

「関川病」患者の自覚症

No.	氏名	年齢	性	川魚喫食状況 摂取日数	川魚喫食状況 捕獲場所(魚の)	初発時期	四肢しびれ	視力障害	歩行障害	聴力障害	言語障害	ボタンかけ	振戦痙攣	筋痛	頭痛	肩こり	感情抑制低下	筋痛	関節痛	腰痛	筋のピクツキ	寒がり	めまい	動悸	立ちくらみ	息切れ	易疲労性	全身倦怠	食欲不振	歯ぐき	味覚障害
1	R.U	68	♂	毎日	渋江川	46.7年	+	+	+	+	−	−	+	+	+	+	+	+	+	+		+	+	+	+	+	+	+	+		+
2	K.K	44	♂	2-3/W	関川		−	−	−	−	−	−			+	+	+			+	+											
3	T.K	68	♀	3/W	関川	40年	+	+	++	−	−	++			+	+															+
4	T.K	41	♂	2-3/W	矢代川と関川の出合い、関川	37.8年	+	+	+	−	+	−			+	+		+	+	+	+		+						+			
5	Y.K	35	♂	3/W	上に同じ	45年	+	+	−	+	+	−	+	+		+		+	+	+	+		+	+	+	+	+	+	+			
6	S.S	72	♂	毎日	稲荷中江用水	39年	+	+	+	+	+	−			+	+	+		+	+			+									
7	H.T	44	♂	毎日	矢代川、関川の合流点	47年	+	+	+	+			+	+			+	+	+	+			+			+	+	+	+			
8	M.N	58	♂	1-2/W	上に同じ	50年	+	+	+				+	+	+																	
9	K.N	61	♀	2-3/W	関川	37.8年	+	+	+	+																						
10	Y.N	56	♂	毎日	関川	45年	+	+	+	+	±	−	+																			
11	Y.M	42	♂	毎日	矢代川、関川の合流点	43.4年			+	+	+					+		+		+	+		+									
12	S.M	43	♀	毎日	上に同じ	48年	+	−	−	−					+	+									+		+					
13	Y.M	16	♀	上に同じ	上に同じ	45年	−	+	+	−	−																					
14	Y.M	12	♂	毎日	上に同じ	48年	+	+	+	−					+	+	+					+			+							
15	Z.Y	63	♂	毎日	関川、保倉川	43.4年	+	+	+	+	−	−	+	+			+															
16	K.W	70	♂	毎日	渋江川、関川	42年	+	+	+	+	+	−	+			+									+	+	+	+	+			

「関川病」患者の他覚所見

No.	氏名	年齢	性	視野狭窄	眼球運動異常	知覚障害 ※P	知覚障害 口囲	知覚障害 半身優位	脳血管障害	平衡機能テスト アジアドコ	平衡機能テスト マン	平衡機能テスト ロンベルク	平衡機能テスト 片脚立	手指変型	その他
1	R.U	68	♂	−	−	+	+	−	−	−	+	−	+	−	搔痒感(+)
2	K.K	44	♂	−	+	+	−	−	−	−	+	+	+		上に同じ
3	T.K	68	♀	−	+	+	−	左	+	検査不能				(左)+	脳卒中後遺症
4	T.K	41	♂	−	+	+	−	−	−	+	±	−	±	+	皮疹(+)、搔痒(‡)
5	Y.K	35	♂	−	+	+	+	−	−	−	−	−	−	+	搔痒(+)
6	S.S	72	♂	−	+	+	−	左	−	+	+	−	+	+	
7	H.T	44	♂	−	+	+	+	左	−	−	±	±	−	+	搔痒(+)、皮疹(+)
8	M.N	58	♂	−	+	+	−	−	−	−	+	−	−	+	無機水銀中毒(42歳)
9	K.N	61	♀	−	−	+	+	−	−	−	−	−	−	+	
10	Y.N	56	♂	−	−	+	−	−	−	−	−	−	−	+	
11	Y.M	42	♂	−	−	+	+	左	−	−	−	−	±	−	
12	S.M	43	♀	−	−	+	−	−	−	−	−	−	±	+	⎫ 猫狂死
13	Y.M	16	♀	−	−	+	−	−	−	−	−	−	±	+	⎬ 皮疹(+)
14	Y.M	12	♂	−	−	+	−	−	−	+	−	−	−	+	⎭ じんま疹(+)
15	Z.Y	63	♂	−	−	+	−	左	−	±	±	−	−	+	
16	K.W	70	♂	−	−	+	−	−	−	+	‡	−	‡	+	猫狂死

注)※P 多発神経炎型知覚障害。
出典)斉藤恒『新潟水俣病』毎日新聞社、1996年、315-316頁。

62)、新たな水俣病の発生はもはや認められない雰囲気だった。関川流域では、以後、水銀による身体的被害について、公的検診や調査が行われることはなかった。

こうした状況のなかで、関川流域での身体的被害の実態を現在に示してくれるのが、斉藤医師による健康被害住民の検診結果である(斉藤他1974, 斉藤1976, 1996a：307-327)。斉藤医師は前述の1973年5月3日検診で7名の診察をした後に、42人の川魚多食者(先の7名のうち一部を含む)についても検診を行い、42人中16人が水俣病疑似患者であると診断した(図3-5)。結果は、①16人中8人が2家族4人ずつの「家系被害」を被っており、②2件でネコが狂死している、③元日曹労働者1人に無機水銀中毒との合併症が疑われる、であった。

また受診者は男性、40歳以上の人が多く、「20歳代、30歳代では、なかなか診療すら受けたがらないことは、阿賀野川水俣病の場合と同様である」(斉藤1976：30)と述べ、42人以外にも水俣病疑似患者が存在する可能性を示唆している。さらに、水俣病疑似患者と思われる16名に対して、「有機水銀だけではなく、PCBでも類似な自他覚的神経症状をおこす事が明らかになっており、摂取した汚染魚が少なくとも水銀とPCBの複合汚染が明らかな場合、その魚の反復摂取によっておきたと見られる疾患は『関川病』と呼んだ方がよいのではないかと考える」と論じた(同上：26-27)。

3　新潟水俣病と「関川水俣病」の比較

「第三水俣病」問題に関連して新潟県が行った施策のうち、①汚染源となる県内水銀使用6工場の調査、②関川水系の漁協関係者の健康調査については既述の通りである。また、③水銀汚染が問題になる1年前に、PCB汚染を原因とした食用抑制の行政指導が行われており[6]、水銀汚染問題が発生してからも継続されている。さらに④漁業被害の救済策として融資措置が講じられている[7]。これら施策は新潟水俣病発生の際に新潟県が講じた措置に類するも

のであることが確認できる。

さて、「関川水俣病」に対しては、一見するとすばやい対応がとられているように思われるが、実はそうではない。先にみたように、新潟水俣病発生以前にダイセル・日曹が水銀汚染を理由に関川からの上水道取水に反対しているし、新潟水俣病が発生した頃には既に水銀汚染が進行していることが明確になっていた。以下に指摘されるように、汚染はあったが、問題化されずにいただけだったのである。

「[新潟水俣病が発見された頃]新潟県衛生部の調査では、関川の魚介類の水銀濃度が高く、また、猫の狂い死があり、斉藤恒によって『関川病』といわれた水俣病症状の患者も認められたが、衛生部の部長北野博一は昭和電工の水俣病の対応に力を集中するため、これを伏せたといわれている。その理由は、一つは関川自体の水量は少なく、殆どが工場排水であり、常識的には魚介類の採取は考えられず、患者がいても症状は軽いと予想されたためである。もう一つは、一九六三年、高田・直江津の両市が関川水系の工業用水を上水道に拡張しようとする計画に対し、ダイセル化学工業は自社の廃水が放流される関川を上水道源にすることは不適当であると反対した。このことからダイセル化学工業は自社の排水に水俣病の危険を意識

表3-3 新潟県における二つの水俣病問題

	関　　　　川	阿賀野川
(1) 水量の相違と水質状況	水量少なく悪臭や水の変色が恒常的	水量多く時折上流より白濁した水により魚が衰弱または死滅する事件あるが清流
(2) 川魚の喫食状況と喫食者数	漁業はほとんどなく、趣味で川魚を捕獲・喫食する状況のため喫食者数は少ない	専業・兼業漁業あり川魚を食する文化により喫食者は多数
(3) 被害の顕在化状況	被害の地域集積性はなし工場労働者の無機水銀中毒とともに水俣病被害が疑われた被害者少数	下流での劇症型患者発生により問題化被害の地域集積性が顕著被害者多数
(4) 企業の地域支配の特徴	1市町村に1工場の企業	昭電の上流地域における地域支配

し、それなりに廃水対策に注意を払っているはずと北野が判断し評価したからである。」(飯島1996：211-212)[8]

同じ水銀汚染であっても、汚染状況や地域構造、被害者となった人々は、関川と阿賀野川とで**表3-3**のような違いがある[9]。

(1) 水量の相違と水質状況

関川水系は発電や農業用水、工業用水の取水など、高度な水利用がなされていただけでなく、流域の化学工場の排水放流先でもあった。阿賀野川の流域面積が約7,710km²であるのに対して、関川の流域面積は約1,140km²にすぎない。ここに水銀使用3工場からの廃水が流れ込むのであるから、当然に水質は悪化していた。高度経済成長以前から水質汚濁が進んでおり、昭和30年以前に関川支流の渋江川では悪臭がひどかったといわれ、矢代川でも廃水のために魚が浮くこともあった。しばしば奇形魚も見つかっている。さらに下流になると、とった魚が油臭い、川水が黄色く濁っているなどの状況が見られていた。おおよそ漁業や漁撈に適した状況ではなかったことがわかる。

(2) 川魚の喫食状況と喫食者数

関川流域で漁撈を営んでいたのは戦前から戦後くらいまでであった。川で食器洗いをしたり泳いだりと、まだ関川が身近だった頃である。少数ではあるが、直江津の歓楽街や工場周辺の料理屋、魚屋にコイ、ナマズ、ヤツメ、ドジョウ、カニなどを販売する人もいた。専業漁業というよりは、生計のたしになる副次的な生業としての漁撈であった。水銀汚染問題が発生した前後には、漁を現金収入源にしている人はさらに少なかった。関川漁業協同組合の組合員は、農業や砂利採集、あるいは会社勤めのかたわらに趣味的に魚をとっていた。組合員のほかに遊魚承認書を買って魚をとる人もいたが、遊魚承認書を買わなくても特定魚種以外は比較的自由の捕獲できた。

もちろん、趣味であっても、川の汚染が感覚的にわかるところで漁をする

わけではなかった。汚染が感じられない場所で魚類を採捕するのだから、関川水系でも自ずと漁をする場所が限られてくる。居住地や仕事場に隣接して漁場になるような川があったり、釣りや魚とりに遠くまで出かけることもいとわない人やその家族、親類でなければ、そう頻繁に川魚を喫食することはない。阿賀野川とは違い、関川水系では、地域の生活様式に川魚の採捕と喫食が組み込まれていたわけではなかった。

さらに、「阿賀野川のように魚を飯にして食う」こともなかった。化学工場がいくつもあり、会社勤めが多い地域だったため、都市的生活様式浸透の進行も早く、阿賀野川流域では稀にしか食卓にのらなかった海魚も頻繁に食されていた。

(3) 被害の顕在化状況

「関川水俣病」問題が発生したのと同じ時期に、三菱化成アルミ精錬工場のフッソ公害に取り組んでいた上越市市議会議員は、「関川水俣病」被害を顕在化させる困難を次の三点から指摘した。

第一は被害が目に見えないことである。フッソ公害では農作物被害や気管支喘息の被害が地域のなかで顕著だったが、「関川水俣病」患者は漁民がいない土地柄だったこともあり、被害は点在して見えにくかった。劇症型の患者も発生していない。

第二は運動の組織化ができなかったことである。フッソ公害では農業を営んでいた人が中心になって被害状況を明らかにし、運動を組織することもできた。だが、関川の問題は地域住民の問題ではなく、住民運動にはなりえなかった。

第三に、そもそも運動の裾野を広げることができるような状況になかったことが挙げられる。関川の下流は、川で野菜を洗ったり、魚を釣ったりしないのが一般的で、関川は生活と関連がないものとなっていた。ただ流れているだけの川である。住民の関川に対する関心は薄く、むしろフッソ公害問題(塚田日誌刊行委員会編1977)のような大気汚染に問題関心が向いていた。この

ことは、水俣病という表象とも関連している。関川の水銀汚染問題に取り組んだ別の上越市の市議会議院は、当時の上越市や新井市は「公害のデパート」のような状況であり、そうしたなかでは「水俣病なんていうと白い眼でみられるとかいう感じで、大気汚染のほうが運動になったし、問題にしやすかった」と語っている。水俣病が疑われた被害者やその遺族の話からも[10]、水俣病の表象が大きな影響力を持っていたことがわかる。

(4) 企業の地域支配の特徴

　企業城下町である新井市、上越市では、勤め人はどのような形であっても企業に反対する運動を嫌がるし、企業もそれを抑えようとする傾向にあったという。ダイセルでは、水銀を扱う部門にいた人が死ぬのが早いのは、水銀の影響ではないかという話があったが、ダイセルは社内教育も行き届いており、総務が問題を抑えるのに必死だった、というエピソードも聞かれた。

4 「関川水俣病」が幻になった理由

　以上のことから、地域社会の生活文化と河川環境との関係性、地域の生業構造が、被害者の顕在化や被害者運動の組織化に与える影響が大きいことが示唆される。川と暮らしとが密接に関係していた阿賀野川流域では、水俣病問題の発生と前後する頃に、阿賀野川への生活依存度が減ってゆくのに対して、関川水系では問題発生以前に、既に川と暮らしとの関係が希薄になっていた。そのため、被害が集団として顕在化することはなく、「釣りが好きな」特定個人の問題にしかなりえなかったのである。

　関川の水銀汚染は新潟水俣病発生時に明らかだったにもかかわらず、その対策は阿賀野川の被害の前に後回しされた。関川の水銀汚染と水俣病疑惑が起こってからは、被害の「地域集積性」がみられず、被害者運動が組織化されなかったため、不十分な健康被害調査によって"シロ"認定（＝健康被害なし）された。個別具体的な被害の発生可能性が指摘されるだけでは対策がとられず、

集合的かつ重大な健康被害として顕在化し、あるいは運動が激化してはじめて対策を検討すべき問題になるということがわかる。それが公害・環境汚染に対する対症療法であることは詳述するまでもない。このことはダイオキシン問題をはじめとする現在の環境汚染問題にも通じることだろう。

新潟水俣病は劇症型患者が多発し、また被害が地域的・集合的なものであったため、公害被害が顕在化した。旧救済法の制定後に、阿賀野川流域は法の指定地域とされた。水俣病認定制度は本人申請主義をとるが、認定申請をするには法の指定地域であることが前提になる。「関川水俣病」の「越境申請」が認められなかったのは、汚染地域の網かけ（＝法による地域の指定）がないためだった。生活文化を共有する阿賀野川流域の地域社会では、その成員に等しく被害可能性が共有されており、そこにはじめて水俣病未認定患者問題が顕在化しえた。流域社会の水銀汚染が水俣病被害の前提なのだが、関川流域の場合は、水銀汚染という事実が水俣病被害の可能性を示す指標にはならなかったのである。

さらに、「関川水俣病」の"シロ"認定は、水俣病認定基準の厳格化をもたらす過程を象徴していることを指摘しなければならない。「第三水俣病」の"シロ"認定には、水俣病の「権威」である新潟大・椿忠雄の意向が大きく影響していると指摘されてきた。そして、椿の「第三水俣病」の否定という意向は、それより先になされた「関川水俣病」の否定によって方向づけられていたと考えられる。

新潟水俣病の訴訟の中心的役割を果たした坂東克彦弁護士は、「熊本、新潟で共通していえることは、第三水俣病問題が提起されてから、とくに患者認定が厳しくなり、認定が棄却される例が急増していること」だと述べた（坂東1974：8）[11]。事実、椿は「第三水俣病」の判断基準を、水俣病の典型症状とされるハンター・ラッセル症候群があるか否かにおいている。また、視野狭窄がないことだけを理由に「関川水俣病」を否定している。これが環境庁事務次官通知と異なり、過度に厳格化された基準であることは明らかである。ともあれ、こうして「関川水俣病」は"幻の水俣病"となった[12]。

論じてきたように、「第三水俣病」では、水俣病問題の発生に際し、「被害者」もしくは「被害地域」が即座に「水俣病」というラベルの貼り付けを拒み、被害の有無を検討するための以後の調査が不可能になった。「関川水俣病」では、被害者としてのアイデンティティを持ち、その役割遂行でもある被害者運動を担う人がいたにもかかわらず、被害の規模や程度が相対的に小さかったために、問題への行政的対処が不十分なままに終わってしまった。前者は水俣病の「社会化された病」という側面、後者は水俣病の「社会的な病」という側面と関係を有している。新潟水俣病の未認定患者問題でも、被害者としての社会化の拒絶が地域内部での「ニセ患者」差別を強化することにつながったり、未認定患者という属性から想起される被害程度と被害者の組織化の規模が被害の顕在化行動に影響を与えてきたことが指摘できる。これらの点を次章以降で検討してゆこう。

注

1) 工場用地選定に入ったダイセルは、関川水系は電力事情に恵まれており、電力料金は国内最低価格だったこと、さほど遠くない所に石灰の原石山があることから、新井市に工場立地を決定した（ダイセル化学工業株式会社社史編集委員会1981：218）。関川水系における工場集積過程は、次のようなものだった。関川水系の電源開発を進めた信濃電気と中央電気は「低廉な電力提供を条件として、また地方自治体と結んで積極的に電力消費型の工場誘致を行い、あるいは電力会社自身で直営工場を設置した。」（中郷村史編修会1978：425）

2) 1995年11月17日、滝本貞幸元上越市市議会議員からのヒアリングによる。

3) 日曹・ダイセル両工場の熱心な反対があって、新潟県は高田・直江津両市からの上水道拡張計画の認可申請に対し、設計変更の依命通知を出していた。翌年、新潟水俣病が発生し、対応策に追われることになる新潟県の北野博一衛生部長は、この経過を次のように説明した。「その時あげられた理由の１つに"水俣病の事例もあり、微量なものでも長期にわたる場合は人体に重大な危険を与えるおそれがある"と水銀禍に触れている。この字句は前記両工場の反対陳情の際の資料を引用したのであるが、この通知を決裁した私自身は着任早々でもあったため、両工場がどんなに水俣病について留意していたかに気づかなかった。」（北野1969：26）

4) なお、富田八郎は、有機水銀説を否定するチッソ側の提出資料を分析するなか

で、「第3の水俣病の発生のおそれがある地点として新潟県の関川沿岸があることを、ここに明記しておく」と述べていた(1969：「水俣病(5)」-48)。

5) 1995年3月12日〜16日での関川流域住民からのヒアリングによる。なお、『日本河川水質年鑑』(建設省河川局1975：282-283)は、工場排水が原因での稲の根腐れ(関川中流域)、魚が死ぬ(矢代川)、魚が浮く(青田川)、悪臭(渋江川)、魚介類のPCB汚染など、1970年代前半の水質事故を記録している。

6) 1972年10月2日付で新潟県衛生部長から関係保健所所長に通知された「PCBに汚染された淡水魚の食用抑制の行政指導について」を受け、同月11日に上越北保健所長から漁協組合長他宛に出された「PCBに汚染された淡水魚の食用抑制について」で、①関川、矢代川合流地点下流域で漁獲されたフナ、ウグイの食用規制、②同流域のフナ、ウグイの販売の自主規制を指導内容としていた(関川水系漁業共同組合1972-1978)。

7) 昭和48年7月4日付、新潟県農林部長から関川水系漁業協働組合長に宛てて、次のような調査依頼が出されている。

「水銀またはPCBの汚染による被害漁業者等に対する緊急つなぎ融資措置について

水銀またはPCB汚染にかかる漁業被害の実態および原因については、さらに継続して調査する必要がありますが、すでに汚染水域の魚介類の生産、販売に影響があらわれているところから、国では原因者負担の原則にのっとり(ママ)、その被害額に対する補償は原因者が負担することを前提条件としながらも水銀またはPCB汚染による被害漁業者(漁協を含む)に対し、その生活および経営に必要な緊急つなぎ融資につき下記条件でその大綱をきめたところであります。

なお、融資基準、融資手続き等について現在検討中でありますが、当県においても地域指定を受けた場合当然融資対象となるところから、貴漁協管内漁業者について調査のうえ別紙により至急ご報告願います。

記

1. 貸付対象者
　　水銀またはPCBの汚染により漁獲または漁獲物の販売が困難になつた(ママ)ことにより、収入が著しく減少し生活に支障をきたしている者。
2. おもな貸付条件
　　(1)貸付金利(末端)　　　年3.0パーセント
　　(2)貸付限度　　　　　　50万円(5人世帯)
　　(3)償還期限　　　　　　5年以内(うち据置1年)
3. 助成措置等
　　融資期間(基準金利8.5パーセント)が地方公共団体の承認を受けて末端利

率3パーセントとなるよう融資した場合、国と県がその利子差を利子補給する。
　なお、原因者が明確となつた（ママ）ときは、当然原因者負担となる。」
　これに対する回答がなかったことから、新潟県は昭和48年8月21日付で、関川漁協に対し回答の督促を行った。関川漁協は同月24日、融資希望者がないと返答している（関川水系漁業共同組合1972-1978）。
8）なお、北野自身もこの点を論じ（北野1969）、裁判で証言している（1990a, 1990b）。
9）以下の記述は、特に指摘がない限り、関川で被害者と疑われた人々へのヒアリングや、関川漁業組合の組合員、当時の市議会議員の方々に行ったヒアリング（1995〜1997年）に基づいている。
10）本書末に掲載の資料「『関川水俣病』を疑われた人々のその後について」を参照のこと。
11）ここでは新潟の状況について、次のように指摘されている。「今日のこの水俣病問題、オ三、オ四の水俣病問題には石油危機に名をかり、公害問題にフタをしてしまうという大きな政治的動きが背景にあります。新潟県の場合は、知事が君さんに替わってくるという状況もこれに加ってまいります。君さんが、今年知事に当選するや否やまだ認定されていない患者に対する国の援助を県みずから返上するというような措置がとられています。／関川水俣病の県の『白認定』、柏崎の東電原子力発電所建設をめぐる最近の緊迫した状況も君県政になってから行われています。私たちが裁判をやっていたさなか、なくなられたTさんをひそかに県庁によび出して、裁判をすぐ取り下げろと強要したのも、当時副知事であった外ならぬ君さんでした。」（坂東1974：7-8、ただし文中の人名はイニシャルにした）また、「第三水俣病」問題以後、新潟水俣病の認定基準が厳しくなった点については、斉藤（1994：13）も併せて参照のこと。
12）因みに、関川水域では、1975年に規制が解除された上流の笹ケ峰ダム付近（妙高高原町杉野沢苗名滝より上流）、1977年以降より解除されたアユなどを除き、川魚の食用規制が現在も続いている。関川の水銀汚染問題に関しては、1978年5月に発生した白田切川の土石流事故の調査から、妙高山の自然水銀が関川水系に流れ出し、水銀汚染の原因になっていると結論された。この「自然水銀説」に対しては、工場付近のコケや杉の年輪の分析結果などから批判も出されているが（川辺1982, 1983, 1991）、県は現在の汚染原因として、過去の工場排水による汚染とともに、自然水銀の汚染を強調している。

第4章　水俣病の制度化と未認定患者問題

　新潟県は、新潟水俣病発生の初期に、被害者救済のイニシアティヴをとった。行政による被害者支援は被害者への社会保障的な性格を有しており、医療支援や療養見舞金給付の対象範囲は「認定」によって確定された。新潟県の独自の基準による行政支援の枠組みは、後に国の定める認定基準に則ったものへと変化した。同時に、行政によって被害を認定された者が「被害者」となり、汚染者負担の原則のもとで「補償」される制度的枠組みが形成された。認定業務は、被害者の補償問題を早急に解決するための、いわば行政的介入として位置づけることができるが、制度的に補償対象になる被害を認定するということは、制度的に補償対象外の被害を確定するということを意味する。認定制度は具体的な被害を参照しつつ形成されたが、ひとたび制度がつくられると、被害は制度によって規定されるものになってゆく。水俣病被害は制度による「認定」を介在させてはじめて実在化することになったのである。このような過程を、ここでは「水俣病の制度化」の過程と捉え、第一次訴訟と補償協定締結後に発生した未認定患者問題について論じてゆく。

第1節　新潟水俣病第二次訴訟と未認定患者問題

1　補償給付受給資格としての「認定」

1973年10月に「公害健康被害の補償等に関する法律」(公健法)が制定され、1974年9月に施行された。汚染原因者と公害被害者の間の民事上の損害賠償を踏まえたうえで、被害者の迅速かつ公正な保護を図ろうというもので、旧救済法の指定地域は公健法に引き継がれた。公健法による補償は、療養費、療養手当、障害補償費等を内容としているが、1973年6月21日に補償協定が締結されたことで、実際には認定患者は補償協定による補償を受けることになる。

　1973年は「第三水俣病」が発生した年であり、翌1974年は「第三水俣病」問題が終結する年である。この1年に、椿忠雄や認定審査会の水俣病認定に関する態度に変化が生じはじめる。認定基準の厳格化の傾向である。それは既述のように、「関川水俣病」問題でこれまでの認定基準よりも厳格な基準が適用されていること、すなわち「視野狭窄がない」という理由で水俣病が否定された点だけにみられるのではない。1974年7月には新潟県議会公安公正委員会で、椿は「以前の審査に甘さもあり、純医学的に見直したい」と発言している。「以前の審査基準」とは、新潟水俣病の健康被害の実態調査を積み重ねたうえで導かれた審査基準である。逆に、「純医学的な見直し」とは、1971年の環境庁事務次官通知以前の、熊本のように厳格な認定基準へ近づけるということになろう。では、このような「見直し」がなぜ必要とされたのだろうか。

　一つには、第3章で論じてきた「第三水俣病」問題と"水銀パニック"という社会的混乱を収拾するために、水俣病の認定基準を厳格化する必要があったということが指摘できる。

　新潟水俣病の場合は、水銀汚染を原因とした健康被害が水俣病だという認識のもとで潜在患者の発見がなされた(第2章)。急性劇症型であっても慢性型であっても、さらに水銀値測定の結果、その時点で他覚症状は明確に出ていない「水銀保有者」である人も水俣病と認められた。水銀汚染がどのような健康被害をもたらすか、その多様な症状の傾向性を把握してゆくことが、新潟水俣病の一斉検診(住民健康調査)の意義でもあった。調査は疫学的方法によって行われ、身体というフィルターを通して現れる症状の多様性にも注意

がはらわれた[1]。

　だが社会的な文脈での「水俣病」は、現に審査されてきた個々の多様な症状の総体としての水俣病とは異なっていた。「水俣病」は、公害の社会問題化のなかで、既に「恐怖」と「悲惨」を表象するものとして記号化されており、それが「第三水俣病」問題でのパニックにつながっている。社会的混乱の原因となったのは、水銀汚染による健康被害ではなく、汚染を身体的に刻印する、制度的・社会的に認められた水俣病＝「認定水俣病」の実在可能性だった。汚染を測定するための基準が「認定水俣病」か否かというデジタルな記号だったとも言える。「第三水俣病」の否定によって"水銀パニック"も終わるという連関は、水銀による環境汚染の進行という事実が問題になったのではなく、汚染の終着にある「認定水俣病」という特殊な病の拡散に対する回避が問題になったことを示している。水俣病は医学を越えて政治の問題、高度経済成長を走ってきた社会的諸矛盾が凝縮された〈病巣〉を暗示する問題になった。水俣病とその隠喩が行政によって管理され、治療され、あるいは閉じ込められる過程に、認定基準の変更があった。医学が何を正常とし何を異常とするかは、当該社会によって可変的である。認定基準を変化させることで、水俣病は、病名としては「水俣病」という一貫性を保ちながら、初期の新潟水俣病の病像や環境庁事務次官通知での水俣病像とは異なる、狭い範囲の病像を示すものになった。第三、第四の水俣病は、基準の操作によって容易に否定することができ、社会的混乱を収拾することができた[2]。

　二つには、同じ1973年に補償協定締結の影響がある。椿をはじめとする認定審査会が認定基準を厳格化した理由は、新潟水俣病第二次訴訟の最終準備書面によると、「椿および同人の主導に従う各審査会委員らが、補償協定の締結によって『認定』即『補償』となり、これによって…(略)…昭和電工の企業負担が増大することを強く意識し、従来の医学的立場を離れた政治的配慮から、診断基準を変更した」からであると指摘されている[3]。新潟水俣病に長く関わってきた木戸病院の斉藤恒は、椿の認定基準に関する見解の変化について直接質問したところ、次の三点が返ってきたと証言している。

「一つは共闘会議は水俣病患者をどうして一律補償にしたのか、私は全部が水俣病とはいっていない。疑いもある、ということ。
　共闘会議は『新潟水俣病共闘会議』のことで、『新潟水俣病被災者の会』と一緒になって昭和四十八年六月に一律補償の補償協定を結んだときのことを聞かれたのである。
　私は、患者への連絡はあなたは認定されたというだけで、ランクは教えられないこと、患者でも一律補償といっても、介護を要するようになると、介護手当てが出たり、補償金もあがることを述べた。
　二つめは、補償協定でどうして癌の治療費まで昭電に出させるようにしたのか、という事だった。
　水俣病だけに限った医療補償では発熱や腹痛など、日常的に最も多い病気で医療手帳が使えない場合は、実際に近くの医者にかかれないことになること、水俣病の患者が、近くの医者から、水俣病の医療なら専門のところに行け、水俣病以外の病気になったときにこい、ともいわれている。
　私はそれを考慮にいれて疾病補償ではなく、水俣病患者には何病にかかっても適用する対人補償にしたことを話した。
　三つめは認定に関する事だった。
　汚染の事実がはっきりして、四肢の感覚障害があれば認定しても良いのではないか、と言う私の質問に対し、椿教授は、『斉藤君、君のいうことはわかる。それは今まで認定されているよりもっとピラミッドの底辺まで認定しろということだろう。しかし、そうなったら昭和電工や国はやって行けるだろうか？』といわれた。
　私は驚いて、『椿先生ともあろう人からそんな言葉を聞くとは思わなかった。それは政治的に医学を歪めることではないですか』と言うと、椿教授は『でもねー』と言って黙ってしまった。」(斉藤1996a：146-147)

　舩橋晴俊は斉藤のこのようなエピソードを引いて、認定基準の厳格化を

「構造化された場」という概念で分析している(舩橋1999：211-213)。舩橋によると、「人間の行為は、当人の価値観だけからは充全に説明することができず、当人をとりまく社会的な利害関係や制約条件の総体としての『構造化された場』」から説明されるべきであるが、補償協定は椿をはじめとする認定審査会の「構造化された場」を二重の意味で変化させた。第一に、「『認定審査会の判断に基づいて補償金を支給する』という仕組みができたことによって、逆に『補償金を支給することの是非に直結するのだから認定基準の実質を変更し、認定患者の数を抑制する』という作用が働いた」ことである。第二に、新潟水俣病と熊本水俣病が「被害者にマイナスになる形で連動した」ことである。チッソは昭和電工と異なり補償金を支払うだけの経営能力はないが、被害者数は多いので、従来までの認定基準ではチッソが経営破綻するという懸念から、新潟では熊本に合わせて認定者数を抑制する必要が生まれたのである。

人の命や健康に差を設けることはできず、被害を受けた者は等しく補償されなくてはならない、というのが補償協定における一律補償の考え方だった。生命や身体という基本的人権に関わる理念的な価値を具体化したものであり、進歩的な考えに基づくものだったことがわかる。対して、舩橋は、「行政による補償給付はランクづけを原則にして運営されており、公健法の認定制度もそのような原則で形成されているが、そこに、一律補償という異質の原則に立脚する補償体系が連結した所に、問題が紛糾する構造的根拠があったのではないだろうか」と述べる(同上：214)。

行政による補償給付と、補償協定による民事の損害賠償との混同またはリンクが、問題を複雑にしたということである。当初は医学の専門性は、被害状況を明確にする点で必要とされ、被害の救済あるいは補償のための財源(fund)をどこに求めるかが検討されていたのに対し、補償協定締結後は特定化された財源と補償額のもとで被害人数を制限するものとして医学の専門性が機能するということになる(**図4-1**)。

この考えは、「認定制度」がどのような考えに基づくものであるかを考えることで、より鮮明なものになる。旧救済法は、公害による健康被害の「救済」

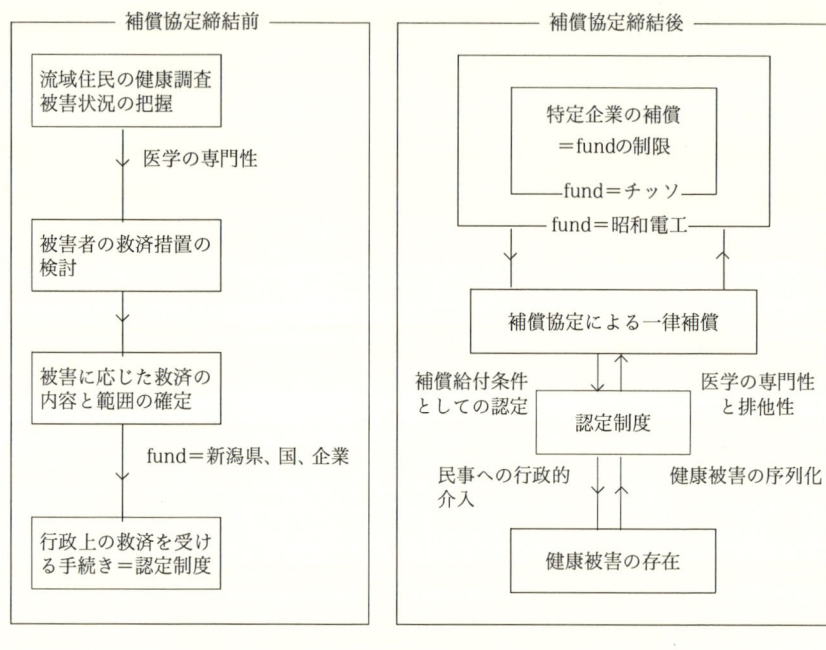

図4-1 「救済」の枠組みから「補償」の枠組みへの変更

を目的にしたもので、都道府県や産業界が医療費、医療手当、介護手当を費用負担し、給付することを定めている。公害被害者への給付措置は社会保障的な性格のものであり、認定制度はその受給資格を判断するための制度である。

また、新法である公健法は公害健康被害者の「補償」に関わるもので、健康被害を補填するための補償給付や公害福祉事業を行う等により、民事上の損害賠償責任を踏まえて、被害者の迅速・公正な保護を図っていこうとする法律である(荏原1995：288)。他方で公健法は、「補償」の財源に公費を充当し、完全に汚染者負担の原則に則ったものでないため、補償給付内容は社会保障制度における給付内容とバランスをとっている。そのため、社会保障制度の色彩が含まれているとも指摘されている(秋山1985：240)[4]。本来であれば、「被害者が加害者を相手取り裁判所に損害賠償、現状回復、差止等の訴訟を提起

して個別的に解決する方法が一般的であるが、関係住民に対する迅速・確実な救済を全体的に図るため特別法によって行政上の救済制度が設けられている」(野村1993：73)のである。保健政策としての社会保障の考え方が、公害被害者の行政上の救済という法の性格に結びついていることに留意したい。社会保障的な制度の範疇には、以下に指摘されるように、病の社会的性格が示されるからである。

「社会保障が病気を組織化するための手段になっているということは忘れられている。社会保障によれば、『長期療養を要する病気』、『労働不能』、『職業病』、『労働災害』などさまざまなカテゴリーが区分されている。それぞれが法的な意味を持ち、給付や手当の対象になるが、それは同時に社会階層の問題とも重なり、その定義は経済的、政治的、社会的な力関係から生まれる大きな争点になっているのである。」(Herzlich, C./Pierret, J., 1991=1992：260)

法に基づき認定される「水俣病」は、補償給付の対象としての「水俣病」というカテゴリーである。水俣病の認定基準は、社会保障的な性質を持つ給付対象としての「水俣病」というカテゴリーを形成する。基準はもともと操作可能である。社会保障のカテゴリーでさえ紛争の原因になる。水俣病の場合には、さらに補償協定という民事の損害賠償の枠組みがリンクすることで、問題はいっそう複雑化し、混乱することになった。

混乱は水俣病を実際に認定する医学者にも大きかった。斉藤のエピソードのなかで、椿は、水俣病患者のなかには「水俣病」と「水俣病の疑いがある」患者が含まれている、という表現をしている。水銀汚染による健康被害の程度はさまざまで、それが実態としての水俣病である。だが、補償協定はその多様な症状を一律補償させる。そこに不満があるということを説明するために、水俣病患者には二つの水俣病患者のカテゴリーがあると述べているのである。

椿が水俣病患者を「水俣病」と「水俣病の疑い」という二つに区分するものが、

その後に椿が厳格化した認定基準である。そして「水俣病」は実態としての被害、実態としての水俣病患者を離れてゆく。「水俣病」は、個々の身体に及ぼした水銀の影響ではなく、法に定められた補償給付以上の補償を得るための記号になり、その補償に相応しい表象を持った身体を要求するものになる。こうして、「水俣病」は操作概念として機能しはじめる。「水俣病」は、被害実態としての水俣病患者を排除してゆくのである。

　ここでは、認定制度と認定基準の厳格化の問題として、次の二点を確認しておこう。第一に、旧救済法と公健法が社会保障的側面を持っており、認定制度が法の定める補償給付の条件になっていることから、認定制度の厳格化が、社会保障的な法によって得られる権利を縮小したという点である。第二に、「行政上の救済制度」としての法による認定は、被害者の範囲の行政上の限定であるが、基準を厳格化することで、加害者の民事上の損害賠償責任範囲をも縮小してしまったという点である。認定制度という行政的介入によって、認定されていない患者に対する加害責任はないものとされた。これにより、実質的に、民事上の損害賠償請求も不可能になった。

　「行政上の救済制度」としての公健法は、医学という専門的・排他的知識に基づいた認定基準の厳格化によって、名目上は公害健康被害者の迅速・確実な補償という制度の一貫性を保持しつつ、水俣病については被害者が補償されない制度へと転化した。

　1975年に環境庁は「水俣病認定検討会」を発足させた。検討会の会長には椿教授が就任した。この検討会が水俣病の再検討を行い、1977年7月1日に「後天性水俣病の判断条件について」(いわゆる昭和52年判断条件、以下77年判断条件と略称)で、水俣病の認定基準を厳格化する。先に出された環境庁事務次官通知と、「77年判断条件」との相違は**表4-1**に示される。また、1978年の「水俣病の認定に係る業務の促進について」(いわゆる昭和53年通知、以下78年通知と略称)で77年判断条件を確認するとともに、「水俣病に関する高度の学識と豊富な経験に基づいて総合的に検討し、医学的にみて水俣病である蓋然性が高いと判断される場合には」水俣病とする考えを示した。この結果、認定申請をし

表4-1　1971年環境庁事務次官通知と1977年判断条件との比較

	71年環境庁事務次官通知	77年判断条件
水俣病の定義	魚介類に蓄積された有機水銀の経口摂取 ↓ 神経系疾患 ↓ 所掲の諸症状	71年環境庁事務次官通知に同じ
水俣病認定基準	有機水銀の経口摂取の影響の認められること（否定しえない場合を含む） ↓ 上症状のいずれかの存在 ↓ 水俣病 認　定	有機水銀に対する曝露 （否定しえない場合を含むとはされていない） ↓　　　　　　　　　　↘ 所定の症候の組合せに　　　（非該当） 該当すること ↓　　　　　　　　　　↓ 水俣病　　　　　　　　（非水俣病） 認　定　　　　　　　　（棄　却）
有機水銀の経口摂取の影響の有無あるいは曝露状況の判断資料	現在の臨床症状 既往症 その者の生活史 家族における同種疾患の有無	体内の有機水銀濃度発病の時期及び経過 有機水銀に汚染された魚介類の摂取状況、居住歴、家族歴および職業歴

出典）日本弁護士連合会公害対策委員会『「水俣よみがえれ」―水俣病実態調査報告書―』1983年、63頁（一部修正）。

ても棄却される未認定患者が増加することとなった。

「水俣病に関する高度の学識」が、椿を頂点とする認定審査会にあったことはいうまでもない。こうして水俣病の被害は、医学的な専門性と排他性を盾にして厳格化された認定基準のもとで、イチかゼロかに振り分けられることになったからである。

77年判断条件が医学的にみて正しいことは、1985年の医学専門家会議、1991年の中央公害対策審議会答申でも確認された。そしてこの77年判断条件が医学的にみて誤りであることが、医学の分野から明瞭に提示されるには、1995年を待たねばならない[5]。

2 未認定患者による第二次訴訟提訴

1973年10月末に石油危機が発生する。これを契機に日本経済は低経済成長期に入り、1975年にはマイナス成長を記録する。不況対策が急務とされるなかで「公害巻き返し」といわれる時期がはじまってゆく[6]。1977年にOECDが日本の環境政策が公害防除を勝ちとったと評価するレポートを出した（OECD 1977=1978）。これがひとつの合図となって、政府は環境政策の後退を進めるようになった。1978年にはNO_2環境基準が緩和されるなど環境対策の後退が顕著になった。1987年には1973年制定の公健法が改正され、大気汚染による指定地域の解除が行われた（飯島1993b：27-29、荏原1995：289-290）。

高速交通問題[7]、環境権に基づく火力発電所建設差止請求、公共事業による自然環境破壊問題、アメニティや生活の質を問う運動など、さまざまなイッシューへと社会的な関心が移るにしたがい、水俣病に対する関心も薄くなっていった。身体に明確な被害を及ぼさないだろうことが予測される場合であっても、環境や自然の破壊は許されないという主張を構築してゆこうという新しい動きのなかで、身体被害を中心に据えて社会問題化された水俣病問題のフレームはあまりに原則的すぎたともいえる。「水俣病」が持つシンボル的意味は徐々に時代性を帯びはじめ、社会的な関心は「公害から環境問題へ」あるいは「公害から自然保護へ」とシフトしていった。

「公害は終わった」という風潮は、新潟においても例外なくつくられてゆく。1976年には鹿瀬工場の排水口周辺の高濃度水銀汚染地区の浚渫工事が行われ、1978年には阿賀野川魚介類の食用規制が全面的に解除される。

だが、その背後で、未認定患者は確実に増加し、未認定患者のなかから裁判を要望する声が持ち上がってきた（第5章、第6章を参照のこと）。1981年11月26日から12月12日にかけて、新潟水俣病第二次訴訟に向けて原告の組織化のために地区別懇談会が持たれ、1982年1月には共闘会議も支援体制を整える方針をとる。同年5月26日に未認定患者による「新潟水俣病被害者の会（「被害

者の会」)」がつくられ、共闘会議に加盟する。そして翌6月21日に未認定患者94名(第一陣)による新潟水俣病第二次訴訟が提訴されるのである(**表4-2**)。

裁判提訴の日に出された「新潟水俣病第二次訴訟提訴に当って」という声明は、この裁判の意味を次のように述べている。

表4-2 新潟水俣病第二次訴訟原告数

年月日	原告数	陣
1982. 6.21	94	第一陣
1982.10.12	20	第二陣
1984. 3. 9	16	第三陣
1985. 6.11	35	第四陣
1985.10. 4	47	第五陣
1986. 1.28	14	第六陣
1987. 5.15	6	第七陣
1989. 4.14	2	第八陣
計	234名	

ただしうち3名は裁判中に認定されて原告を下りている。

「今回の訴訟は、熊本水俣病発生以来すでに四半世紀がすぎたにもかかわらずいまだに水俣病被害の実態すら把握されず、莫大な数にのぼる水俣病被害者が救済の枠外に追いやられている現実を直視し、改めて新潟に二度目の水俣病を発生させ、その被害を拡大させ、さらに被害者を切り捨てている国の根源的責任を追求し、これを明らかにすることによって、水俣病被害者の早期完全救済のための根本的対策をうちたてさせ、あわせて日本から公害を根絶しようという水俣病被害者の切実な要求にもとづくものである。」(新潟水俣病共闘会議1984:2)

第二次訴訟と第一次訴訟との差異は、**表4-3**のように示される。

第一次訴訟は、支援者(民水対)の運動が先にあって、その後で「被災者の会」が組織化され、裁判提訴へとつながった。当時は裁判には否定的な人が多かった。その背景には与茂七裁判の言い伝えがあった。徳川時代の新発田藩の義人・与茂七が地主を訴えたところ市中ひきまわしのうえはりつけ獄門にされたが、死を前に与茂七は「貧乏人は理があっても裁判をおこすな」と言ったという。さらに、木崎争議という大きな小作争議があったが、その際には身内が獄に入

表4-3 第一次訴訟と第二次訴訟との比較

	第一次訴訟	第二次訴訟
裁判に至る経緯	支援者からの提案	未認定患者の要望
原　告	認定患者とその家族 (含・水銀保有者と妊娠規制対象者)	一部の未認定患者 (原告死亡後はその遺族)
被　告	昭和電工	国・昭和電工

れられて苦しい思いをした経験もあったという(小林1971:22、飯島1993a:197)[8]。

それに対して、第二次訴訟は、被害者の側から裁判提訴の要求が出て、それを共闘会議が支援するという動きであった。

また、第二次訴訟は第一次訴訟原告が水俣病認定患者やその遺族などであったのに対し、第二次訴訟は被害を受けているにもかかわらず水俣病と認められていない未認定患者による裁判だった。また、第一次訴訟は、すべての患者と遺族とが裁判を提訴したものだったが、第二次訴訟原告は未認定患者の一部が起こした訴訟である[9]。加えて、第二次訴訟は原告が未認定であることに関連して、昭和電工だけでなく国の加害責任を問題にしていた。

それでは、第二次訴訟の原告側の訴えはどのようなものであったか。本件は、昭和電工については第一次訴訟と同様に、不法行為による損害賠償を求めたものである。国に対しては、第二の水俣病の発生を防止する義務を怠った作為義務違反、排水権限の不行使などを理由にする国家賠償法上の損害賠償を求めるものだった。

裁判では、国に国家賠償法上の責任があるか否か、未認定の原告が水俣病に罹患しているか否が争点になった。国の責任について、原告側は、水俣病の発生・再発・被害者救済の切り捨てには、加害企業だけでなく国の積極的加担行為が果たした役割が大きいと主張する。それは、①熊本水俣病の発生原因が明らかになった段階で再発防止対策をとれば第二の水俣病を防止できたが、同種工場の調査や対策の必要性が指摘されていたにもかかわらず、加害企業の工場排水を工場外に排出しないよう行政指導せず、旧水質二法(水質保全法と工場排水規制法)を適用することもなかった、②早期の原因確定を妨害し、被害者救済を遅らせ、問題解決を長引かせた、③第三水俣病の"シロ"認定や認定基準の厳格化を行い被害者を切り捨てた、というものであった。また、原告が水俣病に罹患しているか否かでは、感覚障害だけの水俣病が存在するか否かが争われた。

新潟水俣病の発生が公式に伝えられてから17年を経ての第二次訴訟提訴で

あった。提訴日は1982年6月21日。9年前の1973年に補償協定が締結されたのと同じ日であった。裁判原告は第一陣から第八陣まで総計234人である。ただし、裁判中に第一陣原告3人が認定されたため、最終的に原告数は231名になった。

3 未認定患者と地域社会

　ところで、新潟県では二度にわたって一斉検診を行ったのに、なぜこの時期、234名もの未認定患者が裁判をすることになったのだろうか。そもそも未認定患者は、何を契機にして、いかなる過程を辿って顕在化することになったのだろうか。

　この点については、既に「被害者の要求の正当性が、広く社会的に認められるようになり、加害企業が被害者への補償を受け入れるようになった時期である。したがって、認定申請が急増したこの時期から、認定制度を利用して補償を獲得しようという機運が強まった」(渡辺1999：80)という説明がなされているが、それだけではない。ここではもう少し踏み込んで、水俣病の経験のされ方、水俣病問題の構成のされ方を、流域ごとの特徴や地域社会に注目しながら考察してみたい。

(1) 地域問題としての水俣病

　まずはじめに、地域社会の人々が水俣病をどのように経験したかを考えてみよう。水俣病は1965年に発生したが、当初から阿賀野川全流域に関わる問題として認知されたわけではない。この時期に水俣病が身近な地域の問題になったのは、下流域と上流域の一部の地域のみである。

　①下流域

　下流で水俣病が地域問題化したのは、患者が発生していた新潟市および豊栄町(現在・豊栄市)の一部地域であった。しかし、患者が多発していた地域でさえ水俣病に対する警戒心は必ずしも強いものではなく、行政指導以降も川

魚を喫食するなどの行為がみられた。この時期の水俣病問題は、必ずしも地域問題として捉えられてはおらず、特殊な症状を示す特殊個人的な問題という側面もあったことは否めない。また、水俣病を排除しようとする意識も強かった。

　下流域で水俣病が地域として対処すべき問題として捉えられていたのは、海面漁業と内水面漁業とを行っていた松浜という地域である。当時190名の組合員がいた松浜漁協は、川魚ではなく海魚で生計を営んでいた人がほとんどだったが、水俣病が発生すると海魚・川魚の別なく売れなくなり、大きな問題になった。いわゆる「風評被害」である[10]。松浜は、他の阿賀野川流域地域とは異なり、海面漁業によってかなりの収益をあげていたため、その被害は特に深刻だった。松浜漁業協同組合は、新潟水俣病発生直後の1965年6月17日に、組合長他5名が新潟県衛生部と新大医学部の椿教授を訪ねて水俣病の原因究明を陳情した。6月23日には県衛生部、松浜漁協、新潟市長が現地で懇談会を開催している。また、松浜漁協は6月25日、7月30日にも新潟県を訪れ、9月29日には「有機水銀中毒の原因早期究明に関する請願」を出している。翌1966年2月21日にも新潟県に陳情、4月8日には阿賀野川関係6漁協と県などが「阿賀野川水銀中毒事件関係被害漁民に対する漁業転業対策事業費補助について」を厚生省、大蔵省、農林省に陳情した(枝並1965-1966)[11]。

　松浜地域では、水俣病は発生当初より地域問題であり、経済的被害を被る問題だった。そのため、漁協を中心にして「水俣病を出さない」ことが地域で規範化されることになった。松浜は第1回一斉検診の際には被害調査地域としてではなく、川魚を喫食していない非汚染地域という位置づけで対象地域に選ばれていたが、それは「我々は海の魚が主体であって、川魚は問題にしていないんだから」、「水俣病とは関係ないんだから」という漁協の主張や陳情が背景にあったためだった(北野1990a：15-16)。松浜は、地域ぐるみの「水俣病隠し」は第2回一斉検診の頃まで続き、後に未認定患者が多発する原因になった。

　②上流域

昭和電工は鹿瀬町をはじめ、周辺町村の人々に広く労働の場を提供し、またその町村の財政を支えるものだった。昭和電工で働く人は一代限りではなく、二代、三代と続く。町村議会・行政に携わる人にも昭和電工OBが多い。また、彼らは昭和電工には足を向けられないというほど、昭和電工に感謝している[12]。特にお膝元である鹿瀬町では、原因企業との「地理的心理的距離的及び経済的社会的」な拘束が強かったため(飯島1993a：197)、水俣病は地元企業に関わる問題として捉えられた。鹿瀬町は1966年2月に新潟県の第1回一斉検診について、昭和電工を犯人にするような調査には協力できないと決議している。同年9月27日に「永年昭和電工とは浅からぬ因縁をもった町」として、昭和電工を擁護する以下の意見書を決議をしている(鹿瀬町議会1966)。

「阿賀野川下流々域に有機水銀病が発見されてから、既に二年有余を経過しましたが、未だにその根本原因が明らかにされていません。最近、巷間の一部に工場廃液説が無責任にも流布され、然も、その対象が当町経済の中心となっている某化学工場であるかのごとき、印象を与えていることは当議会としても看過しえないところであります。

本問題の発生以来、当町は折にふれ、当該工場側の見解を質して参りましたが、今、尚、解明するに至っていない問題点が少なくないように聞いています。

凡そ、この種の問題の解決はあくまでも、科学的な合理性をもつものでなくてはなりません。調査に当っては、とかく介入し易い政治的偏見や先入観念を努めて排除しなければ真の原因究明は困難になるでしょう。

又、調査の結果いかんが国民生活はもとより、産業の発達、科学の進歩に重大な影響を与えることは論をまたない所です。従来、ややもすれば為政者の責任回避がしばしば指摘されています。経済の発達につれて行政上の多面に亘る指導が望まれている現在、当局が本問題の合理的解決の為に、一層の努力をされるよう当町議会は要請する次第であります。」

なお、採択にあたっては、「電工さんの方からこう云う申出があり、大体立場を同じくする郡内の町村議会は鹿瀬の結論に従って決議したいと云う意向だそうです」という説明がなされている(同上)。また、たとえ直接に申し出がなくとも、「社誌などで見解を述べておけば、従業員や町民はそれを行動の範とする状況が生まれて」いたという(中村1971 : 184)。地域社会に内在化された昭和電工擁護の規範は、以後も被害者を潜在化させることになった。

(2) 水俣病の問題化

　第2回一斉検診を契機にして、阿賀野川の全流域で多数の水俣病患者が発見される。また、水俣病とは無関係と考えていた中・上流域の住民からもはじめて水俣病認定患者が出ている。海魚の不買行動による生業不安、企業城下町としての問題化、あるいは特殊な病としての水俣病の問題化ではなく、生活文化や食文化と結びついた水俣病が問題になる時期である。中・上流域では、この時期になってはじめて水俣病の被害が住民に認知される。

　第2回一斉検診で認定される患者が出てくると、中・上流域だけでなく、下流域でも水俣病が身近な問題であると改めて認識されるようになる。第2回一斉検診で認定された水俣病患者は、外から伝えられてきた水俣病の「悲惨」を身体に刻印しておらず、「具合が悪い」、「しびれる」、「痛める」、「耳鳴りがする」など、周囲の人々にも覚えのある症状の患者だった。第2回一斉検診を契機に認定された患者は、地域の人々にとって無関係な存在ではなく、「有意味な他者」として意識されてゆくのである。地域の生業構造や産業構造に規定された水俣病問題、あるいは特殊な病としての水俣病問題は、「有意味な他者」を通して、阿賀野川と関わりを持った流域の生活文化の問題として再編されてゆく。

　もっとも、第2回一斉検診で認定された患者も、当初は必ずしも自分が水俣病かもしれないと思って検診を受けていたわけではなかったようである。また、水俣病の検診に積極的に参加したわけでもなかった。次のような状況が確認できた。

「第2回一斉検診のときには、その意味を了解していなかった。特に、第二段階の現地での検診は、最初の頃はマスコミもさほど騒がなかったので、公害病なんて思わなかった。体の調子の悪い人を、金いらなくて診てくれるというので行った。気楽な気持ちで、こっちはなんにもわからない。だが、途中で水俣病についての情報がどんどん入ってきた。検査については、本心としてやめたいという気はあった。でも、まだ検査の途中なんで行ってくれと言われ、しぶしぶ検査を続けた。大学の精密検査には地域から十数名くらいで出掛けて行ったが、妻は『金ももらえないのに検査なんか行くな』とよその人に言われたので行っていない。一家で一人が行けば、再三受診をすすめた保健婦さんにも義理がたったからで、誰もが嫌がる水俣病の検査に進んで行こうとは思わなかった。」[13]

新潟水俣病発生の公式報道は1965年であるため、その時点から被害者の水俣病問題がはじまっていると考えがちである。だが、実際には、被害者にとっての水俣病問題は1965年という時期に規定されていないことがわかる。

(3) 個人の行為を規定する要因

阿賀野川流域では、一般に、日常生活が行われている集落をブラクと呼ぶ。いわばムラとして捉えられる範域である。本書で論じてきた地域(community)は、具体的には阿賀野川流域のブラク＝ムラを指示している。

ムラは空間的にはムラの境界線によって示される。阿賀野川は1949年12月に新漁業法が制定される以前は、慣習的に[14]、阿賀野川の「半瀬半川」がムラの持ち分とされていた。対岸の集落と流れの早い瀬のところで阿賀野川を二分して、ムラの側にある川で漁をするのである。また、場所によって呼び方が異なるが、ムコウジマと呼ばれる対岸の河川敷を耕作している場合は、その領域もムラの持ち分と見做されている。また、中・上流地域ではヤマを持っていたところもある。ヤマというのは共有林・入会地である。これらが

ムラの空間的な領域を構成していた。

　ムラにはもう一つ、生活規範や社会規範を示す領域がある。ムラはセケンと区別された集合体である。セケンは自分のムラの外にあるムラを示す場合もあれば(「ブラク」に対する「セケンブラク」)、もっと抽象的に社会一般の風潮を示すこともある。ムラは内と外とを区分し、ムラの内部での行為を規定する。相互の顔がわかるムラにおいては、face to faceの体面関係で情報が交換され、そこで情報に対する反応様式が確認される。「うわさ」や「誰かが話していたこと」、「世間話」を通して、雰囲気としてすべきこと、してはいけないことが確認される。

　水俣病に対する人々の意識や行為は、このような阿賀野川流域のムラの雰囲気に規定されるところが強い。ムラの時間は客観的な時間軸を過去から現在へ流れているのではなく、過去を再構成するなかで現在が形成されるので、ひとたびつくられた規範や風潮は、そう簡単には変化することがない。ムラでの影響力が大きい人が被害者運動を担ったり、あるいは水俣病に対して明確な意思表明をする人が出てこない限り、人々の意識や行為はなかなか修正されない。

　それでは、被害者の顕在化を規制し、水俣病排除の風潮を形成していったムラの雰囲気は、いかにしてつくられたのか。水俣病への被害者の態度を規定することになった情報とは何だったのか。**表4-4**をみると、未認定患者が一斉検診とその最終段階で行われる精密検査の未受診の理由として、「結婚、就職に障害になる」、「地域からつまはじきにされる」という差別や、「まさか自分の症状が『水俣病』だとは思わなかった」などの理由が挙げられている。水俣病とは差別されるもの、「悲惨」なもの、という固定化された水俣病のイメージが顕在化の妨げになったことが窺われる。このイメージは、個人が水俣病に対する態度を決定する要因であるだけでなく、ムラのなかで内面化され、規範化された態度がいかなるものだったかを示すものであろう。

　水俣病被害の潜在化と顕在化にムラが与える影響は大きい。次節では、被害者の潜在化と顕在化に影響を与えるムラの水俣病への反応様式に着目し、

表4-4 一斉検診未受診の理由と精密検査未受診の理由との対照

(複数回答、統計調査の質問項目は○で示し、自由回答項目は＊で示した)

集団検診未受診の理由	N=29	精密検査未受診の理由	N=8
○もし水俣病だとすると、自分や家族、親族の結婚、就職に障害になると考えたから	18(62.1%)	○水俣病になると家族・親戚の結婚や就職に支障となると思いはじめた	4(50.0%)
○もし水俣病だとすると地域からつまはじきにされると思った	8(27.6%)	○水俣病だと地域からつまはじきにされると思った	1(12.5%)
○忙しくて行けなかった	5(17.2%)	○忙しかったから	3(37.5%)
○受診したことを周囲の人に知られたくなかった	5(17.2%)	＊周囲の人に知られたくなかった	1(12.5%)
＊水俣病が恐かった、嫌だった	3(10.3%)	○水俣病だとわかるのが恐ろしかった	1(12.5%)
＊詳しい日時を知らず	1(3.4%)	＊精密検査を受けるところがわからなかった	1(12.5%)
○まさか自分の症状が「水俣病」だとは思わなかったから	9(31.0%)	○「水俣病」だとは思わなかったので	0(0.0%)
＊家族が受診に反対した	2(6.9%)	○家族・親戚の反対があったから	0(0.0%)
○もし水俣病だとすると身内や昭和電工関係者に迷惑がかかると思ったから	0(0.0%)	○身内や知人に昭和電工の関係者がいて迷惑がかかると思った	1(12.5%)
＊若いから我慢できた	2(6.9%)	＊金がかかると思った	2(25.0%)
＊自分の仕事を失う恐れ	1(3.4%)		
＊役職上、自分が患者だとまずい	1(3.4%)		
＊その他	3(10.3%)		

資料)新潟水俣病未認定患者統計調査。
出典)関礼子「水俣病差別とニセ患者差別―未認定患者への差別と認定制度の介在―」飯島伸子・舩橋晴俊編『新潟水俣病問題―加害と被害の社会学―』東信堂、1999年、107頁。

その反応様式が何によって形成されたのかを考察したい。

なお、以後は「地域」という言葉をムラを指すものとして用い、行政区域としての市町村と区別する。市町村の境界をまたいだ阿賀野川流域の一定の範域を示すときは、「阿賀野川流域」や「上流域」のように「流域」という言葉を用いる。

注
1) 第2回一斉検診の精密検査が行われて新潟大学の椿忠雄を熊本大学の原田正純

が訪ねたことは第2章第2節の2で述べた。そのとき、原田は椿からアメリカのカーランド博士の手紙の内容を聞いている。それは水銀汚染の人体への影響を研究する必要性があり、その研究ができるのは熊本と新潟だけであるという趣旨であった(原田1972：166)。第2回一斉検診はこの内容に相通じるものがあったと推察される。なお、この手紙は「第三水俣病」の可能性を示唆した熊本大学医学部10年後の水俣病研究班の発足の契機になった(原田1992：70)。

2) 原田は椿の認定基準の厳格化について次のように述べる。「転機が訪れたのは第三水俣病事件であった。この事件をめぐって椿先生と私達は完全に袂を分けた。『感覚障害が主徴の水俣病があり得る』という私の発言に椿先生は『神経内科をなめてはいけない。学会をあげて君と対決する』と声を荒らげて怒鳴られた。『先生から教えていただいたのですよ』と言おうとしたが、その言葉を呑み込んだ。環境庁のある研究会でのことで、私より居合わせた神経内科の医師たちがふるえ上がったと思う。それ以来、『感覚障害だけの水俣病』というのは神経内科学会ではタブーになったのだろう。」(原田1996：42-43)

3) 因みに、第一次訴訟判決時の椿は「判決を聞いたときの印象では"患者さんの苦しみに対して償うという慰藉料というのは安いものだ"」と語った。だが「この裁判で一番大事なことは"企業責任を認めたこと"だと思うんです。ですから、私が言った『安いということ』を、こと更に強調しないでいただきたいのです」(椿1971：31,34)と語っている。ここからも、第一次訴訟判決容認額では安すぎるが補償協定では高すぎる、という見解の変化があったことが推察される。

4) なお、公健法制定前に、この法の内容となる無過失責任制度について、①無過失責任は企業の加害責任を曖昧にする機能を持ち、保険や基金制度と結びつくことでその機能は促進される、②無過失責任制度は公害の不可避性を前提とするため、公害発生を公認化する可能性があるだけでなく、保険や基金制度と相俟って補償が自動的に行われることで、公害が企業にとって生産コストの問題にすり替えられる、③無過失責任は低額補償を一般化する。基金制度はその範囲で補償金を支払うため、補償は基金の限度額内で処理されることが予測される、という三点が指摘された(富樫1972：128-129)。公健法による補償が、損害賠償というよりはむしろ社会保障的な意味を持つことが、富樫の指摘にも示されている。

5) 津田他(1995, 1996, 1997a, 1997b)の一連の論文を参照のこと。また、関西訴訟の第14回口頭弁論(1998年3月24日)、第15回口頭弁論(5月19日)、第16回口頭弁論(6月9日)の浴野成生証人尋問は、手足のしびれなどの感覚障害が末梢神経障害だとされてきたが、大脳皮質の障害であると断定するという研究成果を報告した。この証言は『水俣ほたるの家便り』(5～8号)に『チッソ水俣病関西訴訟を支える会ニュース』から転載されている。また、日本精神医学会は1998年10月22日、同

学会の研究と人権問題委員会の検討の結果、77年判断条件が誤りだとする報告書を環境庁に提出した。
6) 新潟水俣病被害者の会・新潟水俣病共闘会議(1984：29-31)にも、以下に説明する公害対策の後退についての流れが記述されている。
7) 空港や新幹線、高速道路の公害問題や建設問題などを示す。長谷川(1993：109-111)を参照のこと。
8) 小林は、木崎争議が裁判提訴までの過程ではマイナスの影響を与えたが、第一次訴訟をふりかえってみると「やはり木崎争議を闘った気風は、被災者の胸中に受けつがれていることを感ぜざるを得ません」と述べている(1971：22)。
9) 裁判が提訴された1982年度末で認定棄却者は1,233名。1985年末で新たに認定申請をする者はいなくなった。棄却件数は1,311件、棄却者数は1,064名となった。
10) 「風評被害」が水俣病被害者の潜在化へと結びついたという点は、「第三水俣病」の有明町や漁民騒動の事例でも示される。環境汚染問題では、「風評被害」が地域住民による環境の問題化を妨げることがままある。この点については反原発運動などで反省され、むしろ積極的に生業支援してゆこうという運動姿勢もみられるようになった。熊本水俣病問題でも、生業支援として有機栽培柑橘類や海産物などの販売ルート拡充の試みが行われたが、新潟でこのような動向はみられなかった。
11) 深井(1985：60)には、新潟県が行った被害漁協への支援として、東蒲原郡漁協を除く松浜内水面、大形地区、濁川、大江山、阿賀野川の5漁協に対して、行政指導に対する「協力見舞金」50万円が贈呈されていること、知事決裁によって松浜内水面漁協への500万円の融資などが行われたこと、国への陳情については予算措置はとられなかったことが記されているので、併せて参照のこと。
12) 1992年5月、津川町でのヒアリングによる(被害者運動とは無関係の住民／男性)。
13) 中流域安田町の認定患者JK氏への1994年8月のヒアリングによる。
14) ムラが漁業権を免許され、漁業権の貸借などはムラの慣習によって行われていた。新漁業法制定後の1950年から1951年にかけて、現在の五つの漁協がつくられた。

第2節　水俣病患者の潜在化と顕在化

1　被害の潜在化と「水俣病差別」

水俣病に関する情報はムラ＝地域の外側から伝えられ、地域内部に行きわたる。地域のなかで解釈された水俣病は、地域における一定の反応様式をもたらす。水俣病をめぐって形成された社会的な表象は、地域内部でも再生産され、あるいは強化されてゆくのである。

　述べたように、初期の水俣病は、劇症型やハンター・ラッセル症候群を象徴的なものとして説明、伝達された。きわめて狭い患者像が水俣病の「悲惨」を物語った。「悲惨」な身体被害の強調は、被害の重大性を社会的に認知させ、患者救済への議論を活発にするうえで重要な役割を果たした。だが、逆にこの「悲惨」の強調が、地域社会のなかに、患者や患者家族に対する偏見・差別を生み出した。水俣病には多様な症状があるにもかかわらず、寝込んでしまう奇病だ、胎児性患者がいるのだから水俣病は遺伝する、仕事などできるはずはない、など、重症患者から生じるイメージが、患者や患者家族にまとわることになった。

　病とは健康な身体機能の欠如を意味する。病は健康という秩序を無秩序へと置換するものだから、人々はそこから距離をおきたいと考え、自己と病を持った他者とを区別しようと境界線を形成する。さらに、汚染の源泉を局地化し、そこにも境界を形成しようとする(Sander, L.G. 1988=1997 : 18-19)。水俣病の「悲惨」は、企業の加害行為が人間を社会的に不完全な存在へと至らしめたことを印象づける。そのため、被害者は労働から排除される存在と見做され、退職を余儀なくされたり、配置転換や職場での差別を受けたりすることになった。また、特に女性の場合には、再生産が可能か否かという女性性に関わる部分に〈正常からの逸脱〉を表現するものであり、夫婦関係の不和の原因になることもあった(図4-2)。

　病を排除しようとする、一般的ともいえる傾向は、問題が発生している当該地域のなかで最も強く作用した。地域のなかで、水俣病の表象は、「ごく自然に」水俣病に対する差別をつくり出した。なかでも特徴的なのが、①職業生活での不利益、②子供の結婚にマイナスの影響を与える、③近所付き合いが

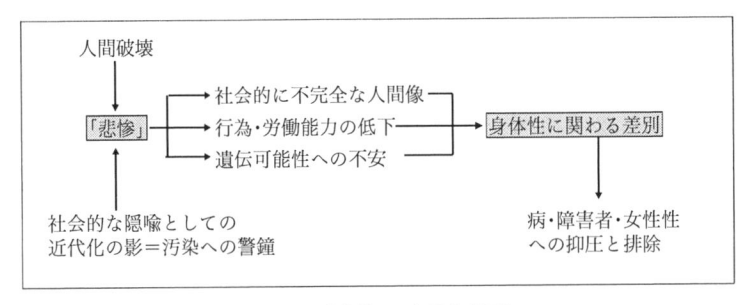

第4章 水俣病の制度化と未認定患者問題　129

図4-2　「悲惨」の表象と差別

```
人間破壊
    ↓
「悲惨」──→ 社会的に不完全な人間像
       ├→ 行為・労働能力の低下     ──→ 身体性に関わる差別
       └→ 遺伝可能性への不安              ↓
                                    病・障害者・女性性
社会的な隠喩としての                  への抑圧と排除
近代化の影＝汚染への警鐘
```

難しくなる、の三点である。具体的に例を挙げてみよう。

(1) 職業生活への影響

　「私が公害病に認定されるや否や、数千羽のニワトリにも川魚をやったのでは、という疑いで保健所の人がやってきた。／取引先からも『Mさんのとこの卵やとり肉は大丈夫なんでしょうな？』と白い眼でみられてしまい、自信をなくしてしまったことがあった。『ぜったいにやってません』といくらいい（ママ）ばってもムダだった。もしあのままの状態がつづいていたら、私は転業するしかなかっただろう。」(潮取材班1971：157-158、ただし文中人名はイニシャルにした)

　昭和電工の交渉問題でテレビで顔が出てしまった。「それを勤務先のタクシー会社の人が見ていて、『体悪くて事故おこしたら困るから』と、皆、おっかながって『やめてくれ』と言われて、会社をクビになった。水俣病に認定されたばっかりに、タクシーの運転手はクビになり、漁業もダメだし、畑を田んぼに切り換えて、仕事を余計にして生計をたてた。」[1]

(2) 子供の結婚への影響

　「はじめ、伝染病だといううわさもあって、[水俣病になったら]嫁もやらんね、もらわんね。いままでにない変な病気をみつけたんだ、ていうんで、公害病なんていう言葉もわかんない時期だから、年寄りの人はそう言っていた。

若い者はそんなでもなかったけど。当初このうわさで[認定申請などを]遠慮していた人が、後で認定されなかったみたいだなぁ。年配者が多かったけど、年配だったらなおさら申請しなくなるもんだ。」[2]

「『娘さんは嫁にもらいたい。しかし、両親が病人なのでダメだ。』と、言われて破談になった。」[3]

自分の地域には、実際に、「家族に患者がいて縁談がダメになったことがあった。興信所が調べにきたから」である[4]。

(3) 近所付き合いへの影響

「[地域で]水俣病に対する反応は、半分半分だった。お互い、隣同志でも『なんだ、そんなことでわあわあ騒いでいたら、会社つぶれてしまうけん』と厭味を言われた。」第一次訴訟の被害者運動に積極的に加わっており、マスメディアの取材を受けることもあったため、「子供は、当時、小学校か中学校だったが、『あんたのとこテレビ出たな』、『あんたも水俣のテレビに出てたね』と言われたこともあった。自分とこに取材にきたとき、チラッと写ることもあったから」だ[5]。

また、松浜地域では水俣病患者が出た家は、「村八分」にされる、「つまはじき」にされるなど、近所付き合いがきわめて難しい状態だった。

このような事例が、水俣病に認定された人にあったことは事実であるが、すべての認定患者が等しく差別を経験したわけではない。だが、地域のなかに、「差別される病」としての水俣病の情報が伝わることで、人々は水俣病が何であるかを知ることになる。ここで獲得された「水俣病」の知識は単に個人的なものではなく、地域によって共有された知識になり、「差別される病」としての水俣病は人々の行動と意識を規制する。

第2回一斉検診でも、水俣病を排除しようという心理作用は強く働いていた。一斉検診の第2段階の現地検診には、水俣病に関わりたくないと行かなかった人もいたが、逆に、「水俣病を否定してもらえば安心だ」という気持ち

で受診した人も多い。そうした人々も、決して素直な態度で検診を受けたわけではない。

> 「集団検診では、なんぼ体が悪い人でも、認定だけにはならんといって、元気そうにして頑張ったもの。」「病院の先生には『治療してくれるだけで、認定にはしてくれるな』、と言った。水俣だとわかるとクビを切られるから。」[6]
> 「骨と皮ばかりなのに、身体測定で体重はかったら、『あんた体重あるね』と言われたけど、たくさん着て、だるまさんみたいになってたもん。」[7]

第2回一斉検診を契機に認定された人のなかには、自分の病気が水俣病ではないことを明らかにしたいと思ったが、「運悪く水俣病に認定されてしまった」という認識を持っていた人もあった。

地域の情報伝達は早い。水俣病に認定されたことは隠しておけることではない。「いいこと悪いこと、一日あれば隅まで知れわたる。なんぼ悪いことしていないと言っても、気がひけて外にも出られない」のが水俣病だったのである。さらに、認定になると「差別についてはかなり言われた。深刻な問題だった。認定になったらひどかった。水俣病だと忌み嫌われるし、本人はがっかりするし。認定になれば、長くは生きられない」ものだと思っていた[8]。そのため、「皆、隠れていた。認定になりたいという人はいなかった。近くの人で、認定になって恥ずかしいといって、腰に縄をつけて阿賀野川に身を投げて死んだ人がいる。水俣病はネコのおどりとか難病という感じがあって、『みばが悪くてしょうがない』といって身を投げたんだ。」[9]

第2回一斉検診の結果、上流、中流からも水俣病患者が認定されはじめた。第2回一斉検診は、阿賀野川流域の水俣病潜在患者を顕在化する重要な契機だったが、すべての潜在患者を顕在化しえたわけではない。「水俣病差別」は、患者が多発していた下流地域の状況と、水俣病を報じるマスメディアとの相

互作用によって、既に中・上流域の地域の人々に「差別される病気」として内面化されていた。水俣病は差別されるがゆえに、「みばが悪い＝世間体の悪い病気」に他ならなかった。未認定患者は、差別を恐れて一斉検診を受診しなかったり、検診を途中で放棄した。そのため、認定申請が大幅に遅れることになった。

2　制度による「水俣病」の規定

　それでは、なぜ差別は水俣病の被害を隠すという帰結をもたらすのだろうか。これは認定制度との関係で説明することができる。新潟水俣病は、当初は、被害を受けた患者を把握し、援助するために、新潟県が水俣病患者の認定を行っていた。それが旧救済法（1970年施行）、公健法（1974年施行）による認定となり、ばらばらだった新潟県と熊本県との認定基準が一律なものとなる。水俣病は認定制度と密接な関係を持つ病になってゆくのである。水俣病であれば行政によって認定される。このことは、同時に、行政に認定されると「水俣病になる」ことを意味するようになる。つまり、認定が水俣病患者を生み出すという逆転が起こるのである。

　水俣病患者は、行政に「水俣病である」と認定されると、社会的にも「水俣病である」と判断される。翻って言うならば、水俣病患者も認定されないうちは「水俣病ではない」と見做されるのである。この意味で「認定」は水俣病をオーソライズした。そして同時に、「認定」は差別をオーソライズすることにつながった。

　当時、水俣病患者（＝認定患者）はさまざまな差別、偏見、中傷の対象だった。「認定」と「水俣病差別」は表裏一体だった。水俣病に認定されると職業生活に支障をきたす、職場の待遇が悪くなる、解雇される、地域の人間関係がまずくなる、子供が結婚できない、子供の就職にも差し支える。そのようなものとして水俣病は観られていた。「水俣病差別」の渦中に巻き込まれることは、現在の生活の破綻であり、人生や将来の絶望を意味していた。それゆえ、少

なからぬ人々が、あえて「認定される」＝「水俣病になる」ことはないと考えていた。

　第2回一斉検診は、このような考えによって未受診者を生み出した。地域の病院で「水俣病の疑い」と診断されたにもかかわらず、すぐに認定申請をしなかったのは「水俣病にならないため」だったと証言する人も多い。新潟大学の椿に「水俣病だから検査させてほしい」と言われたが、「子供がかわいそう」と言って逃げていたという証言もある[10]。

　この点で水俣病は特殊な病であったと言える。通常の病気では、「なる」か「ならない」かという個人の判断は度外視される。個人の判断に関係なく病名は与えられ、誤診の場合を除き、その診断に異議を申し立てても意味がない。

　だが、水俣病の診断には、魚介類の喫食歴や生活歴を含めて、臨床的にデリケートな判断が加わる。水俣病はあくまでも有機水銀に汚染された魚介類の口径摂取によって発症するが、極端な場合、「汚染された川魚は食べていない」ことにすれば、水俣病とは無関係でいられる。ここに主観的な判断が入り込む余地が生まれる。身体的な症状としてではなく、認定されたという事実によって水俣病を捉えることができるのだから、認定に結びつく行為を規制すれば、水俣病に「ならない」でいられるのである。水俣病は、初期の劇症型や典型例を除けば、「ならない」ことが可能であるという意味で特殊な病だった。

　さらに、水俣病には〈患者－医者〉関係に認定制度が介在してくる。水俣病は、認定されてはじめて水俣病に「なる」病気である。たとえ医者に「水俣病の疑い」と診断されても、認定されない限り水俣病には「ならない」。「認定」が水俣病であるか否かを確定するからである。ここに、制度的につくられた「水俣病」というカテゴリーが実体化し、実際の水俣病被害の状況を規定する現象がみられる。水俣病差別が被害者の認定申請を妨げるのは、「水俣病差別」が直接には制度によってカテゴリー化された「水俣病」の被害者に向けられていたからであった（図4-3）。

　認定＝「水俣病差別」という状況のなかで、差別を回避するには「認定」を秘

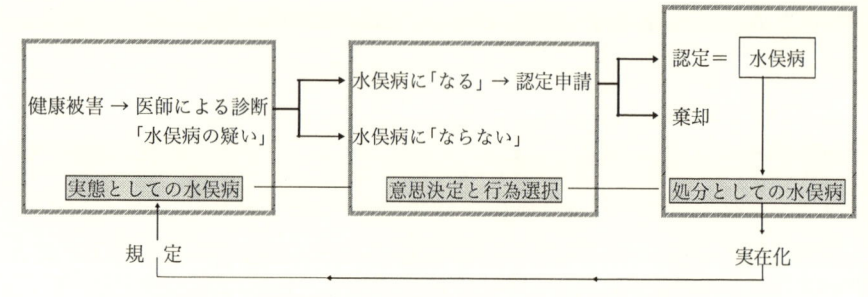

```
健康被害 → 医師による診断        水俣病に「なる」→ 認定申請      認定＝ 水俣病
         「水俣病の疑い」          水俣病に「ならない」            棄却
         実態としての水俣病        意思決定と行為選択              処分としての水俣病
                   規 定                                            実在化
```

図4-3 認定処分による水俣病カテゴリー形成とその実態

め事にしなければならない。しかし、狭い地域のなかでは〈認定という事実〉を隠し切れない。水俣病が社会問題であればあるほど、水俣病は〈公＝パブリック〉に晒される。水俣病に「なる」ということは、〈私＝プライベート〉の病を越えた側面を持つのである。そのため、最も確実に差別を回避する方法として、水俣病に「ならない」ことが選択される。水俣病は、認定制度を介することで、「なる」か「ならない」かが選択可能な病になっていったのである[11]。

それにもかかわらず、第2回一斉検診が潜在患者の発見に威力を発揮したのは、水俣病への個人的な態度や価値判断を一時的に中止しえたからである。たとえば、自分の症状が「悲惨」な水俣病とは結びつかなかったため、「まさか水俣病とは思わなかった」というある認定患者は、「呼び出し」があったのでしぶしぶ出かけて検診を受け、認定申請の勧めにためらったが、行政から申請手続きの説明を受けて申請したと述べた。一斉検診を契機に認定申請を行なう場合は、申請手続きは行政のバックアップがあり、比較的容易に申請手続きをとることができる。検診日時が指定され、申請手続きの指導もあった。そのため、「行政が勝手に認定したんで、認定になりたかったわけではない」[12]と語るのである。この言葉は、本人の意思が認定までのプロセスを全面的に決定するものではなかったことを表現している。

このことは、翻って述べるなら、潜在患者が個人の力で顕在化するのは非常に困難だったことを示している。法による認定は、本人申請主義に基づいている。本人申請主義の原則に則って認定申請を行う場合、患者や遺族が申

請書類を作成し、医師の診断書や住民票など必要書類をそろえて県に申請手続きをとらなければならない。煩雑な手続きを主体的に行うことが要求されるのである。「なる」か「ならない」かが選択可能な状況で、水俣病を「自己申告」することが、いかに困難かは容易に想像がつくだろう。

さて、第2回一斉検診は成果をあげつつも、不十分な結果に終わる。行政のバックアップがあっても、水俣病差別を恐れて申請を遅らせた人もいたし（表4-4）、未認定患者のすべてが第2回一斉検診の対象者だったわけではなかったからである。第2回一斉検診の対象者は、沿岸住民を対象にして行われた第1回一斉検診のアンケート調査で川魚を喫食していると答えた者、および漁業従事者であった。沿岸住民から外れた者、漁業権を持っていない者は調査対象者になっていなかったのである。

熊本水俣病は漁業従事者に多く発症している。水俣病は水銀に汚染された魚介類を多食することで発病する。このような事実から、沿岸住民という調査範囲の限定がなされ、漁業権を持っているだろうという職業もしくは属性による限定がなされたのは、さほど問題がないように思われるかもしれない。だが、実際には、沿岸地域では一部の魚種を除き、漁業権があるか否かを問わず、比較的自由に川魚を採捕していた。捕獲された川魚は、自家消費されたほか、地域内部あるいは地域の外の漁業権を持たない人々に配分されていた。このような経路で川魚を喫食していた人々のなかに、一斉検診の網から外れた被害者がいたのである（第5章、第6章を参照）。

3 未認定患者の顕在化と地域社会

それでは、第2回一斉検診時には潜在化していた患者が顕在化し、自らの水俣病被害を訴えることができたのはなぜだろうか。未認定患者の顕在化にあたって重要と思われるのが、「認定」への動機づけである。新潟水俣病第一次訴訟判決（1971年）は、昭和電工を水俣病発生の原因企業として確定し、損害賠償責任を明らかにした。また、補償協定（1973年）の締結と時期を前後し

て第2回一斉検診で見つかった「有所見者」が多数認定されたが、新しく認定された患者もまた、補償協定締結によって体系的な補償を受けることになった（図4-4）。

裁判勝訴と補償協定は、前節でみたように、「認定」の意味そのものを変えてゆく。被害患者に対する行政の医療補償等の措置は社会保障的なものであ

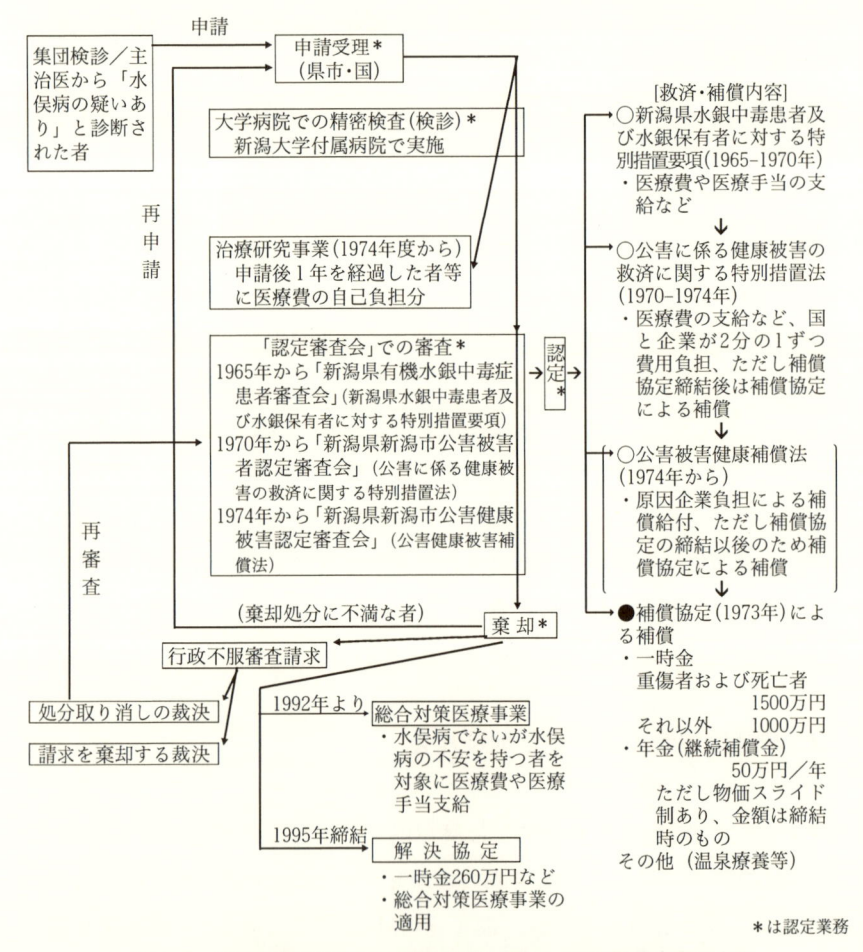

図4-4　新潟水俣病における認定申請の流れと救済・補償内容の変化

出典）新潟県より入手した「公害健康被害補償法に基づく認定及び補償の概要」資料の「認定及び補償手続きの流れ」（図）を修正、加筆して作成。

り、行政から医療補償等を受けるために認定申請をするということになる。だが、被害者と昭和電工との間に〈被害－加害〉関係が確定し、加害者が補償協定によって認定患者に補償することになると、認定申請は民事上の損害賠償にアクセスする手段に転換する。認定によって実在化された「水俣病」が、被害補償を正当化するものとして意味を持つようになるのである。

「認定」は、はじめ、「水俣病差別」と水俣病の「悲惨」、将来への不安をもたらす以外の何ものでもなかった。「認定」されることは、医療補償などの僅かな恩恵と引き換えに、「水俣病差別」への道標を得ることだった。しかし、裁判勝訴と補償協定の締結は、①被害者に非はなく、②水俣病は差別されるべきものではない、③加害企業こそが非難の対象である、ということを示すものだった。潜在していた被害者が顕在化していく、ひとつの動機づけが生まれたのである。

ただし、被害者の顕在化に至る動機を説明するには、これだけでは十分ではない。潜在化の直接の原因として語られる「水俣病差別」は解消されていないからである。潜在化していた被害者が顕在化する直接の契機のひとつは、被害者を取り巻く直接的な環境の変化にあった。

表4-5は、未認定患者が最初に認定申請をしたきっかけを示している。ここから、認定申請を可能にした状況がみえてくる。最も多かったのが「体の具合が悪化し、それ以上我慢ができなくなった」ことである。次に多いのが、周囲の人から申請の勧めがあったことである。「家族、親戚、知人に勧められた」、「水俣病患者のために活動している人から勧められた」、「医師に勧められた」など、直接的なコミュニケーションを契機に認定申請した人がみられる。「家族、親戚、隣近所に認定患者がいる」、「隣近所の人や知人が申請をした」、「他の人が申請に行くようになったので」、「船頭組合の検診で行った」という項目も、認定申請をする契機が他の人との相互作用によって形成されたことを示している。それらが「家族、親戚の結婚や就職、仕事が決まった」、「世間の水俣病への偏見が減ってきた」など、水俣病差別の恐れが薄らいできたことと相俟って、認定申請につながったことが読み取れる。

表4-5 最初に認定申請をしたきっかけ

(複数回答、N＝96、統計調査であらかじめ用意した回答選択肢は○で示し、自由回答項目は＊で示した)

	最大の理由 (A)	複数の理由 (Aを含む)
○体の具合が悪化し、それ以上我慢ができなくなった	16 (16.7%)	45 (46.9%)
○家族、親戚、知人に勧められた	14 (14.6%)	29 (30.2%)
○水俣病患者のために活動している人から勧められた	14 (14.6%)	23 (24.0%)
○医師に勧められた	12 (12.5%)	36 (37.5%)
○家族、親戚、隣近所に認定患者がいる	3 (3.1%)	20 (20.8%)
○家族、親戚の結婚や就職、仕事が決まった	3 (3.1%)	8 (8.3%)
＊船頭組合の検診で行った	3 (3.1%)	3 (3.1%)
＊自分で決めた	2 (2.1%)	2 (2.1%)
○隣近所の人や知人が申請した	1 (1.0%)	4 (4.2%)
＊他の人が申請に行くようになったので	1 (1.0%)	4 (4.2%)
＊納得できない	1 (1.0%)	2 (2.1%)
＊一斉検診の後、県衛生部から申請するよう言われた	1 (1.0%)	1 (1.0%)
＊魚をたくさん食べていて水俣病の危険性があった	1 (1.0%)	1 (1.0%)
○世間の水俣病への偏見が減ってきた	0 (0.0%)	7 (7.3%)
○自分の結婚、就職、再就職が決まった	0 (0.0%)	2 (2.1%)
○生活が苦しくなったので認定されて補償を得たかった	0 (0.0%)	2 (2.1%)
＊自分の身体について不安があった	0 (0.0%)	1 (1.0%)
＊その他	2 (2.1%)	4 (4.2%)

資料)新潟県未認定患者統計調査。
出典)関礼子「水俣病差別とニセ患者差別」飯島伸子・舩橋晴俊編『新潟水俣病問題―加害と被害の社会学』東信堂、1999年、113頁。

　被害の顕在化への動向がみられる一方で、被害の顕在化を制約する条件が課されはじめた。認定基準の厳格化である。厳格化した認定基準のもとでは、遅れて顕在化した被害者を救済してゆく余地はほとんどなかった。多数の未認定患者が生まれ、未認定患者の問題が深刻なものになってゆくのである。

4　阿賀野川流域における被害の不均衡分布

　表4-6は、阿賀野川流域市町村の水俣病認定患者数・第二次訴訟原告数を示している。市町村によって患者の発生状況にかなりの差があることがわかるだろう。認定者数をみてみると、下流の新潟市が324人、豊栄市が171人と認定患者が多く、中流の安田町がそれに続いて80人が認定されている。このような市町村ごとの認定者数の違いは、人口の過多を表しているのではない。

第4章 水俣病の制度化と未認定患者問題　139

表4-6　阿賀野川周辺市町村の認定患者数と第二次訴訟原告数
(1991年3月31日)

地区名	1960年人口 (人)	認定者数 (人)	認定者対人口比率 (人口千人当たり)	第二次訴訟原告数 (人/1996年7月時点)
豊栄市	32,757	171	5.2	42
安田町	11,478	80	7.0	46
水原町	20,102	23	1.1	17
京ヶ瀬村	8,535	1	0.1	0
横越村	8,976	18	2.0	3
五泉市	36,941	10	0.3	4
新津市	56,110	6	0.1	0
亀田町	19,988	3	0.2	0
三川村	8,434	23	2.7	7
鹿瀬町	9,983	3	0.3	3
上川村	6,643	3	0.5	4
津川町	10,051	25	2.5	4
計	229,998	366	1.2	130
新潟市	—	324	—	101
総計	—	690	—	231

(原典注)・認定者の住所は申請時住所を用いた。
・地域単位は市町村とした。
・地域人口は昭和35年国勢調査を用いた。
(出典)新潟県より入手した集計表「地域別認定患者数(新潟県)」1991年3月31日に加筆、作成。

　認定者対人口比率をみると、初期に患者が多発した豊栄町以上に安田町での患者発生比率が高いことがわかる。次に二次訴訟原告数をみると、新潟市が101人、安田町が46人、豊栄市が42人となっており、認定患者が多い市町村からは原告が多数出ていることがわかる。また、**表4-7**は新潟市内の地域別認定者数を示しているが、新潟市内でも認定者対人口比率にかなりの地域差があること、第二次訴訟原告数も地域によって偏りがあることがわかる。

　このような流域市町村ごと、地域ごとの差異は、原因企業である昭和電工からの地理的・社会的・心理的距離、逆に組織的な運動の中心であった新潟市からの地理的・社会的・心理的距離との相関として論じられている(飯島1999a：30)。だが、それだけではない。**図4-5**(141頁)をみてみよう。この図では、認定患者が下流の新潟市と豊栄市に集中しているが、右岸と左岸とで患者の分布に差異があることもわかる。中・上流域では、認定患者の分布はまばらであるが、やはり右岸と左岸とで患者の分布が異なっていることがわか

表4-7 地域別認定者数(新潟市)

地区名	1981年人口(人)	認定者数(人)	認定者対人口比率(人口千人当たり)	第二次訴訟原告数(人/1989年4月時点)
南 浜	6,308	1	0.2	0
松 浜	9,452	47	5.0	21
名 目 所	3,890	1	0.3	0
濁 川	1,548	2	1.3	0
新 崎	1,764	7	4.0	0
下 山	2,682	32	11.9	7
津 島 屋	1,534	112	73.0	42
一 日 市	1,825	39	21.4	2
大 江 山	6,340	13	2.1	0
大 形	12,894	12	0.9	0
石 山	72,818	19	0.3	2
山 の 下	42,880	27	0.6	0
沼 垂	23,301	6	0.3	0
その他	―	6		27
計	―	324	―	101

原典注)・認定者の住所は申請時住所を用いた。・地域人口は、1981年5月31日現在の町名別世帯人口を用いた。
補注)第二次訴訟原告は第二次訴訟原告名簿の記載住所に依拠した。
出典)新潟県より入手した集計表に加筆、作成。

る。

　被害の分布は、地域の分布を必ずしも反映しているわけではないし、阿賀野川への依存度の高い地域の分布を示しているわけではない。たとえば、京ヶ瀬村の場合、認定者が1人、二次訴訟原告はゼロだが、京ヶ瀬村の阿賀野川の堤防脇には八つの地域がある。このような地域では農作業の合間に魚をとることが日常的な営みだったし、他の患者発生地域のように川魚を頻繁に喫食していた。漁協組合員もいた。水俣病被害は「可能性としてはあった」が、数値には表れていないのである。第二次訴訟が提訴されるまでの間、他の地域では行政不服審査請求が頻繁に行われていたが、京ヶ瀬村ではほとんど運動らしきものがみられなかった。結局、「積極的にそれを応援してくれる医師がいるとか、弁護士さんがいるとかしないとできないんですよね。…(略)…『がんばってみてよ』と、励ましてみたって、やっぱりやり方がわからなかったら駄目なわけですし」[13]、ということで数値的には被害者は1人のみになってしまう。

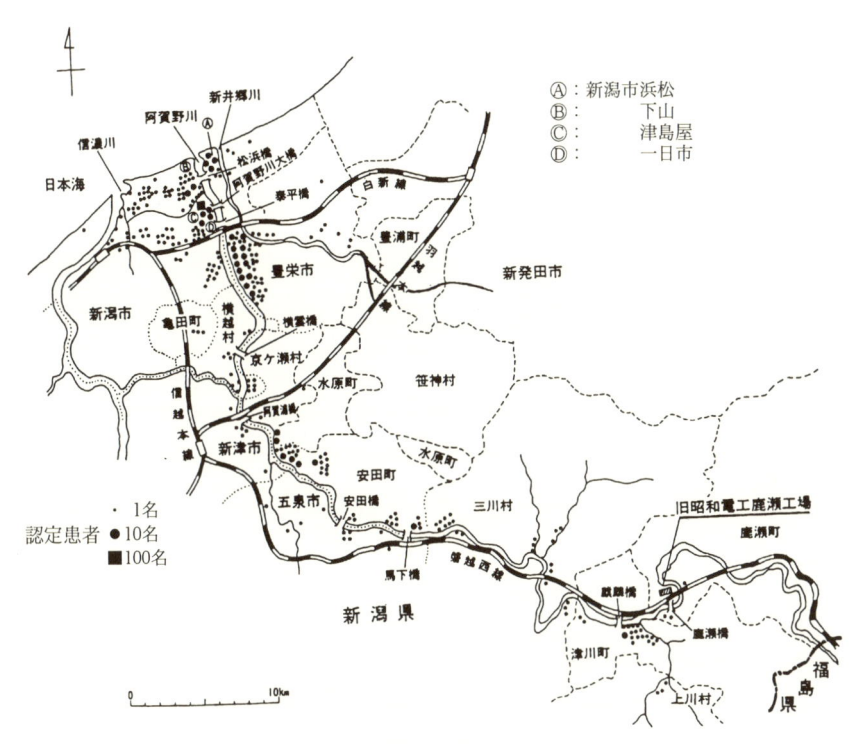

図4-5 新潟水俣病関連地図と認定患者の分布図

資料）本図は、新潟水俣病共闘会議編、1990年、『新潟水俣病ガイドブック 阿賀の流れに』所収地図を加筆・修正したものである。
出典）飯島伸子・舩橋晴俊編『新潟水俣病問題―加害と被害の社会学―』東信堂、1999年、XV頁。

　また、五泉市のある地域では、水俣病の認定申請をするために数人が集まって、話し合いをしたことがあったが、地域の圧力が大きくて継続的に運動するには至らなかったという[14]。この地域からは認定患者は出ておらず、被害は数値的にはゼロである。
　ということは、目に見える数値として示された地域被害の状況は、むしろ新潟水俣病問題に対し地域の規範がいかなるものとして作用したか、地域がいかに対応したのかなど、地域の状況やその反応形態の差異とみることができるのではないだろうか。そこで、表4-7に示されている新潟市内の松浜、

一日市、津島屋という三つの地域の事例から、地域における認定患者の状況と未認定患者の状況とを考察し、地域が水俣病被害の潜在化と顕在化にいかなる影響をもたらしているかを概観しよう。

(1) 下流・松浜：水俣病隠し

主に漁業に従事し、多くの人が行商で生計を立てていた松浜地域では、水俣病問題は生業問題として深刻だった。水俣病の原因が川魚なのに海魚が売れなくなり、明日の生活にもこと欠くようになる。認定患者が出ればなおさら被害は大きくなると予測される。そこで考え出された苦肉の策が、漁業組合を頂点とする「地域ぐるみの水俣病隠し」だった。

「そのときは水俣病ちゅんだかどういう病名だかね、誰もわからないわけですよね。それこそうつる病気だか、手が中気みたいになるかね、どういう病気だかわからないで。その当時は、松浜でそういう奇病みたいのは、みんな漁師だから、魚を食べてそうなるというのがわかったけど、そういうはたしてどんな病気だかわからないから。松浜ではそういうね、川魚食べないという風習があったと、漁業組合長から通知があってね、食べてないっていうことにするっていうような」ことになった[15]。

しかし、川魚を食べていないという「約束」ができても、松浜の行商の魚は、海魚であろうと問屋で卸してきた魚だろうとさっぱり売れなかった。「水俣病なってね、川魚食べられねぇなったという頃に、その最盛期頃に千円札が（一枚も）なかった家もあったそうですよ。漁師さんの家でね。たぶん専業している人達はね。」[16]

水俣病はタブーとなり、認定患者を出した家は「約束やぶり」として村八分にされた。患者が出た飲食店はまるっきり客足が途絶え、一時期、店じまいにまで追い込まれている。地域に住まい、地域に働く人にとって、村八分は大きな精神的負担となる。村八分という「制裁」を通じて、認定申請の「自主規

制」が内面化・規範化されていった。「自主規制」の効力が薄れるのは、第2回一斉検診の後である。

　体の具合が悪くなるのを我慢していたある被害者は、1972年から1973年頃、とうとう我慢できずに認定申請に踏み切る。

　　「妻や子供は水俣病になると孫にまで差し支えると反対されていましたがとうとう認定申請をしました。けれども一回二回とはねられ、三回目の時でした。大学の椿先生から『ほんとうに長い間つらかったでしょう。』と同情されたときはうれしく思いました。だが又々はねられました。」(新潟水俣病弁護団1984：45)

　この証言にあるように、被害者は水俣病が「どういう病気かわからない」ままに、水俣病への態度を決定している。松浜での水俣病問題は、まず何よりも水産物の不買や市場価格の下落として認識されていたため、生活を守るために水俣病患者を出さないことが規範化されたのである。第2回一斉検診以降、認定患者が出てくると、徐々に「水俣病隠し」の規範が効力を失っていった。認定申請は漁業関係者以外の患者からはじまったといわれる。だが、ようやく地域で水俣病の認定申請をする雰囲気ができてきた頃には、認定基準が厳しくなっていた。こうしたなかで、1975年に「松浜未認定患者の会」がつくられる[17]。地域のなかで未認定患者が集団として顕在化するようになったのである。新潟水俣病第二次訴訟にあたっては、松浜から第一陣に7名、第二陣に1名、第五陣に9名、第六陣に3名、第七陣に1名の計21名が原告に加わった。原告として名を連ねている患者には漁業関係者が目立つ。

(2) 下流・一日市：患者多発地域[18]

　松浜とは異なり、一日市は第一次訴訟で裁判に関わった者が多い地域である。新潟水俣病の公式発見当時は、頭髪水銀200ppm以上の者は病院に入院して水銀排出の治療をすることになっていたが、患者多発地域だった一日市で

は入院者も多かった。

　初期の頃は「嫁もやらんね、もらわんね」と言われたりして、このうわさで認定を「遠慮」していた人も多かった。当時は政治色の関係で「不穏な動きをするのではないか」と警察がうろうろすることもあったため、良くない噂を立てられることもあったという。

　表4-7に示されるように、一日市で認定された患者は39名であるが、二次訴訟に参加したのは僅か2名である。当初は数人が認定申請をしていたが、「死ぬまでやってもダメだ」と言って、裁判に出なかった人もいたという。

　初期の患者多発地域であった一日市は、約100世帯のうち漁業権を持っていた家が1割で、ここからはすべて認定患者が出ている。残りは漁業権のない家であるが、魚をもらったり採ったりして全戸が川魚を食べていたのは間違いない事実である。「たいしたことねぇ」と検診に行かなかった人もみられた。症状は劇症型から慢性型までさまざまだったし、「わあわあ言ってもよくないわ」と問題を抑えようという人もいたからだという。そのため、一日市には主に三つの「マキ」[19]があるが、水俣病についての対応はまちまちで患者がほとんど出ていないマキもある。

　このように、初期に患者多発地区とされた一日市では、未認定患者問題が目立って発生しなかった。ほぼ同じ食生活を営む地域のなかで、ほとんど未認定患者が顕在化しなかったのは何故だろうか。

　一日市で被災者の会の会長として運動を牽引したKT氏は、かつて、「村八分とまではいかなくても、人々の気持ちのなかにある種の断絶があった」と語っていた(潮取材班1971：161)。認定患者とその他地域の人々との断絶が尾を引き、未認定患者の運動がうまく成立しなかったこと、未認定患者運動を率いるようなリーダーが不在だったことが、未認定患者の顕在化が阻まれた理由であろうと思われる。次にみる津島屋と比較すると、この見解はより明確になる。

(3) 下流・津島屋：患者多発地域

津島屋は一日市以上に患者多発地域で、認定者は112名に及び、第二次訴訟原告には42名が名を連ねている。1965年当時は戸数約250、うち27戸が漁業権を持っていた。一日市より大きな地域だったとはいえ、多数の未認定患者が裁判に加わっているのは何故だろうか。津島屋の第二次訴訟原告患者からは、「親戚、近所、友人は、私が水俣病と知っているが、以前と変わらずに付き合っている」[20]、津島屋は「ほとんどの人たちが水俣病の症状が出ているので差別はほとんどなかった」[21]、「差別を受けたことはない。ただ、自分（身内も含め）が、水俣病であることが周りに知れることで、子どもの将来（結婚など）に悪い影響を与えるのではないかということは気にしていた」[22]という声が聞かれた。

　津島屋には112人の認定患者がおり、人口千人当たりの認定者対人口比は表4-7のように格段に高いものになっている。このような認定患者の多さが未認定患者の顕在化に大きな影響を与えていることが窺われる。

　また、一日市では、第一次訴訟の頃は先頭に立って運動をするリーダーが存在していたが、第二次訴訟のときはリーダー不在であった。対して、津島屋の第二次訴訟原告には、初代の新潟水俣病被害者の会の会長がいた。裁判が提訴された後は新潟水俣病第二次訴訟原告団長となる人物であり、当然ながら、津島屋の未認定患者運動を牽引していたリーダーである。一日市と津島屋との未認定患者の顕在化の度合いの差異は、このようなリーダーの存在の有無にも関連していると思われる。したがって、この差異は、集団として未認定患者運動を展開しえたか否かの差異として考えることができるだろう。

　さて、三つの地域を並べてみると、同じ下流域の未認定患者問題であっても、地域によってずいぶんと状況が異なることがわかる。初期には認定患者がいなかった松浜は、後に認定患者を増やし、未認定患者も多く出している。逆に、初期の患者多発地区であった一日市には、数値のうえでは未認定患者はほとんどいない。津島屋は初期の患者多発地区であり、未認定患者も多い。このような差異は、地域に固有の社会状況や、地域社会の水俣病に対する反

表4-8 下流域三地域での未認定患者の顕在化と地域の反応様式

	A（浜松）	B（一日市）	C（津島屋）
第一次訴訟の患者	なし	患者多発地区	患者多発地区
地域的特徴による制約 （生業・企業城下町など）	生業による制約	なし	なし
認定申請への合意形成 （運動の存在）	あり （未認定患者の会）	なし	あり （リーダーの存在）
未認定患者の顕在化	大きい	小さい	大きい

応様式の差異として捉えることができる(**表4-8**)。

　水俣病の被害の潜在化と顕在化の傾向は、地域ごとに異なる。そうであるならば、認定患者数や未認定患者数とは、被害の全体像や被害の分布の傾向を示すものではなく、あくまでも顕在化しえた被害を示すのみということになるのではないだろうか。

　このような論点を明確にするには、上流域、中流域、下流域といった流域ごとの水俣病被害の特徴だけではなく、被害者が暮らす地域の状況と水俣病への反応形態に着目しなくてはならない。水俣病の被害の特徴は、「家族集積性」と「地域集積性」である。水俣病は有機水銀に汚染された魚介類の多食を原因として発病するため、食卓を一にする家族、多かれ少なかれ同じような食生活を営んでいる地域に被害が集積するのは当然であろう。だが、被害が「家族集積性」や「地域集積性」として顕在化するか否かは、被害者にとっての社会的事実であるところの地域との関連を抜きに論じることはできない。

　続く第5章と第6章では、第二次訴訟に結びつく水俣病顕在化運動が展開された二つの地域を取り上げ、そこでの暮らしや人々の関係性という点から未認定患者運動をみてゆくことにしよう。一つは水原町と安田町にまたがる稗ケ川原場の運動であり、いま一つは安田町の千唐仁を中心にした運動である。阿賀野川中流域に位置する稗ケ川原場と千唐仁は、ともに地域ぐるみの運動を展開し、新潟水俣病の被害の「地域集積性」を明確に示した地域として重要であるにもかかわらず、運動の経緯やその背景をまとめた文献もなく、被害者運動分析の枠外にあった。稗ケ川原場と千唐仁の事例を詳細に検討す

ることで、被害者運動の前提に地域の生業形態や食文化の均一性があること、被害の不均衡分布や被害の「地域集積性」が地域における被害者運動の結果であることを理解することができるだろう。

注
1) 認定患者、NH氏への1993年12月11日のヒアリングによる。
2) 認定患者、YA氏への1993年12月12日のヒアリングによる。
3) 1992年に東京都立大学飯島研究室と法政大学舩橋研究室が実施した100名の未認定患者統計調査のケースNo.59。以後、この調査で得られたデータは、「未認定患者統計調査、ケースNo.」で示す。
4) 未認定患者統計調査による、ケースNo.54。
5) 認定患者、SK氏への1994年8月23日のヒアリングによる。
6) 認定患者、YA氏への1993年12月12日のヒアリングによる。
7) 認定患者、KI氏への1993年12月12日のヒアリングによる。
8) 認定患者、YA氏への1993年12月12日のヒアリングによる。
9) 認定患者、KM氏への1993年12月11日のヒアリングによる。
10) 次のような証言を紹介しておこう。「私は分家で、娘が嫁もらいたいというときだったから、妻が[私の認定申請に]反対した。自分も体が悪いのに[目と耳で障害二級、足も悪い]、子供がかわいそうだと言って、病院には行かない。私が入院したときに、椿教授がいっぺんだけでも見せてくれと追いかけたが、逃げてあるいていた。子供に影響するとか、水俣病は遺伝するんじゃないかという思惑でうわさが広がったから。」(認定患者、KI氏への1993年12月12日のヒアリングによる。なお、KI氏の妻は認定申請の経験なし)
11) 水俣病に「なる」か「ならない」かに関する個人の選択可能性は、社会保障的な制度へのアクセス一般にみられる態度でもある。たとえば、生活保護受給資格があっても、生活保護を選択しないという行為の背後には、「他人の世話になりたくない」という意識や「世間体が悪い」という意識が働いている。
12) 認定患者、JK氏への1993年12月11日のヒアリングによる。
13) 京ヶ瀬村の役場職員ST氏への1992年3月5日のヒアリングによる。
14) 安田町で未認定患者運動を支援している旗野秀人氏への2000年6月14日のヒアリングによる。
15) 松浜在住のMK氏(漁協組合員／水俣病申請なし)への1992年8月2日ヒアリングによる。
16) 同上のヒアリングによる。

17) 松浜在住の未認定患者で裁判訴訟原告のKM氏によると、板東弁護士他弁護団、共闘会議、斉藤・関川医師などが松浜を訪れ、松浜漁協の二階で裁判への呼びかけがなされたという。そこで結成されたのが松浜未認定患者の会である。漁協の建物の中で会合が持たれたことが、水俣病に対する地域意識の変化を物語っている(東京都立大学飯島研究室と法政大学舩橋研究室の共同調査のなかで実施された、1991年7月30日ヒアリング記録による)。
18) 以下の記述は、主に、一日市在住、SK氏への1994年8月23日ヒアリングに基づいている。認定患者であるSK氏は新潟水俣病問題発生当初に頭髪水銀値337ppmが検出されて入院している。父親と妻も同じように水銀値が検出された。最初に裁判を提訴することに決めた3家族のうちの1家族はSK氏の分家筋にあたる。SK氏も一次訴訟の際に被害者運動の先頭に立った。
19) 〈本家－分家〉の血縁関係がある同族団を阿賀野川流域ではマキと呼んでいる。ホンケ、ブンケの他、血縁関係のないヤマゴロイモチなども含まれる。ミマキ(＝身マキ)と近所マキ(隣の家など)と区分されることもある。マキが水俣病の認定申請に与える影響については第6章を参照のこと。
20) 未認定患者統計調査による、ケースNo.66。
21) 未認定患者統計調査による、ケースNo.78。
22) 未認定患者統計調査による、ケースNo.79。

第5章　典型的な被害集積地域とその運動

　新潟水俣病の「地域集積性」を示す典型例として挙げられるのは、初期の患者多発地帯だった阿賀野川下流域ではなく、阿賀野川中流域の稗ケ川原場(稗河原場)である。戸数が少なく被害者の状況を特定しやすいこと、地域規模での被害状況の調査が可能であったこと、調査結果が視覚的に被害集積を示しえたこと、より根本的にはそこに被害を訴える人々が存在していたことが、稗ケ川原場を被害集積の典型地域にしてきた。この章では、第一に、稗ケ川原場における「地域集積性」が阿賀野川と密接に関係を持った生活文化の結果であることを生業複合の視点から論じる。ここで職業ではなく生業という観点から考察するのは、阿賀野川流域の被害が、職業ではなくむしろ生業のあり方に関連するからである。第二に、被害を被害として顕在化させる要因は、地域の社会関係や被害者運動であり、被害の「地域集積性」はその結果として浮かび上がるということを論じる。地理的に阿賀野川に近く、川魚を食しており、被害が予見される地域であっても、被害を訴えない限り被害は存在しない。特に、初期に認定患者が出なかった中流域では、認定申請などの行為が顕示されない限り、被害はゼロに近づいてしまうからである。

第1節　阿賀野川流域の被害と日常

1　第二次訴訟を要望した地域

前章で、1982年の第二次訴訟の提訴には未認定患者の意向が作用している
と述べた。では、裁判を求める声はどのようなプロセスを経て集合的なもの
となり、弁護団や支援者を動かしたのだろうか。裁判を要望する声が最も早
く出されたのは、阿賀野川中流に位置する稗ケ川原場であった。そこで、稗
ケ川原場の未認定患者がいかにして裁判への意志を固めたのか、裁判提訴へ
と至る過程はどのようなものだったかを、まずはじめに1974年に申請、1976
年に棄却された未認定患者の証言で概観してみよう (樋口1996：103-104)。

(a)　棄却処分となったことに納得がゆかず、「被災者の会の事務局の」小林
　　愁に相談した。「県に行って交渉してみるか」という助言があったため、
　　同じ地域の人にも相談したうえで県に交渉しに行った。
(b)　だが、県に何度交渉しても埒があかないので、裁判でなくては解決さ
　　れないのではないかと考えるようになる。そのことを小林に告げたとこ
　　ろ、「裁判は大変なんだぞ」、「お前のような人が大勢いるからその人たち
　　をみんな集めて、それからでないと裁判はうてない」という答えが返っ
　　てきた。
(c)　そこで、水原の「未認定患者の会」に裁判について相談する機会を持つ。
　　「私たちは一生阿賀野川に頼って生きていかなければならないこと、自
　　分たちだけではなく子供や孫たちもこの集落で阿賀野川とかかわり合い
　　ながら生きていかなければならないこと」や、「子供や孫たちに、安心し
　　て暮らせるもとの集落にしてやる責任がある」ということが話し合われ、
　　裁判を起こすという結論を出した。
(d)　その後、「みんなに呼びかけて」1982年6月に提訴に至る。

　(a)から(c)が、稗ケ川原場で裁判提訴の意思が自覚化される1976年頃の動き
である。注目したいのは、(a)認定患者の会である被災者の会と未認定患者と
の接点があるということである。新潟水俣病の被害者運動は、第一次訴訟の

認定患者運動から第二次訴訟の未認定患者運動に至るまで、共闘会議の支援のもとで連続した運動のように思えるが、両者の関係は、地域で水俣病差別があったために、必ずしも良好なものではなかった。むしろ、水俣病の「最終解決」後には、対立的な側面が目立ってくるようになる(第8章参照)。だが、ここに名前が挙がっている小林氏は水俣病被害者ではなく支援者だが、広く支援者を示す「共闘会議」ではなく、認定患者の会である「被災者の会の事務局」と認識されている。ここから稗ケ川原場での認定患者と未認定患者の運動には、さほど断絶がなかったことが示唆される。さらに、(a)は地域のなかに同じように認定棄却を不服とする人が存在したことを示している。水俣病が必ずしも「秘め事」ではなく、未認定患者の運動も、この時点で展開されていたことがわかる。

県との交渉は(b)によると複数回行われている。被害者がさほど躊躇なく行政との交渉を行っており、水俣病の裁判という非日常的な事柄に対しても、地域には戸惑いなく受け入れられるような未認定患者の会が既に存在していた。しかも、稗ケ川原場では、水俣病は「認定患者の問題」とか「未認定患者の問題」というように限定されることなく、水俣病の問題が「集落」＝地域の問題として話し合われている。阿賀野川流域で暮らす者として、また同じように暮らしてゆくだろう次世代への責任として、地域全体で対応すべき問題として捉えられているのである。さらに、裁判を睨んで行われてきた運動は、(d)5年以上にわたる持続的なものであったことが示されている。

それでは、水俣病を地域全体の問題として捉えることができた水原町・稗ケ川原場とはどのような地域だったのだろうか。人々はどのような生活を営むなかで水俣病の被害を受けたのか。そしてどのような社会関係のなかで水俣病と向き合ったのだろうか。

2　稗ケ川原場地域の概要

熊本水俣病の被害者が漁業を専業としている人々と地域に特徴づけられる

のに対し、新潟水俣病の被害者は、農業を主体にして生活を営んでいたり、半農半漁だったり、あるいは職人や勤め人だったりと、被害を受けた当時の職業もさまざまである（飯島1999b：181-185）。阿賀野川中流ではこれに運送業が加わる。運送業というのは、主に舟を用いた砂利の運搬のことである。

新潟県の二度にわたる一斉検診では、漁業従事者を中心に川魚を喫食していた人が受診対象になったが、阿賀野川内水面漁業はそれのみで生計を立てられるものではなく[1]、職業としての漁業に従事しているのは、下流の一部の住民にすぎない。そのため、水俣病の被害発生が予見されずに対策が後手にまわったり、汚染魚の日常的かつ反復的な喫食状況が理解されにくい状況がみられたりした。流域住民が水俣病被害を被った時期は、都市的生活様式が浸透し、急激な社会変動を被った時期と重なるため、水銀暴露の経路が見えにくくなっていたからである。地域における水俣病問題を論じるには、水俣病に対する地域の反応のみならず、地域の人々が営んできた暮らしの変化に着目する必要があるだろう。そこで、まずはじめに稗ヶ川原場の暮らしはどのようなものだったか、人々はどのような生活のなかで水俣病被害を被ることになったかを明らかにしておこう。

稗ヶ川原場は、阿賀野川の堤防わきにある集落である（図5-1）。もとは現在の阿賀野川の真ん中にあったが、1913（大正2）年に発生した未曾有の大水害を契機に、治水対策として古い堤防よりも540mほど内側に新しく堤防がつくられることになったため、1918（大正7）年から1920（大正9）年にかけて17軒全戸が現在の場所に移転してきた（建設省北陸地方建設局阿賀野川工事事務所編1988：597）。その後、分家を出す家があったり、もともと土地を所有していた人が移転してくるなどして、28軒の集落となった。

このうち、3軒は行政区域としては安田町に入っており、他の25軒は水原町である。だが、日常生活のなかでは安田か水原かは全く意識されない。たまたま集団移転したときに安田と水原にまたがっただけで、その他には何の区別もない。学校に通うのも、漁をするのも、祭りごとも、同じ稗ヶ川原場の地域として「何事も徹底して一緒」である[2]。28軒をまとめて「稗ヶ川原場」と

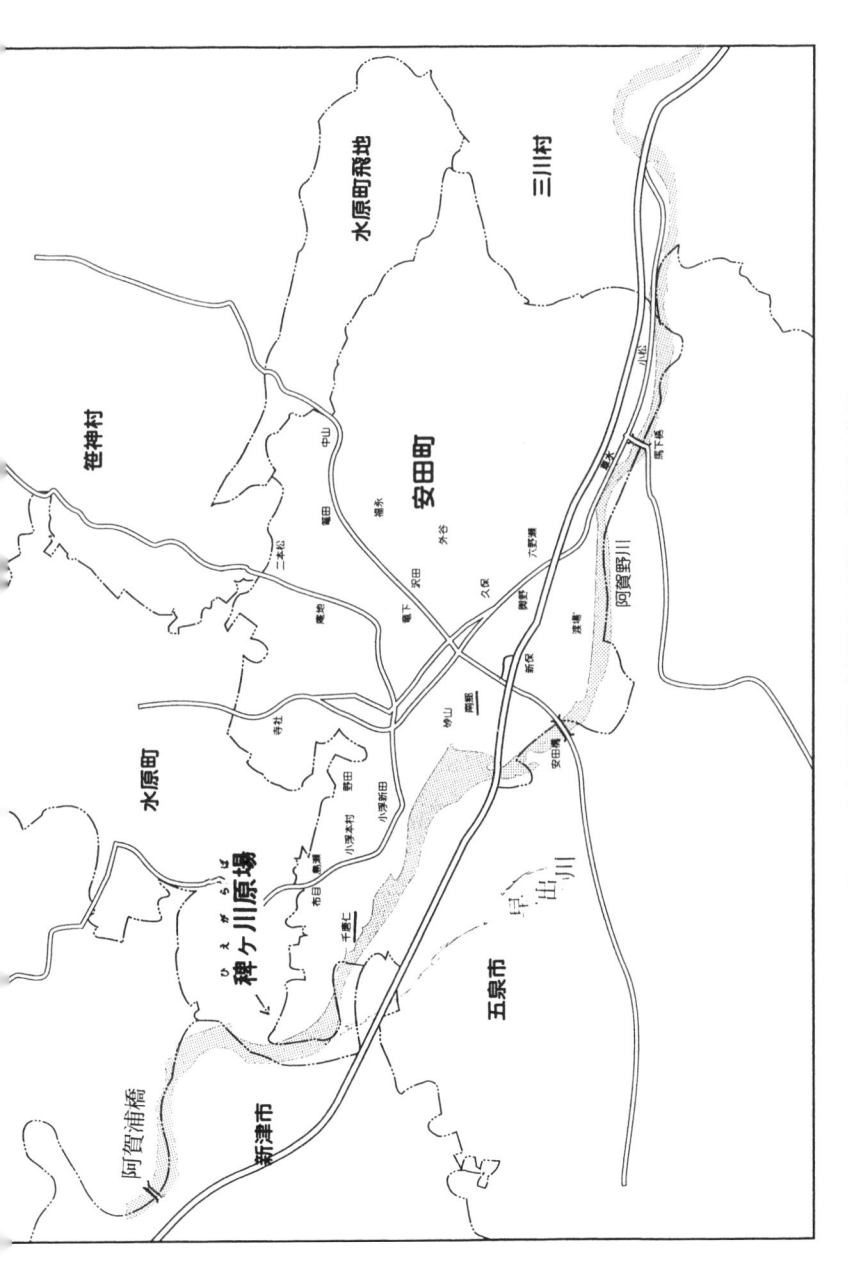

第5章　典型的な被害集積地域とその運動　153

図5-1　槇ケ川原場、水原町と安田町の各地域の位置

呼ぶときには、実態としての地域、アイデンティティとしての地域が示される。稗ケ川原場は、ムラとしての意識および規範によって秩序づけられた自然村として把握することができる地域名なのである。

　稗ケ川原場は耕作していた畑地を阿賀野川の中州に置いて移転したため、1937、38年頃は三町くらいしか陸(岡)には耕作地がなかったという(佐久間他 1990：32)。この耕作地は、昭和になって南郷用水[3]ができてから徐々に田んぼに切り替わり、1945年頃にはほとんどが田んぼになった。だが、もとより農業を主体にした生活を営むには十分な面積ではない。戦前・戦後の暮らし

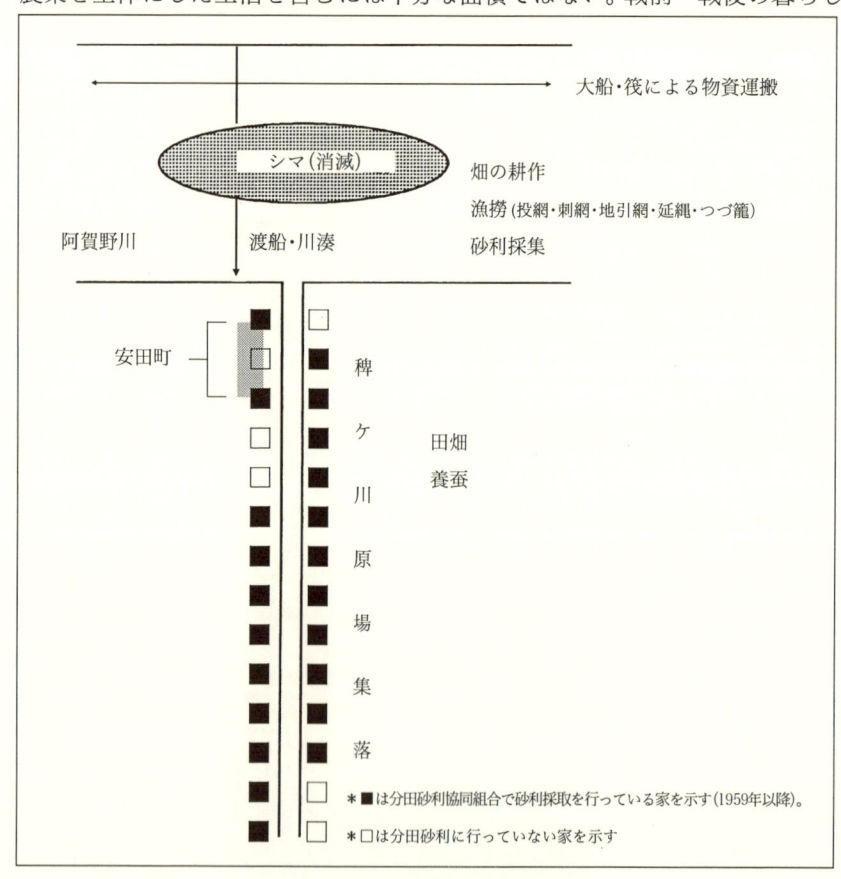

図5-2　稗ケ川原場の生業空間

は、砂利採取、養蚕、麦類など畑の耕作、漁撈などを組み合わせた暮らしによって成り立っており、冬期の出稼ぎも行われていた。また、中州は「シマ」あるは「ナカジマ」と呼ばれ、河川敷耕作が行われていた。

　このような暮らしは、「職業」という観点ではなく、むしろ、「生業」という観点から捉えるほうが、実態に合っている。生業とは生計維持のために行われる仕事のことで、職業の内容より広く、個人や家を単位にした労働行為を指すことが多い点で産業と区別されるもののことである(福田他1999 : 925)。

　地域の生活環境や風土、住民の日常生活を理解するうえで不可欠な要素でもある生業は、この時期、**図5-2**のような空間のなかで展開されていた。図に沿って、稗ケ川原場の暮らしをひもといてみよう。

3　稗ケ川原場の生業空間

　阿賀野川は上流から下流、下流から上流へと物資を運搬する道である。津川の筏湊から竿師二人が筏を操って材木を新潟方面へと運搬してゆく。大船、コーレンボウ[4]、長船[5]は木炭、まき、庵地の瓦、そして砂利を乗せて新潟へ下りてゆく。

　物資運搬の大動脈を横切って人が行き来する。対岸へと通じる川道は「サンパ舟」といわれる小舟が主体である。稗ケ川原場にあった県営渡船場は対岸地域との人の移動を可能にする架橋の役割を果たしており、集落の人だけでなく近隣の人々がこの渡船場を利用した。県営の渡船場は無料で利用することができた。稗ケ川原場の渡船場からサンパ舟でシマに着くと、シマの反対側まで歩いて行き、そこからまた渡船して対岸に渡る。両岸の小屋に渡船夫が待機して、時間ごとに舟を出していた。小正月[6]や盆になると嫁が子供を連れて実家に戻るが、そうしたときにこの渡船場を利用した女子衆は、渡船の風景を次のように語ってくれた[7]。

　「五泉行くなんていっても、稗ケ川原場に行ったね。渡しこいてね。」

「中島あったね、中州。真ん中のいいところ。」

「おれが母親、草水出なんだわ、新津の[8]。草水行くんに、よく連れていってもらったわ。」

「舟ふたつあって、こっちのほうは、稗ケ川原場の渡し子はすぐ渡してくれるの。むこうのほうは人が来ないとなかなか渡してくれない。シマのところに行って、『おーい、おーい』と怒鳴ったって、一切、出てきてくれないんだよね。」

「『おーい、おーい』と呼んだって、ずぼらー、ずぼらー、して。(小屋の中で)あっちから歩いてくるの見えるんだ。ガラス窓になって見えるのさ。でも、一切、出てきてくれない。あっちのお客さん来て、そうすっと、のそらー、のそらー、って出てくるの。」

このような阿賀野川を表玄関にして、稗ケ川原場の生業空間が構成されてきた。そのため、ほとんどの家がサンパ舟を所有していた。戦後から高度経済成長期を迎えるまでは、養蚕の繁忙期を避けて川砂利や玉石を採取し、畑仕事を行い、その合間に網を打ち、川に仕掛けをかけて漁撈が営まれた。また、男衆は鮭・鱒漁時期になると漁撈を優先した。季節によってそれぞれの仕事の優位性が変わることはもちろん、各戸別に何が主で、何が従であるかが異なる。直接的に現金収入に結びつくのは、養蚕と砂利採取だが、畑でとれた作物を市に出すこともあったし、鮭・鱒をはじめとした魚を料理屋に卸す人もあった。

阿賀野川流域では、地域ごとまたは流域ごとに阿賀野川と特色ある関係性を結んでおり、使用する舟の形や大きさ、舟を操る技術や舟への依存度に差異がある[9]。稗ケ川原場の日常で用いられるのはもっぱらサンパ舟であった。河川敷耕作とはサンパ舟を操ってシマへ渡ること、あるいは渡船場から舟に乗ってシマへ渡ることを意味している。農業をするにも舟が必要だったのである。この場合には「畑へ行く」ことは「川へ行く」ことを意味する。女子衆もサンパ舟に乗ってはシマに通い、せっせと畑を耕した。シマは1軒当たり2

反歩ほどで割地し、多い人は5〜6反歩を耕していた。シマ全体の耕作面積は15〜16町歩あった(阿賀野川河川敷地擁護同盟1983：290)。

阿賀野川の未認定が魚を食べたことを表現する際に、しばしば「畑で野菜をとるように、川で魚をとる」と表現するが、これは比喩というよりはむしろ、生活体験から出てくる意識を表現したものであることがわかる。畑へ行くことは川へ行くこと、河川敷へ行くことでもあったからである。

男衆は畑仕事の手があくと砂利を手掘りして岸に揚げておく。買い手がつくと砂利は馬車で運搬されてゆく。大舟を所有して新潟まで直接に砂利を運んだ家は、このあたりでは1軒だけだったという。また、舟に乗って「川仕事」に出ることもある。「川仕事」というのは護岸工事のことで、この時代には舟に乗れなければできない仕事でもあった。舟に乗ることができる人々は、掘削した土砂を舟で運搬するなどして現金収入を得ていた。

川へ出ると当然のように魚をとる。朝に夕につづ籠や網をしかける。漁業組合ができる以前は、地先での漁業権は地域が持っており、鮭・鱒などを除く魚は自由にとることができた。稗ケ川原場は安田町にまたがっているので、水原だけでなく安田にまたがって漁場を持つ。人々は漁業権の有無を問わず、四季折々に自由に魚をとっていた(**表5-1**)。これは阿賀野川中流域・上流域での漁撈に共通する性格のものである。

鮭・鱒漁は、何人かが仲間を組んで漁をする。直接的に現金収入に結びつく漁でもある。漁協がつくられる前には、近隣地域では漁場に番号をつけて入札を行っていた。だが、稗ケ川原場の地先の漁場には番号をつけなかった。入札は行わなかったからである。今日はここの漁場、明日は別の漁場、翌日は……、というように、誰もが欲しがる漁場は交代で網を引いた。この理由は、稗ケ川原場は「人間関係を大事にする」から「何事も地域でする」のだと説明される。「それは親の代からの話」だったという[10]。阿賀野川流域をみても、入札をしないというのは特殊である。たとえば、安田町の南郷では他地域の人が入札して権利を買い、網をあげるのは南郷の人だったという[11]。安田町の上流の三川村石間では入札のほかに、捕れた魚1本当たりのヤマ代を地域

表5-1 稗ケ川原場での川魚漁

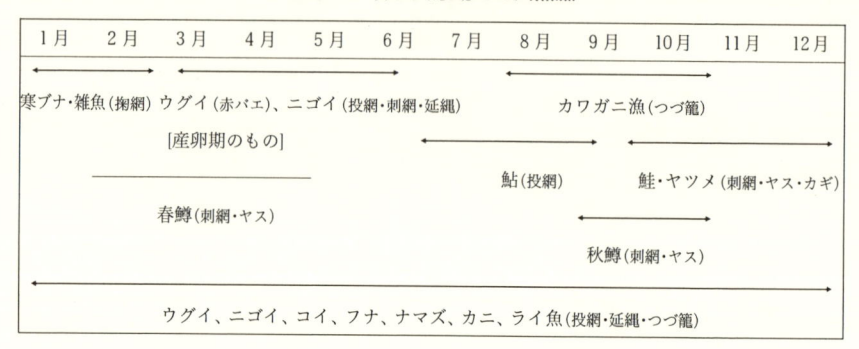

1月	2月	3月	4月	5月	6月	7月	8月	9月	10月	11月	12月

寒ブナ・雑魚(掬網) ウグイ(赤バエ)、ニゴイ(投網・刺網・延縄)　　　カワガニ漁(つづ籠)
　　　　　　　　　[産卵期のもの]

　　　　　　　　　　　　　　　　　　　鮎(投網)　　鮭・ヤツメ(刺網・ヤス・カギ)
　　　　春鱒(刺網・ヤス)
　　　　　　　　　　　　　　　　　　　　　　秋鱒(刺網・ヤス)

ウグイ、ニゴイ、コイ、フナ、ナマズ、カニ、ライ魚(投網・延縄・つづ籠)

収入にして各戸ごとに配分したという(山口他1991：40-41)。入札をめぐっては、稗ケ川原場だけが特殊だったのでなく、地域ごとにそれぞれ特殊であり、地域の多様性を示すものであるとも言えるだろう。

なお、漁協ができて以降も、鮭・鱒・鮎など特定の魚種を除けば、住民は慣習的に自由に魚を採捕していた。

4　阿賀野川の「自然知」と地域社会

稗ケ川原場は阿賀野川と深く結びついた空間のなかで生業を営んでおり、その結びつきを可能にするのがサンパ舟であった。サンパ舟が生業をつないでいたということは、人々が体得してきた阿賀野川の「自然知」がサンパ舟を操ることに照射されることを意味する。民俗学の視点から自然と人間との関係を探求する篠原徹によると、「自然知」とは「文字知に対する概念」であり、「自然と対峙し観察して獲得される知識の総体」である。そして「自然知」は伝承によって継承されるだけでなく、「自然を生業の対象とする人々のその時の生活の要求により、精緻なものに変わってゆく」のだという(篠原1995：1)。そうであれば、サンパ舟を操るための「自然知」を論じることは、阿賀野川への生活依存度がいかほどであったかという点に帰着させることができるだろう。

第5章　典型的な被害集積地域とその運動　159

　では、サンパ舟を漕ぐという行為には、どのような「自然知」が要求されたのか。また、その獲得過程はどのようなものだったか。稗ケ川原場の暮らしのなかで〈船頭がつくられる〉状況を、稗ケ川原場に生まれ育ったKH氏の〈語り〉を通してみてみよう[12]。氏の〈語り〉は個人的な体験にとどまらず、地域の規範や価値観を浮き彫りにすると考えるからである。

　「物心つくと川で遊んでいたものですよ。学校から帰ると遊び場は川で、その頃は舟がたくさん並んでいたものだから、自由に乗っていました。小学生の頃ですね。川は危なかったけれど、危なかったなんて感じなかったね。自然と共生していたというか、ターザン映画のようなもので、自然のなかに溶け込んでいって。当時はそこしか遊び場がないというか。また、危険を感じるような遊び方というのは面白いものです。」

生業空間でもあり、生活空間でもあった阿賀野川は、子供たちが稗ケ川原場の子供として社会化される空間でもあった。子供たちは遊びを通して川を学び、川を学ぶことで舟を学んでゆく。

　「護岸工事されているところに、くいを打っているでしょ。水栓。そこにひっかかって動けなくなることもあった。それで親の助けを求めたり。舟がもしやのことがあったら、舟には櫂（かい）と棹（さお）がある。どっちか一本持っていれば、死ななくていい。そういう教えだった。
　昔は今みたいにドロッとした川でないし、流れも早いし、瀬も早かった。阿賀野川は流れにまかして、自然のままだった。護岸工事もよっぽどでないとしないし、流れだって、毎年、自然のままに変わってきていましたしね。ひと水出ると、川はがらっと変わった。流れてくる砂利とか堆積物が川にたまると、そこはもう川ではない。横に川ができる。川が変わると漕ぎ方が変わる。そういうのを自然と覚えてしまう。そういう状況の変化のなかで面白さもある。魚の住むところも違う。舟とか魚のすみかなんかは

人から聞いて覚えられるものじゃない。毎日、毎日、自然とかかわってきた者がわかる。川へ行かないことはなかったわけですよ。毎日、毎日、川を見ます。魚も水がいっぱいのときと、少ないときで住むところが違う。」

川の流路は静的なものではない。それどころか「暴れ川」である阿賀野川を相手にするのだから、川が変化することの意味を捉えることが重要となる。川の危険性は禁止と許容とによって伝達され、稗ケ川原場で暮らすための目と技とが育まれてゆく。舟は川と関係する手段であり、「一人前」になるための条件でもあった。川を読む眼がなくては舟を操ることもできず、川と関係を結ぶことはできない。その眼は直接的な経験によって習得される。

「親も言うけれど、[川について]教えるのは簡単だけど、教えて覚えられるものじゃない。てめえで見てこい。てめえで見てくれば自然とわかる。だから朝起きれば川を見て来い。そういう教え方だった。舟は危険で、力もない、技もないのが出ていくんだから。[幼少の頃は舟に]『乗るな』というのを、親の目を盗んでは乗ったものだ。自分の技と力によって、どこから川を渡れるかが違う。[だから親も舟に乗るのを許すようになると]『危険だから、見に行け』と言う。今日は水が増しているとかひいているとか、それを見て、仕事をする人は自分の目標を決める。今日は水が低いから向こうへ行けば玉石がとれるとか、砂利がとれるとか。子供の頃からそれを覚えて、それが仕事にもつながっていく。」

舟に乗ることは、舟を操る技術を習得することではない。川を知ることである。川が舟の操り方を教えてくれる。「技法上の習練は、何よりも身体的なものである」し、「コツなどというものを、言語化して表現することの絶望的な困難を想起」(松井1998a：266)するならば、川の「自然知」が伝承によって得ることができる知識とは異なることがわかる。川へ出ることが舟に乗る基本であり、身体を通して川を体得することで〈船頭がつくられる〉のである。

「親はおらの時代の舟と違って帆掛け舟に乗った。あれは風まかせだった。悪い風にあてるとどこに行くかわからない。[そのような帆掛け舟とは異なり] さんぱ舟というのは自分の腕次第なんだ。上手、下手っていうのは。櫂を一枚、流れにあてる当て方、感覚っていうかね。それは流れが櫂にあたる抵抗の感覚なんだね。抵抗が強いと舟がどこかへ行ってしまう。櫂をちょっと動かすと抵抗が緩くなる。水を〈切る〉と〈流れる〉と〈抑える〉ことで舟を動かす。向こう岸からこちら側へくる第1本をカーッと力を入れないと舟は動かない。ひと棹めの力の入れ方で、舟の動かし方が違ってくる。それを見て覚えるわけさ。それを体得する。いっちょう間違うと、舟はだめだ。本当に生まれ落ちたときから川の流れを見てきた人間と、婿に入って、ただ川がある、舟がある、っていう人とは違う。
　川っていうのは平凡に流れているようだけど、上水と下水とで流れが違うんですよ。それを見極めないと。正面のさざ波を見て、どっちに流れているか、その川が浅いか深いか。物の流れに逆らうなっていう言葉があるでしょ。流れに逆らったら絶対に駄目。水の流れにのれ。それが大切なんですよ。それが基本なんですよ。」

　阿賀野川で体得した「自然知」が川舟船頭の技法を支えている[13]。自分の腕ひとつで砂利仕事もはかどるし、魚も網にかけることができる。稼ぎも違ってくる。身についた技術に対する自信は、漁場を入札せずに平等を担保するという規範にも結びつく。身体的に獲得された技術が仕事の量に反映される「面白さ」がある。さらに、そこに生活がかかっているというところに、稗ヶ川原場の人々の威信が示される。
　条件の平等は、結果の平等を保証するとは限らない。たとえ同じように漁をしても、水揚げ量は等しくなるわけではない。得手不得手もある。勘の良し悪しもある。こうした結果としての不平等を修正するのが、隣近所や親戚との「付き合い」である。魚がたくさんとれたら近所に分ける、親戚に持って

ゆく。これらの「付き合い」は、現金収入の代わりに、「魚とりの名人」という称賛をもたらしてくれる。これもまた、地域のなかでの威信となる。利潤追求のための漁ではなく、「面白さと生活」のための漁であるため、地域の川で捕獲された魚介類は地域のなかに再分配されてゆくのである。地域が地域の人々の平等を重視するということは、その平等が目に見えるということでもある。地域の暮らしの均質性は、このような交換を通して成立していた。

哲学者の内山節は、労働のあり方を、現金収入を得るための〈稼ぎ〉と生活を営むための〈仕事〉に区分し、労働が商品化されていない〈仕事〉に、労働本来が持っていた楽しみや豊かさを見いだしている(内山1986)。稗ケ川原場では、養蚕と砂利採取は現金収入源であった。だが、漁撈や畑仕事は現金収入に結びつくこともあったが、現金収入のみを目的としていたわけではない。阿賀野川を生業空間として営まれていたのは〈仕事〉であり、個人の〈仕事〉が個人のものとして完結せず、地域の暮らしに開かれていたことが重要だったと言えるだろう。

5　分田砂利協同組合と主たる生業の成立

生業は通常、経済効果によって、主たる生業(main subsistence)と副次的な生業(subordinate subsistence)に区分される。また、それ以外に、経済的効果はさほど高くないが自然と密接に関連を持つマイナー・サブシステンス(minor subsistence)があることが指摘されている[14]。稗ケ川原場では、1955(昭和30)年の新潟大火以降、復興のために建設用の砂利需要が増加したことや、その後の高度成長期の需要の伸びを背景にして、阿賀野川の川砂利採取が徐々に主たる生業の位置づけを持つようになった。

「河川敷耕作もあったが、河川敷が大水で流されて、だんだん少なくなってきて、畑ができないから、砂利をやるようになった。畑をやっていると忙しく砂利をやっていられない。田んぼをやってから砂利をとって、砂

利のほうで生活をたてるという感じ。砂利をやる家はもともと少なかったが、畑が流されて、砂利をやる人が増えた。」[15]

阿賀野川は大水のたびに流れを変える「暴れ川」だったため、河川敷の畑はしばしば水をかぶり、時には畑を持っていかれた。1956(昭和31)年には安田橋の一部が流出する大水があり、1958(昭和33)年は安田橋の残り部分が流出した、戦後最大の洪水が発生している。そのため、シマでの耕作ができなくなった人々が次々に砂利採取を行うようになった。シマそのものが消滅してしまったのは砂利採取が稗ケ川原場の主力産業になってからで[16]、シマを耕作していた人が反当たり5万円を分田砂利からもらったという(阿賀野川河川敷地擁護同盟1983：290)。河川敷耕作の消滅と砂利採取の主たる生業化がほぼ同時期であったことがわかる。

稗ケ川原場で「分田砂利協同組合」(以下、分田砂利と略称)が結成されるのは1959年で、その直接の契機は次のようなものだった。

「昭和三二年頃、安田町出身の県議の方が、安田砂利採取協同組合を作って、大型の砂利採取船を入れました。今まで、手で採って積んで新潟まで持って行った運搬船が組合員になって、砂利採取船で、採った砂利を自分の船で新潟へ持って行くようになったわけです。

安田あたりはまだ玉石まじりですし、阿賀浦橋より下は砂になってしまいます。早出川と阿賀野川の合流点の稗河原場はちょうど砂利の中でも値の高い一寸二分という粒度の良い砂利が豊富にありました。それで、その大きな採取船が私どもの部落の土地へ砂利を採りにやって来たわけです。我々は小舟を使っての手仕事ですし、あちらは大型の採取船ですからとても太刀打ち出来るもんでないですからね。それで、その組合と私達と年中トラブルがありました。時には新聞沙汰や警察まで出てくるような事もありました。

もともと、私らの暮らしている土地の前の川ですのに、そこに他所から

やって来られ、好きなように砂利をとられたら、これは自分達の領分をおかされるようで納得いかないわけです。これを防ぐにはどうしたらいいかと、中小企業中央会さんに相談した結果、結局、あんたがたも、立派な公共組織に体質を整えなさいと言うことで、昭和三四年に分田砂利採取協同組合という名前で発足したわけです。」(佐久間他1990：33-34)

　当時、砂利採取の許可は市町村経由で行われており、採取地の地域の同意を必要とした。川砂利は実質的には地域が管理する資源という位置づけであったが、分田砂利が設立されることで名実ともに地域の資源となった。分田砂利は、舟に乗らなかった家、酪農などで砂利採取に関わらない家など6軒を除く22軒の協同出資によってつくられたもので[17]、組合員すべてが同じ資格、同じ配当で砂利採取を行っている。均等出資、均等配分に例外はなく、たとえ役員であっても手当ては出ない。その理由は、「銭が違うと進歩がない」だけでなく、地域の人間関係がまずくなるからだと説明される。「何事も地域で一緒に」という地域の規範が、ここにも貫かれている。分田砂利はもとより「自分達の領分」を守るためにつくられたのであるから、組合営利の追求のみを目的としていない。そのため、「のんびり、昔ながらの船頭ができる」。また、「自分の領分を守る」、「何事も地域で一緒に」ということは、この地域の精神性を示す言葉でもある。それは〈支配－被支配〉のどちらもを嫌う態度だといわれる[18]。

　分田砂利の設立以降、地域としての稗ケ川原場を特徴づける主たる生業は砂利採取となり、堤内地での田畑の耕作や酪農など農業が副次的な生業となった。漁撈は時には現金収入に結びつくが、主たる生業の合間に行われ、さほど経済効果を持つことのないマイナー・サブシステンスとしての性格を帯びるようになった。

　だが、地域がそれによって大きく変質したというわけではない。砂利採取は手作業から機械による採取へと変化し、個人が行っていた砂利採取が共同作業に変化したが、阿賀野川を組み込んだ生業空間のなかで砂利採取が行わ

第5章　典型的な被害集積地域とその運動　165

空中写真a　1956年5月5日撮影、稗ケ川原場

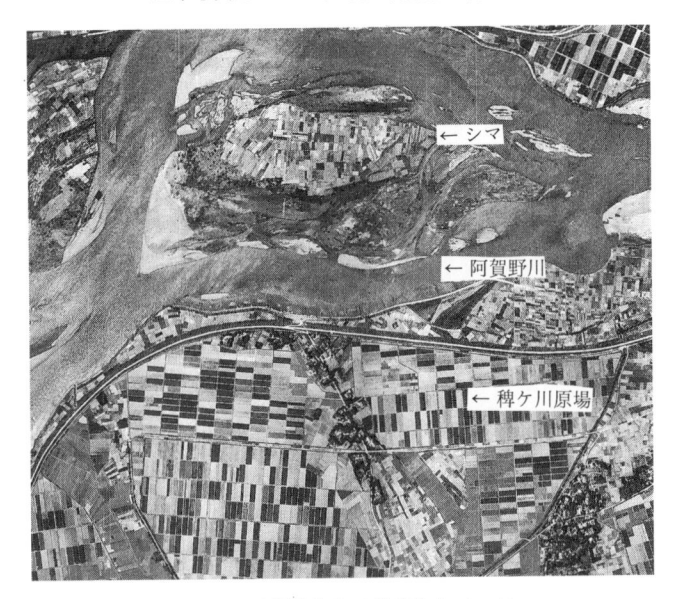

シマは畑地として耕作されている

空中写真b　1975年11月12日撮影

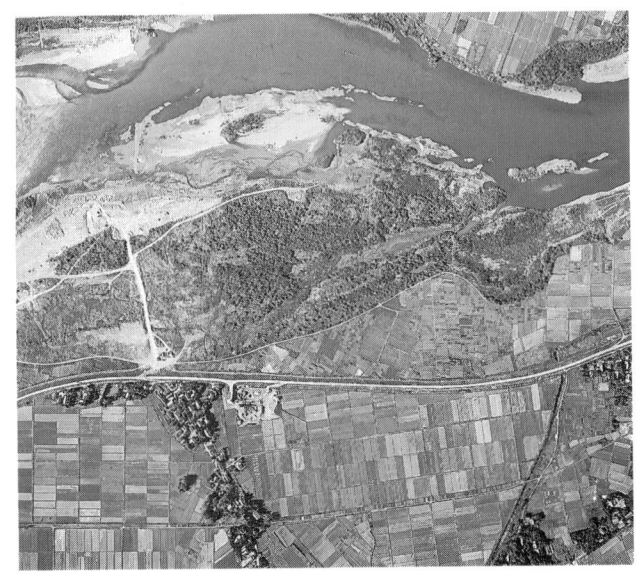

シマは砂利採取場に変化している

出典)国土地理院空中写真利用。

れ、朝夕に魚をとって分配することも、相変わらず続いていた。1960年頃から舟運中心だった物資の運搬が、陸上交通の発達で徐々にトラックへと切り替わるが、〈川へ仕事に行く〉生活はまだ健在だった。

　しかし、稗ケ川原場も、高度成長期に入ってから生活様式に徐々に変化がみられるようになった。1965年の新潟水俣病公式発見と同じ年、河川法が改正される。翌年、阿賀野川が一級河川に指定されて県から建設省へ管理が移管されると、河川敷耕作への規制がかかりはじめた。砂利採取に際して地域の同意も必要とされなくなり、業者に対する地域の規制がかからなくなると、他の流域地域では無制限な砂利採取が行われるようになった。そのため、1967年には「阿賀野川砂利等の採取に関する基本計画及び規制計画」が出され、徐々に砂利採取も規制が加えられるようになる(建設省北陸地方建設局阿賀野川工事事務所編1988：789)。さらに、鹿瀬上流に揚川ダム、安田町小松地域の地先に阿賀野川頭首口[19]がつくられてから、流れが早かった阿賀野川も、現在のように流れのないものへと姿を変える。上流から砂利が運ばれてくることもなくなり、無尽蔵といわれた砂利も枯渇しはじめた。このような変化と相俟って、1975年くらいから徐々に砂利採取は川から陸へと場所を移してゆく。川を向いていた集落の生活が、陸を向きはじめる。生業空間が川から陸へと変化するこの時期に(**空中写真a、b**参照)、稗ケ川原場でも水俣病の認定患者が出てくるのである。

注

1) 『新潟県統計年鑑』(新潟県1957-1963)によると、新潟県の他の水系の内水面漁業との比較でも、阿賀野川の漁獲高はさほど高いものではない。因みに、新潟水俣病発生の公式報道(1965年)前の阿賀野川内水面漁業の漁獲高は**表5-2**のようになっている。『新潟県統計年鑑』には1964年以降の内水面漁業漁獲高のデータがないが、1964年1月2日に昭和電工のカーバイト残渣捨て場が決壊し、阿賀野川の川魚がほぼ全滅するという事件があった。このときに浮いた魚を食べたことが原因で、水俣病になったと述べる未認定患者は多い。なお、統計は漁業組合の数字で、漁協に属していない人々の漁獲高は含まれていない。
2) 稗ケ川原場のKH氏への1999年11月23日ヒアリングによる。

表5-2 阿賀野川内水面漁業の漁獲高

(単位:57年=貫、58～63年=t)

年西暦	総数	魚類								その他(水産動物)
		さけ	ます	うなぎ	あゆ	はぜ	こい	ふな	その他	
57	21,293	7,021	991	115	2,495	2,780	1,400	1,323	4,706	462
58	134.1	21.5	6.6	0.7	7.1	14.4	4.8	13.4	52.3	13.3
59	130.1	39.5	23.6	0.9	10.0	6.6	4.6	9.1	29.4	5.9
60	162.1	43.2	14.6	3.1	16.6	19.5	5.8	12.3	34.2	12.3
61	147.8	18.0	5.7	2.4	17.0	23.1	7.0	16.9	42.3	14.7
62	203.0	15.6	16.5	2.2	20.4	33.0	6.1	12.4	75.0	20.8
63	166.1	22.6	12.5	2.5	13.3	30.3	8.6	12.6	49.7	12.9

出典)『新潟県統計年鑑』より作成。

3) 南郷用水は大正時代の食糧増産という国策に沿って計画され、1927(昭和2)年から工事に着手、1939(昭和14)に完成した。水原町を中心とした北蒲原郡のこの事業で開墾地850町歩、補水地1,800町歩で、当時としては大規模な工事だった。詳細は北陸農政局阿賀野川用水農業水利事業所(1984:20-23)を参照のこと。

4) 150～500俵積みの貨物輸送船。揚川と呼ばれる船にエンジンをつけた機械船で長さが約9間半の大きな船のことである。熊倉・佐藤(1990:10)、安田町史編纂委員会(1997b:130)を参照のこと。

5) 長舟は四斗俵、70～75俵積み、長さ7間半の船。詳しくは熊倉・佐藤(1990:10)、安田町史編纂委員会(1997b:132)を参照のこと。

6) 1月15日の小正月は女の正月ともいわれ、この日から嫁は子供とともに実家に戻って数日間滞在した。正月も盆も15日から20日頃までは実家に戻り、ゆっくり体を休めることができるので、たいへん楽しみだったと語られる。

7) 安田町千唐仁のSIさん、KIさん、TIさん、TNさんへの1999年9月12日のヒアリングによる。

8) 安田町にも草水という地名があるが、これは阿賀野川対岸の新津市の草水である。

9) 桜田勝徳は新潟県北蒲原の水運についての例も挙げて、「河川を水上交通の側から眺めた場合、上流、中流、下流に区別して」水運を支える技法や生活伝承を把握する必要があると述べている(桜田1959:355)。新潟水俣病の地域被害を考察する場合でも、流域ごとに阿賀野川との関係性が大きく異なるという点を踏まえる必要がある。また、同じ中流域であっても、地域の人間関係や社会関係の相違、地理的条件や歴史的条件によって、阿賀野川との関係性が大きく異なる(第6章を参照のこと)。

10) 稗ケ川原場のKH氏への1999年11月23日ヒアリングによる。

11) 安田町南郷のKI氏への1999年11月22日ヒアリングによる。

12) 稗ケ川原場のKH氏への1999年11月23日ヒアリングによる。
13) 川の水をいかに読むは、山田他(1990)も参照のこと。
14) 「マイナー・サブシステンス」とは松井健が提唱した概念である。松井は、一つのムラを単位にした場合に、そこに生業複合があるのは自明であるが、生業複合を把握する場合には経済的意味による主要生業／副次的生業だけではなく、経済的意味がほとんどないような活動にも着目すべきであると論じ、簡単な技術と「自然知」を背景とした高い技法によって営まれているマイナー・サブシステンスに着目した(松井1998a, 1998b, 2000, 2001)。菅豊は、マイナー・サブシステンスが持つ趣味的な「楽しみ」としての側面を強調し、それを「深い遊び」と呼んでいる(菅1998：243-246)。
15) 稗ケ川原場のSM氏への1994年8月24日ヒアリングによる。
16) 第二次訴訟、稗ケ川原場在住の原告番号41番『陳述書』による。
17) 分田砂利に行っていない家には、1999年現在までに、分田砂利以外で砂利採取を行っていたことのある人も含まれる。
18) 稗ケ川原場のKH氏への1999年11月23日ヒアリングによる。
19) 阿賀野川頭首口は大規模に農業用水を取水するために建設された。1962年に工事着工、1966年に頭首口本体が完成、1982年に主要導水路などすべて完成。これにより、10カ所あった用水施設のうち9カ所が除去された(建設省北陸地方建設局阿賀野川工事事務所編1988：747-748)。

第2節　地域社会と「水原未認定患者の会」

1　稗ケ川原場での水俣病問題

　阿賀野川を生業空間とし、漁撈を行い、魚を隣近所や親戚に配っていたのだから、当然の結果として、水俣病被害は稗ケ川原場の地域全体に及ぶことになる。稗ケ川原場は水俣病の「地域集積性」を顕著に示す地域である(図5-3)。28戸のうち10戸から水俣病認定患者が20名出ている。水原町全体の認定患者総数は23名だが、行政区分上、安田町に入っている認定者3名を除いて、水原町側に入っている稗ケ川原場の認定患者数は17名となる。また、水原町

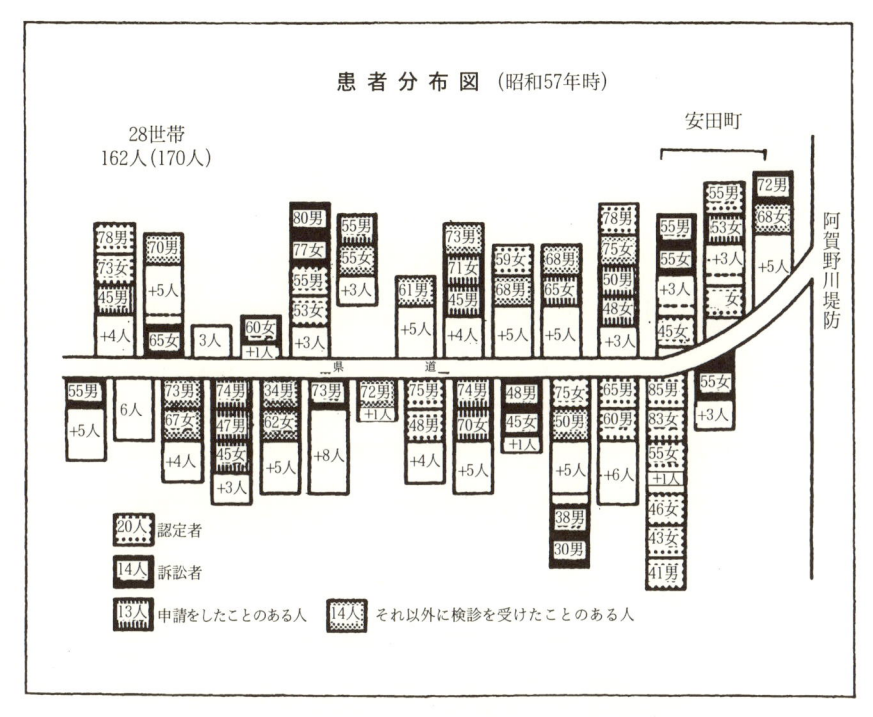

図5-3 稗ケ川原場における水俣病被害の「地域集積性」

出典)新潟水俣病共闘会議編『新潟水俣病ガイドブック 阿賀の流れに』1990年、8頁(一部加筆)。

で第二次訴訟原告になっている17名のうち11名が稗ケ川原場である。

だが、地域が被害を受けるということと、地域のなかで水俣病患者が顕在化するということはイコールではない。

稗ケ川原場より少し下流には水ケ曽根という地域がある(図5-4)。この地域も稗ケ川原場同様に、1913(大正2)年の洪水をきっかけにはじまる築堤工事のため、現在の場所に移転した家がある(阿賀野川河川敷地擁護同盟1983:290-291)。稗ケ川原場と同様に、漁業の権利を持ち、舟に乗り、河川敷耕作を行うなど、阿賀野川と密接に関係した地域にもかかわらず、水ケ曽根からはほとんど患者が出ていない。水ケ曽根在住の第二次原告患者は、水俣病に関しては地域では運動がなく、稗ケ川原場の人と行動をともにしたと述べている[1]。

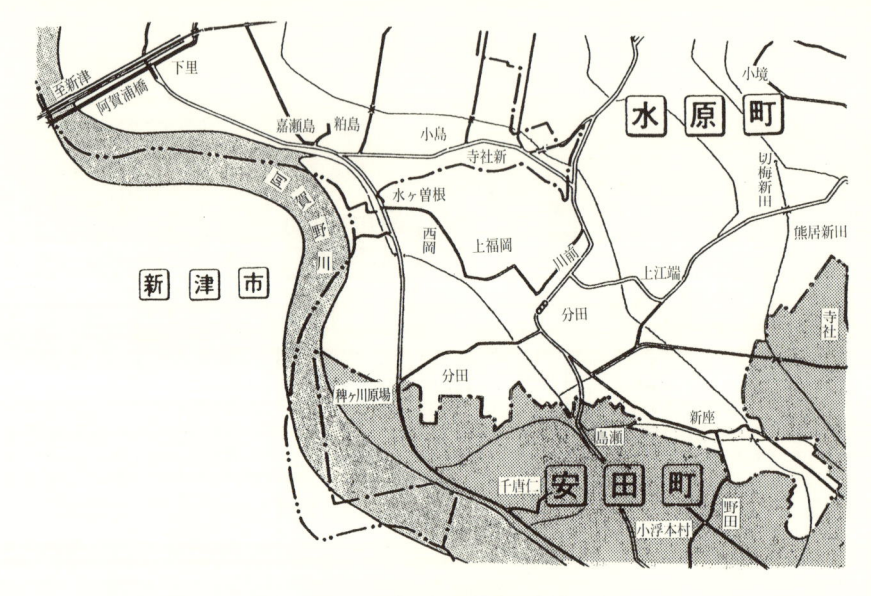

図5-4　稗ケ川原場周辺地域

　稗ケ川原場からほんの僅かしか離れていない水ケ曽根も、水ケ曽根の隣の西岡も水俣病被害がみえにくい地域である。
　ここから、水俣病の「地域集積性」を特徴づけるような被害の分布は、地域の生活形態のみに還元することができないということがわかる。稗ケ川原場で明確に被害の「地域集積性」が示されるのは、この地域で水俣病被害者運動があったからである。

2　認定患者が指導した未認定患者運動

　稗ケ川原場では早い時期に、水俣病をめぐる「事件」があった。かつて稗ケ川原場の庄屋を務めた旧家で、戦前までは専用漁場を持っていたDK氏が、水俣病発生に際して新潟県が横雲橋下流に漁獲規制の行政指導を出したとき、魚は川を上ったり下ったりするのだから、下流のみの規制はおかしいと抗議

第5章 典型的な被害集積地域とその運動 171

したのである。新潟県の職員がその後DK氏のもとを訪れ、検体を持って帰ったが、何の連絡もない。県に問い合わせると、高濃度の水銀が検出されたから「伏せておいた」と言われた、というものである[2]。

だが、この時期に水俣病は稗ケ川原場での問題になっていない。1971年12月12日の認定審査会で、これまで水俣病患者はいないとされていた阿賀野川中・上流からも認定患者が出た。稗ケ川原場で水俣病問題が発生するのは、これ以降のことである。

中・上流域で認定された患者も、当初はほぼ自動的に被災者の会に入った。稗ケ川原場地域の最初の認定患者の1人で、補償協定の際には昭和電工との交渉を行ったというSS氏は、被災者の会の水原町地区の代表になった人物である。SS氏は、もともとは分田本村に住んでおり、稗ケ川原場周辺に畑を所有していたことから、1935(昭和10)年頃に稗ケ川原場に移転して来た。SS氏と親族関係にあるSM氏によると、稗ケ川原場には飛び抜けて大きな「だんなさま」はいないが、SS氏は稗ケ川原場にいたDK氏とともに「だんなさま」という感じだったという[3]。「だんなさま」とは庄屋を務めたり地主だったりする旧家のことであるが、〈支配-被支配〉を嫌い、平等を旨とする稗ケ川原場では、資産家や名望家というよりはむしろ信頼の厚い地域のリーダー的存在であったと考えることができる。

稗ケ川原場はもともと分田村に属していた。分田村が水原町と合併するのは1955年である。SS氏は、水原町と合併前には分田村村議会議員を2期務め、合併後には区長を務めた経験があり、地域での人望が厚い人だった。稗ケ川原場での水俣病被害者運動は、このSS氏によってはじめられている。自らが水俣病に認定されて以降、「みな、おらがあと続け」ということで、認定申請の方法などを、地域の人々や親類縁者に教えていた。そのときに認定申請を行った人に、認定者が多く出ている。このような動きが、水原での「未認定患者の会」の結成につながってゆく。

第一次訴訟勝訴と補償協定締結後の1974年9月7日に、共闘会議の働きかけで未認定患者の会の結成が呼びかけられた。これは、徐々に棄却者が増え

つつある段階で、熊本水俣病第二次訴訟などの影響もあって、未認定患者の認定問題を未認定患者の組織化により押し進めてゆこうという試みであった。また、組織化にあたっては、認定患者の力も借りて、各地域、各市町村単位で被害者の組織化を進めてゆくことが期待されていた。未認定患者の会の結成は、被災者の会の補償金のなかから建設された「新潟水俣会館」で話し合われた。この時には約100名、名簿登録者を含めて280名ほどが趣旨に賛同して集まった。だが、そこでの話し合いの結果を地域に持ち帰って、実際に会を組織したのは水原だけであった[4]。

そのため、「新潟水俣病未認定患者の会」は「水原町未認定患者の会」と読み替えることができる。水原町の未認定患者の会の目的および性格は以下の会則に示される[5]。

新潟水俣病未認定患者の会会則

第1条　本会は新潟未認定患者の会と称し事務所をST宅とする。

第2条　本会は新潟水俣病(公害病)認定業務を促進することによって公的救済の途を開くと共に会員の健康の回復と福祉の増進を図ることを目的とする。

第3条　本会の目的を達成するため新潟水俣病被災者の会及び共闘会議と共同して政府県市との交渉などの運動を行なう。

第4条　本会の会員は新潟水俣病認定申請中の者とする。

第5条　本会に入会しようとする者は会則を承認し申込書に入会金を添えて提出し幹事会の承認を得るものとする。

第6条　会則に違反し、または会の名誉を傷つける行動のあった者は除名することができる。

第7条　認定により会員としての資格を失った者は除籍する。その際見舞金として本会に金五拾萬円也を寄贈するものとする。

第8条　本会に総会と幹事会の機関を置く。

第9条　総会は本会の最高決議機関で毎年八月に定期に開催することを原

則とし幹事会が必要と認めた場合及び会員の三分の一以上から要請があった場合には臨時総会を開催することができる。

第10条　総会は会員の過半数の出席により成立し議事は出席者の過半数の賛成により決定する。

第11条　幹事会は総会につぐ決議機関であって総会で決定した基本方針に反しない範囲で会の運営に関する事柄を総会にかわって決定する権限を有する。

第12条　幹事会は幹事の過半数の出席により成立し議事は出席者の三分の一以上の賛成により決定する。

第13条　本会に下記の役員をおく[6]。

 (1)　代表幹事1名
  　幹事若干名
  　会計幹事1名
  　顧問1名

 (2)　代表幹事は会を代表し会務を統轄する。
  　幹事は日常業務を分掌する会計幹事は財政を担当する。

第14条　役員は下記の方法で選任する。

 (1)　幹事は別に定める地域割により地域ごとに選出し、総会の承認を得る。
 (2)　代表幹事会計幹事は互選により決定する。

第15条　本会の経費は入会金、会費、寄付金その他の事業収入をもってまかなう。

 (1)　入会金は1人200円とする。但し本部会費100円、地区会費100円。
 (2)　会費は1人500円とする。

第16条　この会則の施行について更に細目の定めを必要とする場合は幹事会においてこれを定める。

第17条　会則は総会の決議を経なければ変更できない。

第18条　この会則は昭和四十九年九月七日より実施する。

　会則の付則
1、本会の顧問の死亡については一律(10万円)とする。
2、本会の未認定者死亡については一律(5万円)とする。
3、認、否定により会員の資格を失った者の見舞金は1年(1万円)、2年目(2万円)、3年目(3万円)と各年数に順ずるものとする。
4、会員の病気見舞は(3千円)とする。
5、運動資金の(50万円)についてはお礼金として一律(1万5千円)とする。
6、認、否を決定せず、本会を脱会する者は、見舞金の適用をしない事とする。

　水原町の未認定患者の会には、西岡地区、分田地区、分田八地区(稗ケ川原場)の人々約50名が入ったが、その大半は稗ケ川原場の住民だった。未認定患者の会は、会の幹事であったST氏宅に集まって、2カ月に1度くらいずつ、下越病院の医師に検診を受けるなどの自主検診運動をした。運動というよりも、体調の不調をどうにかできないかという思いで検診を受診した人が多かったようであるが、この検診を契機として認定される人も出てきた。
　認定された人は被災者の会に入り、同時に水原未認定患者の会を退会する。このようにして認定後に退会する人は、協力金として1人50万円を未認定患者の会に寄付することになっていたが(会則の第7条)、途中で半額を返金することが話し合われ、最終的には25万円の寄付になった。
　だが、25万円でも未認定患者の会に資金をプールすることができたのは、地域が家族みたいなもの、地域が一つのマキであり、気持ちが通じているためだった。被災者の会の地域代表のSS氏と未認定患者の会の幹事のST氏が同じ分田砂利に行っていることも、認定患者と未認定患者とがうまく折り合っていた要因であった。
　認定患者が未認定患者の会に残していった資金は300万円ほどになった。

3 新潟水俣病第二次訴訟へ

　原田正純は熊本の水俣病多発地区を歩くなかで、「社会的に『隠れた』または『隠された』水俣病」があることに気づいたと述べている(原田1972:176)。既に第3章でみたように、「第三水俣病」を疑われた人も自ら被害を否定しているし、長年、新潟水俣病の患者の診療にあたってきた斉藤恒は明確に「水俣病であることを他の人に知られたくない、被害者が被害の実態を隠そうとする、これは水俣病患者に共通する被害の実情である」と論じている(斉藤1996a:270)。稗ケ川原場での認定患者主導での未認定患者の顕在化の活動は、このような指摘からみると、稀なケースとも言えよう。

　とはいえ、稗ケ川原場で、水俣病の顕在化を拒むような要因がなかったわけではない。テレビを通して伝えられる水俣病患者の映像があまりに「悲惨」なため、自分は水俣病ではないと考えていた人もいるし、子供の結婚に差し支える、水俣病になったら世間体が悪い、という理由で、なかなか認定申請に踏み切れなかった人もいる。損害賠償請求は「お金目的」みたいで嫌だと抵抗を感じた人もいる。それにもかかわらず、水俣病被害を顕在化することができたのは、被害を明確にすることを地域の合意とする雰囲気が形成され、地域ぐるみで運動することが可能だったからである。

　地域ぐるみの運動の展開は、稗ケ川原場で培われてきた社会規範と重なるものとして認識されている。何ごとも地域みんなで行い、まとまりがよい。自分の地域は自分で守る。長い時間をかけて醸成されてきた、このような規範が、地域として水俣病被害を捉え返すように作用した。図5-3に示される稗ケ川原場での「地域集積性」は、地域が一つになって運動した結果、はじめてみえてきたものなのである。

　もちろん、必然としてではなく偶然としての要因もあっただろう。はじめに地域で認定された患者がリーダーシップのある人だったこと、水原町の共産党議員が稗ケ川原場の運動を支援したこと、自主検診の成果が水俣病被害

者の認定という結果に結びついたことなどである。
　未認定患者の会は1975年2月13日に、被災者の会や共闘会議とともに認定業務の促進や申請者の医療費公費負担などを環境庁に陳情している。だが、その他は目立った動きもなく、1981年末に第二次訴訟の提訴への動きが活発化するまでは休眠状態に入る。
　第一次訴訟勝訴判決から第二次訴訟提訴まで約10年は、いわゆる「空白の10年」だと表現する人もいる。運動を続けてゆくということ、裁判をするということは、当事者だけでなく、支援する者にとっても大きな力を必要とする。「関川水俣病」問題で運動が組織化できなかったのは、被害を受けた人数が少なかったことが一因だった。新潟水俣病の未認定患者問題も、水原未認定患者の会の少数だけでは、裁判に結びつくことがなかったかもしれない。未認定患者の運動が阿賀野川流域の各地域で進められることで、新潟水俣病の未認定患者問題が徐々に浮かび上がり、被害者の組織化が行われることで原告の組織化が可能になった。こうした動きが裁判提訴へと結びつくことになるのである。
　当初より裁判を希望していた水原未認定患者の会が、ようやく裁判提訴へと辿り着こうという前年、稗ケ川原場で第二次訴訟原告になる被害者が、被害者交流のために熊本を訪れている。水原未認定患者の会でプールされてきた資金が、ここで活きてくる。
　小括しておこう。論じてきたように、稗ケ川原場の被害の「地域集積性」は、阿賀野川を生業空間とした地域社会の被害の均一性を背景に、地域のリーダー的存在だった認定患者が支援者団体である共闘会議との仲立ちをし、水原未認定患者の会を組織化した結果である。規模が小さくまとまりのよい稗ケ川原場は地域ぐるみで顕在化行動をとり、地域住民が被害者アイデンティティを共有してきた。「社会化された病」としての水俣病の性格がここに示されるが、被害人数の少なさが「関川水俣病」の社会問題化を阻んだように、稗ケ川原場の運動だけでは第二次訴訟に結びつく運動にならなかった。問題の規模と程度がその社会問題化につながり、社会問題化なくしては解決の方途

がないという構図が、水俣病の社会性そのものを示しているのではなかろうか。

注

1) 新潟水俣病第二次訴訟、原告番号48『陳述書』、および未認定患者統計調査ケースNo.99による。
2) 新潟水俣病第二次訴訟、原告番号44『陳述書』による。
3) 稗ケ川原場在住のSM氏への1994年8月24日のヒアリングによる。
4) 新潟水俣病共闘会議の小林懋への1994年8月11日のヒアリング(舩橋晴俊・渡辺伸一)記録による。
5) この会則は、1982年5月26日に結成された新潟水俣病被害者の会の同月28日から実施される会則の下敷きになっている。
6) 代表幹事は第1条にあるST氏であり、幹事は西岡地区、分田地区、分田八地区(稗ケ川原場)から全部で5名選出された。代表幹事と幹事のうちの4名は後に第二次訴訟原告になる。顧問は認定患者でこの地域の水俣病被害者顕在化を促したリーダーのSS氏であった。

第6章　被害の日常性と被害者運動

　稗ケ川原場での「水原未認定患者の会」の運動は、共闘会議という支援者組織の影響に因るところが大きい。だが、同じ中流域の安田町には、異なる文脈で展開された未認定患者運動があった。独自に自主検診運動や行政不服審査請求の運動を展開してきた「安田町未認定患者の会」の運動である。この章では、安田町での被害者運動が地域の日常を基礎として展開されてきたこと、地域での被害者運動の主体が近代的個人としてイメージしうるような人々ではなく、むしろ伝統的な価値観や社会関係を共有する地域住民によってはじめられたということを明らかにし、水俣病被害の顕在化が具体的な地域の人間関係や社会関係に依拠していたことを論じてゆく。そのうえで、安田町での被害者運動が、運動の意義を社会的空間に向けてではなく、日常で暮らす被害者とその取り巻く地域に向けて語った運動であることを示してゆく。

第1節　安田町の認定患者と明和会

1　安田町の地域区分と概況

　阿賀野川沿いには、下流に向かって、小松、草水、六野瀬、渡場、新保、南郷、砂山、小浮、千唐仁、布目といった地域が点在する(図5-1)。これら地域は、川への依存度や地理的・文化的特徴からいくつかに区分される。

草水は良質の花崗岩がとれる石切山があり、明治以降から現在まで石切りが行われている。安田町は新潟県の酪農発祥の地であり、なかでも六野瀬は酪農の中心地である。小松は会津との結びつきが強く、しばしば安田町の他の地域とは区別して扱われ、小松の人々のアイデンティティも安田町とは別のところにあった。

　新保、南郷、砂山、小浮、千唐仁、布目は、「カワテ＝川手」とか「カワスジ＝川筋」と呼ばれる地域である。「安田の里は山を背にした山手と阿賀野川に沿った川手に大別され、中心に会津街道の宿場町として五、九の日の市に賑わった保田がある」(安田町史編さん委員会1985：164)と説明されるが、カワテとカワスジの使い方はまちまちである。表6-1は安田町の住民がカワテやカワスジをどのように認識しているかを示している。

　①と②は阿賀野川から離れた地域の人が語るカワスジとカワテである。主たる生業が米作を中心とした農業であったり、商業に依存する割合が高いヤマテ(＝ヒラバ、マチバ)の人々は、カワスジとカワテを河川敷耕作、養蚕、砂利運搬など自分たちの地域とは異なる生業形態に特徴づけている。また、阿賀野川への依存度が高く、ヤマテではあまり食されなかった川魚を喫食することから、水俣病がカワスジの病であることが説明されている。

　③と⑤は阿賀野川に依存した生活を営む人にとってのカワスジとカワテの分類である。小学校区を基準にした地理的な差異、集落の大きさ、舟の所有状況の差異を基準にして、〈小浮・千唐仁〉、〈新保・南郷・砂山〉とに大別されることが示されている。カワスジやカワテでは米がほとんどとれず、養蚕や船頭をして現金収入を得ていた。小浮と千唐仁は船頭が多い地域であったが、小浮よりは千唐仁のほうが大船を所有している人が多かった。これに対して、新保・砂山・南郷は養蚕に依拠する家が多く、養蚕に失敗して土地を手放すこともあり、小作農が多かった。南郷・砂山は特に耕地面積も少なかった(藤田編1989：330)。

　③から⑤は自分がカワスジの生活者(＝カワスジモノ)であることを示す発言になっているが、カワスジにも地域的な差異があることが窺われる。同じ

第6章 被害の日常性と被害者運動　181

表6-1　カワテとカワスジ

番号	住所	カワテとカワスジについて
①	岩野 ヤマテ	・ヤマテは燃料に薪や木材を利用するが、カワスジは流木を使う。 ・河川敷耕作がカワスジの特徴。 ・カワスジの仕事は砂利運搬。 ・危険な仕事なので気が荒い、強い、というイメージがある。 ・カワスジでは養蚕が盛んだった。 ・新保、砂山がカワテで小浮と千唐仁が大和。どちらもカワスジ。 ・カワスジの畑は根菜が中心だった。 ・カワスジは河川敷が流されたり、生活が不安定。 ・カワスジの人は働き者である。 ・ヤマテは消火栓や用水路などにいた魚は食べたが、川魚は食べない。 ・水俣病はカワスジの病気である。
②	保田 ヒラバ マチバ	・ヒラバの漁師(オカ漁師)はカワスジの漁師にけむたがられる。 ・気風がいいが荒っぽい。 ・重労働である。 ・カワテとカワスジはあまり厳格に使い分けしない。 ・川の境界に厳密である。 ・カワスジの人がなるのが水俣病。 ・マチバからみると、耕作地(田畑)が少なく、川への依存度が高い新保・砂山がカワスジ。
③	小浮	・カワスジは小浮と千唐仁で、大和小学校に通うが、カワテは南郷、新保、砂山で本村に行かないと小学校がない。 ・カワスジと比べて、カワテは比較的小さな地域である。 ・小浮では小舟はみんな持っていたが、大きな舟を持っている人が少なかった。
④	南郷	・安田町でもカワスジ、カワバタ(川端)の人にのみ集団検診があって、それが集団検診に行くきっかけになった。
⑤	千唐仁	・カワテは砂山、南郷、新保、千唐仁、小浮のこと。今でも砂山、南郷、新保がカワテ。 ・小浮と千唐仁は今は大和という。大和には島瀬と野田も入っているが、島瀬は船頭をする人がいなかったから、カワスジではない。

出典)①〜③は1994年8月24日、④は1993年12月12日、⑤は1999年6月3日のヒアリングによる。

安田町で、同じ阿賀野川沿いにある地域でも、生活様式や生業形態には差異があるということである。

　なお、カワスジやカワスジモノという言葉は文化型を対比的に示す言葉であると思われ、安田町では草水より上流の地域を示す場合には用いられない。上流にはカワスジしかなく、改めてカワスジと呼ぶ必要がないためである[1]。

　安田町からは、阿賀野川沿いの地域を中心に認定患者が80名、第二次訴訟原告も47名(うち1名は裁判中に認定)出ている。認定患者の人数は、新潟市と豊栄市に次いで多く、原告数は新潟市の次に多い(表4-6、表4-7参照)。さら

に、水俣病とは認定されない患者への援助として行われている「水俣病総合対策医療事業」対象者(第7章参照)は、1997年3月時点で新潟市が290名、豊栄市が137名であるのに対し、安田町は236名となっている[2]。安田町の被害の「地域集積性」は、稗ケ川原場と同様に、安田町で未認定患者運動が展開されたことと無関係ではない。では、人々はどのような暮らしのなかで被害を受け、どのような過程を辿って被害を顕在化させてきたのだろうか。そこでの運動はいかなるものだったのだろうか。安田町の水俣病問題や、第二次訴訟につながる未認定患者運動を考察する前に、まずは地域ごとに生業形態や生活様式に差異があることを確認しておきたい。ここでは、2002年現在もなお活動を続けている被害者の多くが暮らす安田町最上流の小松と、下流の千唐仁・布目をみてみよう。

(1) 小松[3]：山仕事と川仕事

　地理的・心理的に明確な区分があるのが小松(約90戸)である。小松は、1889(明治22)年から東蒲原郡下条村大字小石取小松区、1955(昭和30)年に三川村大字小石取小松区になり、1956(昭和31)年になってから安田町に編入された(安田町史編さん委員会1997a：98、なお、編入時は安田村であった)。小石取とは小松、石間(現在三川村)、佐取(現在五泉市)の三つの地名を一字ずつとった地名である。合併前の小松は、安田方面ではなく、五泉方面にヒトとモノの流れがあった。このような歴史的経緯から、安田町のカワテやカワスジ、ヤマテの区分とは異なるところに小松は位置づけられる。

　戦前、戦後の小松の生業空間は図6-1のようなものだった。小松と石間、佐取の地域の子供たちは、小松にあった小石取小学校に通うので、佐取の地域では小松までの舟を出していたといわれる。また、小松と馬下間を結ぶ渡船場があった。渡船夫は毎日、阿賀野川の水(オオカワの水)を汲んで飲用していたという[4]。会津街道の宿場街でもあり、「小石取」としてのアイデンティティを持っていた地域であるから、人々は当然ながら阿賀野川を向いて暮らしていた。

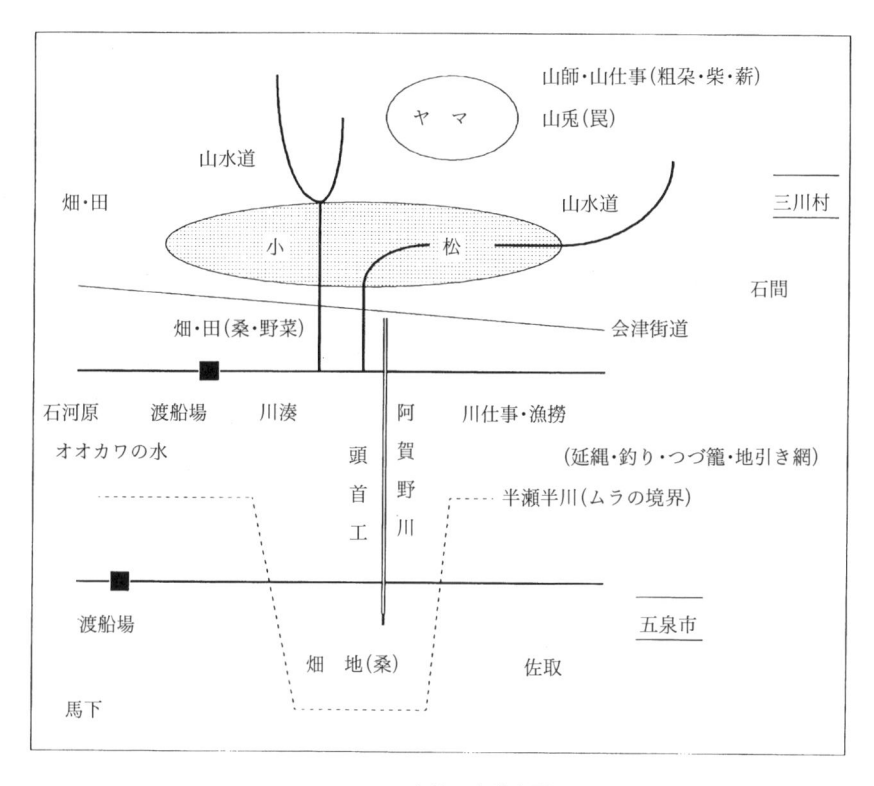

図6-1　小松の生業空間

　だが、全面的に阿賀野川に依存していたわけではない。小松の暮らしは「山半分、川半分」だった。小松では1年分の燃料になる薪をヤマから下ろしてくる[5]。現金収入になる山仕事としては、山師に雇われての粗朶担ぎ、材木商による材木の切り出しなどがあった[6]。小松は粗朶や材木を新潟方面へと運ぶ舟や筏でにぎわった。粗朶は護岸工事の際に基礎に用いられ、馬下橋付近での護岸工事には小松の人々も仕事に出向いた。冬場は山兎を捕まえて食用にしていた人もいた[7]。

　小松は水に恵まれた地域で、山水を「山水道」として各戸に引いていた。また、僅かな面積ではあったが、一部では豊富な山水を用いて田んぼがつくられていた。小松は養蚕が盛んに行われていたため、阿賀野川沿いの畑地と川

向かいにある小松分の土地には桑畑が広がっていた[8]。ここは河川敷ではなく個人所有の農地となっている。

　もともと耕作地が少なかった小松では、明治初年までは地域の戸数は50戸前後であったが、その後は徐々に戸数が増加していった。それでも村あげての養蚕熱で、自家労働力では足りず、住み込みで人を頼むほど大きく養蚕農家が複数あった(安田町史編さん委員会1985：135-136)。桑畑は開田事業が行われて田んぼになったが(同上：119-122)、小松の養蚕は戦後もしばらく続いており、養蚕地域という印象の強い地域でもある。

　川ではもちろん漁が行われた。阿賀野川の漁場は、「半瀬半川」といわれ、瀬の最も早いところで川を分けて体面する地域と漁場を区切るが、現在は川向こうにあたる場所に土地を持っていた小松地先の漁場は広かった。これは、川の中にあったシマが河道の変化で対岸に移動したものである。当然ながら舟を所有する者がいるし、阿賀野川沿いに桑畑や畑があったのだから頻繁に川に出向くことになる。つづ籠を仕掛けたり、仕事の合間に釣り糸を垂れたり、網を引いたりしては川魚を食べた。

　漁撈のなかでも、鮭・鱒漁は特別で、「鮭取りは、村中みんなで採って売った。小松と石間の間に鱒が沢山とれた。春の鱒は多漁であった。『アンジャ小屋』が三十軒も建った。又、『鱒見茶屋』というのが建って、採るところを見せたり、食べさせたりした」という(安田町史編さん委員会1997b：123-124)。阿賀野川の風物詩でもあったアンジャ小屋は、鮭・鱒の時期になると川に並んだ藁づくりの小屋である。アンジャ小屋は単に漁をする人々が共同で寝起きする場というだけでなく、コミュニケーションや「付き合い」の場でもあった[9]。

　このように、小松では、山と川と農地とを組み合わせた生業複合形態がとられていた。小松の風景が変容するのは、上流の鹿瀬に揚川ダム(1963年完成)、そして阿賀野川頭首工(1966年頭首工本体完成)ができて以降といわれている。流れが早く、石河原が広がっていた阿賀野川の川幅が広くなり、流れも石河原もなくなった。阿賀野川頭首口が鮭・鱒の漁場であった小松と石間を分断したため、鮭・鱒など遡上魚の漁も徐々にマイナー・サブシステンスに変

わった。馬下橋がかかり渡船場が廃止された。川は大きく変化し、川を中心にした暮らしもこの頃から大きく変化してゆく。

(2) 千唐仁・布目：船頭地域

千唐仁(約100戸)は千唐仁上と千唐仁下に分かれ、住所としては上が布目、下が千唐仁である(図6-2)。布目は川欠け(大水による土地の流出)によって現在の場所に集団移住してきたが、現在は千唐仁下とともに一つの地域としてのアイデンティティを持っている。住所の他に布目と千唐仁とで区分があるのは、諏訪神社の氏子か神明社の氏子か、念仏講が千唐仁か布目か、などである[10]、住所が布目でも神明社の氏子の場合もある。それぞれが氏子となって行う神社の行事などの一部を除けば、布目であろうと千唐仁であろうと区別はない。生活様式や生業のあり方にもほとんど差異がないため、布目を含めて「千唐仁」と呼ばれる。以下、布目と千唐仁を区分することなく「千唐仁」として論じてゆく。

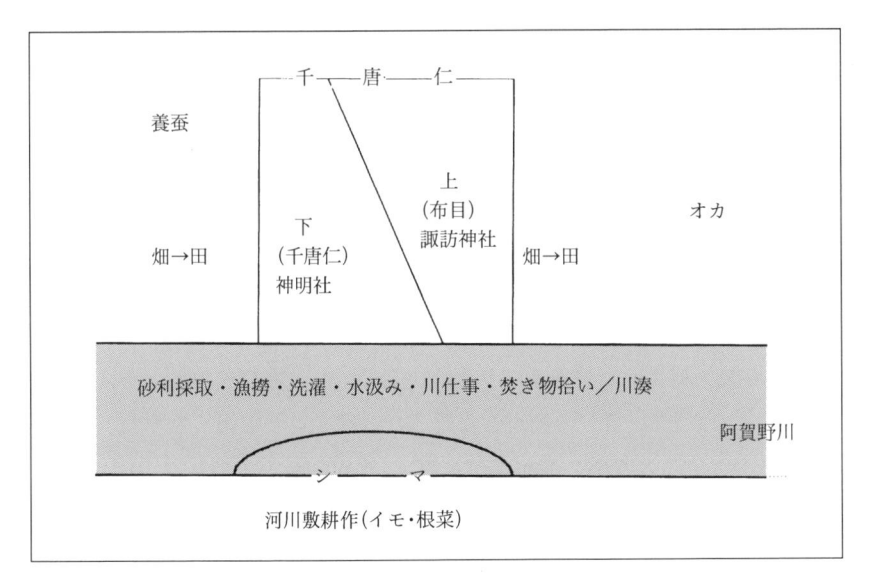

図6-2 千唐仁の生業空間

さて、カワスジにある集落のなかでも、千唐仁は船頭地域としての性格を強く有していた地域である。稗ケ川原場ではサンパ舟で地先の砂利を川岸にあげる船頭であったが、千唐仁の船頭は、大船にサンパ舟をつけて遠方まで砂利や玉石を採取しに行く。サンパ舟であげた砂利や玉石を大船に移して新潟へと運ぶ。千唐仁の船頭の生業空間は、地域に限定されず船上と移動先とをまたいでいたのである。

　このような船頭の暮らしについては後述するとして、千唐仁の地域内部にはどのような生業があったかを示すのが図6-2である。表6-1でカワスジの暮らしの特徴とされた養蚕、河川敷耕作、根菜づくり、流木拾いの様子を確認しておこう。

　安田町は「ダシの風」と呼ばれる南東からの強風が吹く[11]。阿賀野川沿いの風はたいへん強く、この風の影響を受けずにできる養蚕や根菜類の栽培が盛んに行われていた。畑は、桑畑の間に野菜を植える、畑の周囲に桑を植えるなど、ダシの風を避ける工夫がなされていた。桑の葉を集めるのは大人だけでなく子供たちの仕事でもあり、小遣い銭かせぎでもあった。なお、戦前の食糧増産のかけ声のもとで桑畑は田んぼに切り替わった[12]。

　また、1930年から河川敷のシマ(大島)の耕作がはじまり、1戸あたり2反歩の畑には砂地に適した根菜類が植えられた(阿賀野川河川敷地擁護同盟1983：287)。千唐仁には稗ケ川原場のように渡船場がないため、女子衆は家人に連れていってもらったり、近所の人と、朝方、「今日は大島行くかね」と声をかけあって舟を都合し、週に1、2度はシマに渡った。施肥のための堆肥も藁で縛ってサンパ舟で運ばれたが、大水になると泥も流れ着くので土が良く、オカの畑(堤内の畑)よりも耕しやすかったという。九条地で免租地だった。もっとも、大水のあとは「自分の畑がどこ行ったと探すこともあったわね。ジャガイモなんか、7月の収穫の時に流されてしまったりしてね」、ということもあった[13]。

　シマの耕作と耕作地の流失の原因について、千唐仁の養蚕、畑と、砂利採集、漁撈、川仕事などを組み合わせた生業複合形態が、「農業主体」ではなく

「船頭主体」であったことを物語るエピソードとして残されている。すなわち、
　船頭あがりの人達が多くて経験がない」。「経験のある者は上流に柳原とか芽原とか、高い地形の蔭等を見て耕作が可能な処を選んだが……高い所も底い所もノベズマクナシに開墾し丁寧に耕作したので畑は大風が吹けば流砂現象を起し」、河川敷の畑は1939年には全て流出してしまった(阿賀野川河川敷地擁護同盟1983：287)[14]。
（ママ）

　養蚕と河川敷耕作がなくなると、オカの田畑が農の中心になる。オカでもゴボウなど根菜や豆、イモ類などがつくられた。また、河川敷耕作があった時期から、4、8の水原の市日には、4人ほどが寄って、猫車やリヤカーを引いて水原に売りに行ったりもした[15]。これは嫁の小遣い銭稼ぎにもなった。

　さて、小松やマチバ、ヤマテでは春山で柴刈りをして焚き物を確保したが、山のない千唐仁では流木を拾って焚き物にした。

　「ひどく雨降ると、必ず薪が流れてきます。それこそ、家建てるような木から、ちっちゃい薪から、真っ黒になって流れてきます。流れているのを、こうして熊手、フォークであげるわけです。

　緩いところに渦巻いているようなところで、私ら、拾うんです。流れの早いところなんか、自分もとられてしまいますわね。みんな総出です。一年分の薪です。それを藁でツナギっていうのをつくって、まるけて、立てておきます。だいぶ乾きます。そうすっと、堤防の上にあげるのが大変です。干して乾燥させてあるんですが、何だって、数がありますから。それを馬車につけて運ぶわけです。」[16]

　流木を拾うのは危険が伴い、マチバの人には大変な仕事だと思われていたが、千唐仁からマチバに嫁入りした人によると、「ヤマ(共有地)に柴刈りに行くより、もっと楽です」ということになる。

　「私また、林から刈ってくると思っていましたが、大きな石やら何やらあ

る山で、一本一本、刈ってくるんです。それこそ重労働です。堤防にあげて、という距離じゃない。結婚してこっちに来たのが昭和22年。十数年やりました。足がぱんぱんに張って、何をどれだけ泣いたかわかりません。あんまり辛くて。難儀しました。」[17]

　河川敷に行くのも舟だったが、焚き物拾いをするにも舟が重要だった。川岸で流木を拾うだけでなく、舟を漕いでシモまで行って、使い勝手の良い焚き物(流木)を集めて持ってくることができる。「船頭しないと焚き物が拾えない」[18]のである。第5章でみた稗ケ川原場と同様に、あるいはそれ以上に、舟がないと生活が成り立たないのが千唐仁だった。砂利採取や運搬に携わる以前に、暮らしそのものが船頭であることを前提に成り立っていたようなものである。日常的に川に出る暮らしのなかで、日常的に川魚の漁も行われる。この時期、千唐仁でも漁業権の有無が問われるのは鮭・鱒など特定の魚種のみで、それ以外の川魚は誰でも自由にとることができた。とれた魚は「身マキ」(第6章第2節参照)を通して分配され、新鮮なままに食卓にのぼった。大漁のときは囲炉裏であぶるか、または塩に漬けて保存食にした。
　千唐仁の暮らしは、1935年以降、河川敷や桑畑がなくなり、また高度成長以降は焚き物拾いもなくなるなど変化がみられたが、阿賀野川へ行き魚をとることはごく自然に行われていた。

(3) 生業複合と被害の把握のされ方との関連
　小松と千唐仁の例は、同じ安田町の同じ阿賀野川沿いの地域でも、それぞれに川との付き合い方が異なっていたことを示している。だが、どちらの場合も、生業複合形態のなかに漁撈があった。そのため、個人の職業からは水俣病被害の原因になった川魚の喫食状況がみえにくい。「職業」は農業、職人、船頭、会社員など、主たる生業や現金収入先を示す言葉であり、生業複合形態を示唆しないからである。
　さらに、漁業権の有無が実態としての漁撈を示さないこともわかる。漁業

権が必要とされるのは鮭・鱒・鮎など特定魚種である。これらは、新潟県が行った食用・採捕規制の行政指導では、遡上魚であることから早くに規制を解かれている。逆に、水銀値が高かったウグイ、ニゴイなどは、地域のなかでは漁業権なしに自由にとることが容認されていた。新潟水俣病発生後に出された川魚の採捕および食用規制は、中流域の人々にはその内容がほとんど伝わっておらず、喫食制限が行われていた魚種は、漁業組合員であろうとなかろうと、誰もが食用に供していたのである。

　第2回一斉検診の対象者は、第1回一斉検診で川魚を喫食していたと答えた人および漁業従事者(漁業権保持者)であった。しかし、小松や千唐仁のように、阿賀野川流域の地域で営まれていた生業複合状況を鑑みれば、被害の母集団は漁業権を持っていた人に特定されず、流域地域とその住民として把握されることになる。

2　認定患者と明和会

　ともあれ、第2回一斉検診の結果、安田町からも1972年に認定患者が出てくる。認定患者は被災者の会に入るのが普通だが、安田町の場合は状況が異なった。安田町の認定患者は、自民党の代議士と安田町町長の協力のもとで、同年、被災者の会とは別に、独自に「明和会」がつくられたからである。安田町はもともと保守的な地域であるが、新潟県そのものが保守的な地域であることを考えれば、このような行動を「保守的」の一言で片づけることはできない。この地域で明和会ができたのは、第一に、共闘会議が下流域を中心に運動を組織化してきたため、中・上流域への影響が相対的に小さかったためである。関連して、第二に、共闘会議が認定患者を組織化するまでの間隙をついて、早期に明和会がつくられたためである[19]。

　明和会の事務局は安田町の役場内におかれ、最初は自民党代議士が、途中から安田町町長が会を世話することになった。会長は認定患者である。安田町の認定患者は一部を除き[20]、明和会に入ることになった。明和会の認定患

者は共闘会議の運動と距離をとった。補償協定に向けて運動をしていた時期である。安田町の動向は共闘会議や被災者の会にとってマイナスに他ならなかった。安田町で被災者の会に入った認定患者は、次のように述べた。

「［認定患者が出てから町長の招待で役場に認定患者が集まったが、その時に］安田町の町長から、認定患者がバイブレーターや甚平をもらった。その後にたまたま飲みに行こうということになった。自分は出ていかなかったが、その時に明和会をつくる話が出たんだろう。初代の会長のときは『安田グループ』と言っていたように思う。ある人は、共闘会議に入ると金［会費］をとられるから、入らないと言っていた。

わたしは認定になってすぐ共闘会議に入ったので、安田グループには入らなかった。［補償協定締結に向けた］共闘会議の交渉にも出ていった。共闘会議は1000万の一時金と年額50万円の補償金［年金］を要求していたが、安田グループは300万、20万を提示していた。共闘会議は要求額を引き下げなかったが、明和会は好き勝手なことを言って邪魔した。」[21]

1972年10月31日には、共闘会議が安田町町長と会見をし、明和会と共闘会議で一緒に交渉を行うよう申し入れたが、安田町側が固辞し、結局、両者は歩み寄ることなしに別々に交渉を行うことになった。補償協定締結に向けた運動がなされている時期に、安田町の認定患者が別個に交渉を行うことは、共闘会議の運動にとってマイナスであり、足を引っ張るように捉えられていた。補償協定締結後は、明和会も、共闘会議および被災者の会と同様にその成果を受けることになるのだが、いくつかトラブルもあった。

たとえば、補償協定では認定患者死亡の際に一時金の追加として500万円が下りることになっており、被災者の会には2名を除き満額が支払われたが、明和会の患者には満額が支払われなかった。この件については、以下のように認識されている。

「[下流の認定患者の場合は] ひとりは交通事故で全く支払われず、もう一人は舟に乗って魚釣りをしていて転覆して亡くなった。それで300万円しか下りなかった。

それに対して、安田では、同じ病気で同じ契約を交わしているのに、はじめは満額下りなかった。はじめの死亡患者は70万円だった。次に3名が死亡したが、その時は140万円だった。そのような経緯があって、役場の二階で、町長を含んで交渉をした。その後に350万円だった人がいたが、それ以降は満額支払われるようになった。

役場の二階で話をしたとき、昭和電工の人に、共闘会議の追加補償金の話を聞いている、共闘会議の死亡認定額を明示してくれと頼んだ。はじめは電話で、と言っていたが、二代目の会長のときに書類を出してもらった。

どうして共闘会議には満額出すのに、明和会には出さないのかと尋ねると、医者の診断書の如何によるという返事だった。共闘会議の方の患者が行く医者と、自分たちが行く医者は違う。共闘会議のほうは、水俣ということをはっきり書く。それでは、みんな共闘会議の方に行ってしまう。それで明和会を差別するつもりなのか、潰すつもりなのかと、かなり強く要望した。」[22]

「わたしのばあさんの診断書は『心不全兼水俣病』とあっても、その診断書を書いたのは水俣病の専門家じゃないからと言われ、昭和電工は満額出さないと主張して、大変な思いをした。共闘会議の人が行く病院は、水俣病ときちんと書く。だが、自分たちが行く病院は表現が柔らかい。」[23]

上述のようなトラブルを経験したが、明和会は共闘会議と歩調を合わせることなく独自に会を運営してきた。その性格は被害者運動団体というよりはむしろ、親睦団体的なものである。安田町の認定患者は、被災者の会に入った少数を除き、明和会に属した。

3 船頭検診

表6-2 船頭検診の受診状況と結果

検診	対象者	受診者	受診率(%)
一般検診	27人	27人	100
精密検査	22人	22人	100
有所見者		16人	

出典)新潟県『昭和47年度 公害白書』1973年、259頁より作成。

このような安田町であるが、1973年には被害者運動として注目すべきことが行われている。阿賀野川流域の川舟業者を対象にした集団検診を行うよう、川舟業を営む千唐仁や小浮の住民が安田町に要望し、安田町が新潟県に要望したことである(旗野1985：38)。この検診は「船頭検診」とも呼ばれている。新潟県が地元からの要求で集団検診を行うのは、この検診が最初で最後であった。

船頭検診は新潟大学医学部神経内科において行われた。このうち精密検査該当者になったのは22人で、有所見者は16人だった(表6-2)。

船頭検診の結果とその意義について、当時の新聞は「新潟水俣病に"見落とし患者"」という見出しのもとに次のように報じている(『新潟日報』1973年3月23日)。

「二十七人中、二十四人までが川舟で砂利などの運搬を職業としており、残り三人が農業。検診の結果、手足のしびれがある者十七人、聴力障害十四人、協調運動障害十八人、視野狭さく八人、口のまわりのしびれを訴える者二人という所見が明らかになり、水俣病患者としての認定基準を越す者が十六人もあった。

ところで問題とされるのは、これら二十七人のうち十三人が以前に県が行ったアンケート調査を受け、このうち五人は第二次一斉検診を受けながら、だれ一人として"有所見者"としてはピックアップされなかったことだ。この点について、検診に当たった白川健一助手は『水俣病患者に対する周囲の芽を恐れてアンケートに正直に答えなかった人や、四十五年当時、自覚症状はなかったが、ゆっくりと症状が進行し、その後になって発症した人──の二つのケースがある』と説明。さらに『同町の場合、患者の発生が遅かったため、四十五年以降も継続的に阿賀野川の川魚を多く食べていた。

これが症状進行の加速要因になったのでは……』とも指摘している。
　とにかく、同町二十七人の検診結果からみると、第一次、第二次と行われてきた二回の一斉検診で患者発見の"落ちこぼれ"があったことだけは、確かなようだ。」

　この記事は、新潟大学が「新しい調査に乗り出す必要があると指摘している」と締めくくる。既に論じたように、1973年は「第三水俣病」問題が発生し、補償協定が締結された年である。船頭検診は、認定基準が厳格化される、その前に行われた検診であった。記事には船頭検診を受診した約半分が、県の集団検診のアンケート調査の対象になっていないことも示唆されている。患者の見落としの理由として、水俣病被害の母集団として「地域」が捉えられていなかったこと、調査が漁業権の有無や漁業という職業に基づいており、阿賀野川での生業複合状況に基づいた調査でなかったことが確認できる。
　ところで、新聞記事では16人が水俣病の認定基準を満たしているというのだが、そのうち何人が認定されたのだろうか。文書資料から、1976年時点で3名(旗野1976)、1979年8月末時点で6名(新潟県より入手の資料)であることが確認できる。
　船頭検診を契機に認定されたSI氏の家族の話によると、有所見者になってから認定されるまでには、何度も新潟大学に足を運んで検査をする必要があったが、全部の人が受けたわけではなかった。SI氏は検査に行くように他の人を誘い、自分はいくら忙しくても検査を受けに通ったが、途中で検査に行くのをやめた人も多かったという。当時はまだ交通の便も悪く、新潟に行くのも面倒で、車代や検査費用も自費だったからである。SI氏の弟も途中でやめた1人だった。また、千唐仁は小浮に比べると認定患者が少なかったが、その理由は「面倒くさがって、途中でやめてしまう家が余計」だったからだという[24]。

4　船頭の暮らし

船頭検診を受診した千唐仁の船頭から、後に未認定患者運動が生まれてくる。千唐仁の船頭とはどのような仕事をしていたのか、確認しておこう。
　小浮は千唐仁に比べて大船が少なく、サンパ舟が主流だった。大船に乗る人も少なかった。これは千唐仁でみられるような「船頭」が少ない事を意味している。千唐仁はほとんどの家に「船頭」がいた地域だった。塩川と津川と新潟を結ぶ阿賀野川は近世以降「津川船道」と呼ばれており、津川の川湊は日本三大港の一つと称されるくらい賑わったところである (山崎1962、安田町史編さん委員会1997b：171-179)。
　安田町は津川と新潟の中間にあたる。津川船道を長舟、揚川舟(コウレンボウ)など大型の舟で行き来していたのが、ここで述べる「船頭」である。1978年時点で、千唐仁の98軒中、船頭をしていた人がいる家は85軒(86.7%)であり、残りの13軒の内訳は、舟を持たない専業農家が9軒、商店やサラリーマンが4軒という、まさに「船頭地域」である (斉藤・荻野・旗野1981：37)。
　千唐仁では、船頭になることが当たり前で、船頭をしないと生活できない地域といわれた。千唐仁の船頭は、帆に風をあて、あるいは棹さして津川まで上り、炭や薪、柴を積んでは新潟に下った。新潟からは米や塩を運んで津川方面で売った。その繰り返しで収益をあげた。舟の親方は、いわば商売人であった。これが機械船になる1955年頃より後には、新潟へ持ってゆくのは炭や薪、柴ではなく玉石になり、そして砂利が主流になる。千唐仁の前の川で玉石、砂利をあげるだけでなく、津川や遠くは鹿瀬あたりまで玉石や砂利を採取しに行った人もいる[25]。遠くに行くときには、大船にサンパ舟をつけて上り、サンパ舟で玉石や砂利を採取した後に大船に移す。それを新潟に下げるのである。
　最盛期には、千唐仁にはサンパ舟や長舟、コウレンボウの他に、機械船が30も並んでいたという。船頭で砂利船に乗らなかった人はいない。16歳で船頭の親方に丁稚奉公に行ったTI氏によると[26]、1940年頃に1年間奉公したときは年額300円もらい、新潟に行くと1円の小遣いがもらえたという。当時の

1円は、新潟で映画を見て、蕎麦を食べて余る金額だった。船頭は雨や風のある天気の悪い日は休みで、休みの日には映画やら何やらとあちこちに遊びに歩くというので、憧れの仕事でもあった。人夫が1ヵ月に25日から30日働いて稼ぐ金額を、船頭は20日もあれば稼いでしまう、景気の良い商売だったのである。船頭は現金商売だったので、借金をしても船を買ったが、その支払いが何十万、何百万であってもほとんど現金払いだったという。金回りも良く、着る物も派手で、良い品物を持っているため、誰からも羨ましがられた。「船頭しないば、うそっこだわな」といわれた所以である[27]。

賭もしたし、喧嘩もした。そして遊んだ。千唐仁盆歌にある、「下へ下へと流れる水はイヤーア新潟女郎衆のコリャどうしたいなの化粧の水」という具合である（新潟県教育委員会1986：61）。表6-1の①にカワスジの人は働き者、とあるが、これは女性に対する評価である。女性は、船頭仕事で家を不在にすることが多い男衆の代わりに、男性がする仕事も行ってきたからである。

船頭の生活をみてみよう。船頭は千唐仁を起点に津川方面と新潟方面を行き来する。機械船に乗ったTI氏の場合、津川へは朝食の後に弁当持参で行き、早い者勝ちで玉石をとった。流れが早く、上るのが大変であったが、エンジンがついているので、1日で千唐仁に戻ってこれる。千唐仁から新潟へ行くときは味噌、醤油、米、野菜、焚き物の薪を積み込み、阿賀野川の流れの早い瀬で水を水瓶や水樽に汲んでおく。飲み水や煮炊きに使う水である。下流のほうに行くと水が汚くなり、新潟付近ではドブのようになってしまうから、あらかじめ水を汲んでゆくのである。翌朝に新潟に着く前に、船を休めて、あるいは船の上で食事の支度をする。川魚をとり、汲んでおいた阿賀野川の水で野菜を洗い、ごはんを炊き、汁をつくる。船の中で睡眠をとる（図6-3を参照）。戻ってくるときも同様である。船頭の生活は、川を上り下りしながら同時に漁撈を営む生活でもあった。船頭であるということは、千唐仁では、阿賀野川の水を飲み、川魚を食べた人であることが明瞭な人を指すのである。船頭は舟で魚をとり、陸にあがっては魚をとる。雨風があれば船頭は休みだから、好きな人は、暇さえあれば魚をとった。漁撈は遊びでもあり、生活の糧

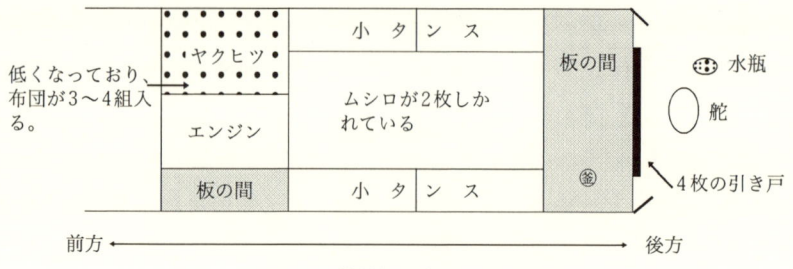

図6-3 機械船の内部の生活空間

注)大型砂利船福運丸のケース。薪や鍋、茶碗、米、みそ、野菜などが持ち込まれる。

でもあった。

　安田町のなかでも、千唐仁から地域ぐるみの未認定患者の運動が起こる背景には、阿賀野川への依存度が最も高く、「船頭」という仕事と暮らしに誇りを持った人々が集積する、きわめて同質性の高い地域だったことが関連していると思われる。次節では、千唐仁を中心に展開された安田町の未認定患者運動を論じ、その特徴が理念先行型ではなく日常延長型の運動であったことを明らかにしてゆく。安田町の運動が継続的に行われてきたのは、運動の日常への定礎という点にあると考えるからである。

注

1) 表には入れなかったが、カワスジは「ホイデ(乞食)のでどこ」、「川筋者には嫁をやるな」という表現があると伝えられているという話が聞かれた。渡辺伸一はこうした状況を伝統的な階層差別意識が水俣病差別を活性化すると捉えたが(渡辺 1998：211-214)、少なくとも明治時代からヤマテとカワスジの間には通婚圏が成立していることから、固定化された差別構造があったわけではないと考えられる。
2) 共闘会議作成の資料、「行政認定・総合対策医療事業状況一覧表」(1997年3月31日現在)、飯島・舩橋編(1999：xvi)による。
3) 小松の生業複合状況や鮭・鱒などの漁撈については、関(2003)を参照のこと。
4) 小松で渡船夫をしていたKM氏への1999年6月2日のヒアリングによる。なお、上流には井戸水が出ず、山水もない地域があった(現在の三川村にある地域)。そこでは阿賀野川の水が飲料水であり、生活用水であった。
5) 春の彼岸前の1カ月は家族で山に入り、1年分の薪や柴をよせて、家の周囲に山

積みしておいた。火をおこすのには杉葉を用いた。
6) ヤマは小松の共有地だったものを、明治になって一部を残して権利を分けている（小松在住のKI氏への1999年11月20日ヒアリングによる）。山師はヤマを入札して粗朶を切り出し、人を雇って阿賀野川まで粗朶を下ろした。1945年頃、粗朶担ぎは1回に1把5円を10把担いで50円、それを午前と午後2回ずつ行って、日当200円の稼ぎになったという。材木を出すのは日当が170円くらいだったと記憶されている（小松在住HG氏への1999年6月2日ヒアリングによる）。なお、当時の山師の様子については、山田他（1990）を参照のこと。
7) 冬場に罠をつくってヤマに仕掛けてとり、肉は塩漬けで保存、皮は防寒用の衣類に用いられた。兎を飼っていた家もあり、飼育は子供の役割だった。
8) 阿賀野川の対岸にある「向島」は、「暴れ川」だった阿賀野川が河道を変化させたため、対岸と陸続きになったものである。
9) 鮭漁時期の漁小屋における「付き合い」については、菅（1998）年を参照のこと。また藤田（1989：349）も、もてなしの場としてのアンジャ小屋の様子を記している。
10) 1999年段階での諏訪神社の氏子は20戸で、残りが神明社の氏子である。「お宮の行事」は、シメユイ（しめ縄を新しいものに取り替える）の行事は別々に行うが、その他はほとんど一緒に行っている。関連して、念仏講も布目と千唐仁で異なる。布目は戸数が少ないため全戸から1名は婦人が念仏講に入る「村念仏」の形態をとっているが、千唐仁は高齢の婦人の自由参加という形をとっているため、年々、参加人数が減ってきている。念仏講に入っている婦人は、不幸があった家で「枕念仏」をあげ、「地蔵祭」で念仏を唱えるなどする。道具を保管する家は「あがりこ宿」と呼ばれ、千唐仁では1年ごとに回していたが、布目では回り番は早くからなかった。（千唐仁在住TNさんへの1999年6月4日、同TI氏への1999年9月14日ヒアリングによる。）
11) 「ダシの風」については第8章第2節注5）を併せて参照のこと。
12) 当時は田んぼへの切り替えがネガティヴに捉えられていた側面もあった。「田んぼより養蚕のほうが生活していくのに豊かでね、おらのところではね、筵旗たてて、田んぼになる時に反対したそうであります。」（千唐仁在住NMさんへの1999年6月3日のヒアリングによる。NMさんが嫁に来る前の事で、舅から聞いた話である。NMさんの嫁入りした家は千唐仁でも大きな農家である。）養蚕のほうが良いという声は、小松の開田事業の際にもあった（安田町史編さん委員会1985：119）。
13) 当時は千唐仁、現在保田在住のSOさんへの1999年10月6日のヒアリングによる。当然、収穫物を運ぶのもサンパ舟である。家人のうち少なくとも1人は舟を知ら

なければオオシマに行くのも不便になる暮らしであった。
14) その後、新たに砂がついてシマができたが、千唐仁ではなく五泉の人が権利を持って耕作するようになった。
15) 月に6回の水原の市に毎回出掛けていたわけではなかった。市日の前日に収穫し、野菜を洗ったり、土のまま束ねたりと、売り物の支度をした。当日は朝暗いうちに猫車やリヤカーを引いて、水原までの約8キロを歩いた。1945(昭和20)年当時は千唐仁にも猫車が少なく、リヤカーはほとんどなかった。1人が猫車の舵をとり、残りの人が後と横で荷物を支えた(千唐仁在住NMさんへの1999年6月3日のヒアリングによる)。なお、千唐仁から安田町のマチバに嫁入りした人は、市に売りにゆく習慣がなかったので、近所の農家の嫁に市について教え、一緒に小遣い銭稼ぎに出掛けたという。よく売れるのが「面白くて」しょうがなかったといい、現金収入だけでなく、商売そのものの楽しみもあったという(保田在住のSOさんへの1999年10月6日のヒアリングによる)。なお、市は行商と並ぶ古い交易の形態である(最上1983：177)。
16) 保田在住のSOさんへの1999年9月12日のヒアリングによる。なお、本文中の「家建てるような木」とは、上流の津川湊の筏用木材が流れてきたものである。「木をくんで10ずつもしばった筏が流れてきた。普段は流れてこないようなものも、大水になっと流れてくる。今はそんなことないけど、小屋建てたなんて人もあった。山の衆がさ、こないうちに隠してしまってさ。流れてきたのは拾った者の権利さ。雑木とか、大きくて重くてどうにもならない木は残しておくわね。そういうのは、山の衆が来てさ、俺の木だからって、たがえていくわね。人夫つれて川に潜って筏にして、シモ(新潟)に下げたもんだ」、「このカワスジに生きていくには船頭を知らなければダメだ。淀みのとこは人の拾いカスばかり。船頭はいくら水増しても、それこそ命懸けで出掛けていって、舟に縄つけて木材や流木をしばって持ってきた」という(千唐仁在住TIさんへの1999年6月3日、10月5日のヒアリングによる)。
17) 保田在住のSOさんへの同上のヒアリングによる。
18) 千唐仁在住TIさんへの1999年6月3日のヒアリングによる。
19) これは、たまたま自民党代議士の運転手を務めていた人が患者として認定されたということが原因ではないかともいわれる(笹神村在住のSWさんへの2000年7月15日のヒアリングによる)。
20) 稗ケ川原場の安田町側の認定患者は被災者の会に入った。また、認定されてすぐに共闘会議に入った人も、その後にできた明和会には入っていない。裁判途中で認定された患者も明和会には入っていない。
21) 安田町認定患者SM氏への1993年12月11日のヒアリングによる。

22) 安田町認定患者のJK氏への1993年12月12日のヒアリングによる。
23) 安田町認定患者KI氏への1993年12月12日のヒアリングによる。
24) 千唐仁在住認定患者SI氏の配偶者への1994年8月26日のヒアリングによる(SI氏は当時、脳に障害をわずらっており、配偶者の方に話をうかがった)。なお、最後まで検診を受けた人でも認定にならなかった人がいたという。また、途中で検診を中断した人は第二次訴訟の原告にまわっている。この点は、未認定患者統計調査で確認することができる(表4-5を参照)。
25) 千唐仁在住のKIさんへの1999年10月6日のヒアリングによる。KIさんは夫のEI氏とともに、船頭仕事をした数少ない女性である。2人は次節で述べる「地元で集団検診を実現させる会」のキーパーソンである。
26) 千唐仁在住のTI氏への1999年6月3日、1999年9月14日、10月5日のヒアリングによる。
27) 船頭の暮らしぶりが農家に比べて格段に良かったことを示す、次のような記述がある。「昔から保田には『新保、渡場、横越かけて、米の団子食うたためしない』という童唄があった。これは田圃の少なかった岡方地方の宿命を歌ったものである。この様な時代でも荒稼の船頭衆は最上の白米を食って居た。井上栄惣太(明治十年生)の語るところによると、当時釜を用いて飯を炊くのは船の上だけで、これを船飯と云った。船着場には方々から人が来て、野菜其の他色々の物を持って船飯と交換に来るので、別に船飯をたいて餅の様にかたくして細かく切ったものを渡した。これは長患いの病人等に食わせるもので不思議に快くなった。これで快くならないものは、病人の家の人も諦めて居たものと云う。こうした貧乏暮らしは何処の村に行っても同様のものであった。」(安田町史編さん委員会1997b:31)なお、船頭の稼ぎ(砂利船であげる収益)は、船の大きさや自営か雇われかで異なる。より稼ぎの高かった例については、星野(1990:18-20)を参照のこと。

第2節　千唐仁の未認定患者運動と町の支援者

1 「地元で集団検診を実現させる会」の運動

　認定患者が出てきて以降、水俣病患者に対する差別が生まれたのは、安田町でも例外ではない。船頭検診で有所見者になった人のなかで、認定申請に

必要な検査を途中で中断した人のなかには、単に検査が面倒だったからではなく、水俣病に認定されることで子供や家族に与える影響を配慮したという声も聞かれた[1]。

　船頭検診後、千唐仁ではじめて「それまではタブーとされてきた水俣病の話し合い」が行われたのは、1976年3月6日のことである(旗野1976)。呼びかけの中心になったのは、船頭検診を受診した千唐仁のEI氏らだった。ここでは、①県が行った第2回一斉検診のアンケート調査にはまだ症状が軽く、世間体などを考えて正しく回答しなかったり、アンケートを未提出だった人がいたこと、②1973年の船頭検診は受診対象人数が制限されており、家族などには検診の機会が与えられなかったこと、③船頭検診では、27名中、16名の有所見者がいたにもかかわらず、この時点までに3名しか認定されておらず、棄却された人も症状が悪化するなど状況が変化したこと、④有所見の通知を受け取っても、世間体などを気にして精密検査の受診を途中でやめた人がいること、⑤町当局のミスでEI氏と、同じく千唐仁のSS氏の再申請が新潟県に届いていなかったことが確認された。

　この話し合いを契機にして、「地元で集団検診を実現させる会」の活発な運動が展開される。4月6日の話し合いでは、安田町に集団検診を要望する方針が決まり、それに先立って、①明和会の役員に町長交渉について相談し、②呼びかけ運動などの行動はすべて町長にも相談したうえで行うこと、③水俣病問題が現在は難しい状況にあることから基本的には自分たちの力で検診をやってゆくことが確認された。翌日、明和会の役員に話を通して、4月9日に安田町町長に集団検診実施の申し入れを行った[2]。町の回答は、①時期が遅すぎる、②県もやる気がない、③実施すると際限がなくなる、④機材の運搬が容易ではなく、⑤検診をする医者もいないため実現は難しい、⑥本人申請制度があるので制度を利用してほしいということだった。

　EI氏ら「地元で集団検診を実現させる会」は、この結果を明和会の役員に報告し、新発田保健所や新潟大学医学部の白川健一、県議会議員に集団検診の実現に力添えを願う手紙を出した。14日には千唐仁の地域内に町長との交渉

内容を記した報告のビラをはじめて配付している。なお、新発田保健所は、水俣病の集団検診の実施は、県が担当する事業であり、保健所として対応することはできないこと、本人申請制度があるので制度を利用してほしい、というものであった。新潟大学の白川は、医師の力だけでは実施が困難であるとし、新潟県衛生部の担当者を紹介した。

　さらに、船頭検診を実施した際の担当者から「自分が担当していた時には、こちらでできる調査（川魚喫食状況、自覚症状など）をやって検診で使った」ということを聞き、アンケートを作成して検診希望者に配付した。また、地域で水俣病に関する集会を開催することにし、呼びかけの案内文を地域に配付した。

　5月5日には、千唐仁ではじめて水俣病に関する集会が開かれた。22名が参加しての集会では、これまでの活動経過の報告があり、安田町と新発田保健所からの回答が出た背景や水俣病問題の経緯について説明があった。この集会では、県との交渉を早急に行うこと、今後は会費を集めて活動を行ってゆくことが確認された。7日には、他の地域にも呼びかけをすることが決まった。

　5月13日の新潟県との交渉では、安田町の認定患者のHS氏と同氏が紹介してくれた県議会議員の同席のもと、集団検診の実現が要望された。この時点で受診希望者は43名となっていた。県交渉は、『新潟日報』にも「43人に水俣病検診を　安田町の住民団体　県に一括申し入れ」という見出しで報じられた。少々長いが、安田町の未認定患者運動が新聞記事になる最初なので、以下に引用したい（『新潟日報』1976年5月14日。ただし本文中の個人名はイニシャルにした）。

　「阿賀野川沿いにある北蒲安田町千唐仁の住民で構成する『地元で水俣病集団検診を実現させる会』（EI氏ら四十五人）が十三日、県衛生部の入山文郎公衆衛生課長と会い『新潟水俣病の症状が見られる四十三人の集団検診を早く実施してほしい』と初めて申し入れを行い、知事あての要求書と連名書を手渡した。新潟水俣病の潜在患者には、本人による認定申請の道が開

かれているが、四十七年までに実施された県の集団検診以来、一度に四十三人もの検診希望の申し入れがあったのは初めてのことで、今後の県の取り扱いが注目される。

『集団検診を実現させる会』のEI氏ら九人は、入山課長に患者と見られる住民の症状や認定申請の手続きがこれまでとれなかった事情、四十三人以外にも同じ症状の人が多くいる——などを説明し、とりあえず連名書に加わった四十三人の集団検診を早急に実現して欲しいと申し入れた。これに対し、入山課長は『四十三人とまとまっての要求については前向きに検討する。認定申請を出して検診を待っている人が約五百人もいるという事情もあるので時間を貸してほしい』と答えた。

同会の話によると、千唐仁…(略)…では、四十七年まで、砂利船の船頭組合員、漁師が阿賀野川で川魚を捕獲し、九十数戸約五百人の住民ほとんどが食用にしていた。四十七年に県が行った集団検診の際は、水俣病患者と断定されることに"脅威"を感じたり、世間体と家族のことなどを考えたりして、ほとんどの人が受診に踏み切れなかったか、受けても予備検診でやめてしまっていた。しかし病苦や…(略)…話し合いが行われたことから、逆に県の集団検診が打ち切られた翌四十八年に地元が安田町に検診を要求、同年三月、町が一日限りの検診を行い、船頭組合員ら二十一人が受診。うち三人が患者認定され、十八人が否認定となった。

だが、それ以降も住民の中には手足のしびれ、頭痛、腹痛などを訴える者が多く、町の検診では受診者が二十人と限定されたことで大部分の人が受診の機会を与えられなかったとして、ことし四月九日、本田町長に集団検診を願い出た。ところが町では、医師がいない、本人申請制度があるなどの理由から『実施できない』と回答した。

さらに受診希望者は、認定申請を望んでも、申請書提出に必要な医師証明書を地元や近郊の医師は書いてくれず、本人申請の道も閉ざされている、としている。

このため県の申し入れに加わった四十三人は、一部に予備検診を受けた

人がいるものの大部分の人は一度も予備検診や精密検診を受けていないという。

　入山課長との会見では、同会としては『水俣病の認定をしてくれと言うのではない。とにかく検診をやってほしい』と訴えた。これに対し入山課長は、集団検診が実現できる方向で十分検討したいと約束した。

　なお同会では、四十三人は氷山の一角で…(略)…相当数の潜在患者がいると見ている。」

新潟県と交渉が新聞記事になったことで、いくつかの反応があった。一つには、この記事を見て数人から問い合わせがあったことである。第二は、新聞報道を受けて、千唐仁に警察官が様子を見に来たことである。水俣病の運動をめぐる状況がいかなるものだったかを示す「事件」であった[3]。これに対して、同会では抗議文を送り、自分たちの姿勢を明確にすることにした。県との交渉は5月20日、6月14日と重ねられたが、進展はなかった。また、新聞報道を受けて、安田町町長から話し合いたいと申し入れがあり、5月26日、6月1日、26日と交渉が持たれたが、こちらも平行線のままに終わった。

　7月2日、ある県議会議員が、新潟県の厚生環境委員会で集団検診について質問を行った。県衛生部部長は既に認定申請を行っている者の処分をするのが先で、集団検診を平行して行うことは困難であると回答した。同県議は7月6日の県議会連合委員会で同様の質問を知事にしたが、結果は同じだった。

2　自主検診運動へ

　行政交渉と同時平行して、地元で集団検診を実現させる会は、認定患者の人に話を聞きに行ったり、他の地域で、同じように「水俣病ではないか」と不安を抱えている人と協力して運動する道を模索していた。そのなかで、稗ケ川原場の水原町未認定患者の会の人々にも運動の支援を願い出て、共闘会議

表6-3 集団検診希望者(1976年7月5日現在)の状況

①年齢別	30代	6人	男性 3人	女性 3人
	40代	21人	15人	6人
	50代	41人	20人	21人
	60以上	27人	12人	15人
②通院および入院状況	経験ある	90人	男性47人	女性43人
	通院中	49人	17人	32人
③地域別	安田町	89人		
	五泉市	4人		
	三川村	2人		
④職業別	農　業	42人		
	川船業	11人	内訳(人)	
	会社員	9人	鮮魚	1
	土建業	7人	鍛冶屋	1
	無　職	19人	旅館	1
	その他	5人 →	商店	1
	不　明	2人	縫製	1
⑤検診状況	経験なし	77人		
	経験あり	17人		
			内訳(人)	
			認定申請棄却	9
			有所見者	5
			無所見者	3
	不明	1人		
⑥現在困っていること(複数回答)	仕事が思うようにできない(収入減少)			52名
	体の具合が悪く不安である			41名
	歩くことができない			5名

出典)旗野秀人『1976年集団検診関係文書綴り』1976年より作成。

の意向を聞かないと支援は難しいとの回答を得ている。この結果を踏まえて、水原町未認定患者の会の仲介で5月29日に共闘会議と話し合いが持たれた。この日の話し合いは、両者の活動の経緯や、運動のスタンスについて説明されただけで終了した。

7月2日の県衛生部部長の見解、7月6日の知事回答で、安田町だけでなく新潟県も集団検診を実施することが困難であると明確になった時点で、集団検診受診希望者は95名になっていた(表6-3)。

地元で集団検診を実現させる会は、公的な集団検診が不可能であることが明確になったことから、共闘会議の力添えを得ることにし、7月19日に支援を要請した。この席上で、共闘会議はこれまでに津島屋、満願寺や津川、稗ケ川原場で自主検診を実施してきたが、費用などの面から自主検診をすることが難しくなってきたことを説明した。また、安田町には既に明和会が結成されていたことから、患者が分裂するなど問題が生じる懸念があり、分裂は患者にとっても好ましくないと発言があった。地元で集団検診を実現させる会は、検査費用は自己負担を覚悟していること、患者同志の分裂の危惧については、これまでに筋道を立てて行動してきているので問題が生じることはな

いと述べた。

話し合いの結果、「公害撲滅」のためにもお互いに協力してゆこうという方針が確認され、自主検診を実施することとなった。

地元で集団検診を実現させる会は早速、これまでの運動の経緯をまとめ、千唐仁をはじめとする集団検診受診希望者に、共闘会議との交渉の結果を報告した。

こうして、1976年3月からはじまった集団検診を要求する運動は、同年12月11日に、共闘会議の協力のもとで自主検診という形で実現した。検診には下越病院があたり、受診希望者名簿に登録された89名と、その後自主検診直前に検診を希望した数名を含む受診者総数は93人だった。

安田町では、千唐仁を中心に、小浮(小浮新田を含む)、島瀬、小松の各地域から、検診を受けに集まった。安田町水俣病検診者一覧表によると、千唐仁地域でこの検診を受診した人は50名だった(**表6-4**)。

だが、ようやく実施された自主検診も満足のゆくものではなかった。

表6-4 地域別受診者数

地 域	人数
千唐仁・布目	50
小浮・小浮本村	17
島瀬	13
保田	1
小松	7
三川村石間	2
五泉市佐取	3
計	93

出典)「安田町水俣病検診結果一覧表」より作成。

「なんらかの所見があった人は、新津の下越病院まで行き、検診をやり、レントゲンもとる、それでもけりのつかない人は新大の故白川先生の診断を受けるといった方法でかなりの経費がそれぞれの負担となりました。もちろん体力的な負担も当然ではありますが、もうひとつ問題だったのは、行政不服をやっている人たちが受診できなかったことです。明確な理由はなかったようですが、行政不服は共闘会議として取組んでいないこと、木戸病院の斉藤先生のところへでも行ってほしいとのことでした。それに、なぜか検診結果を出ししぶってなかなか私たちに見せてくれなかったことが、残念でなりませんでした。結局、共闘の小林さんからすでに表に整理されているものをようやく、手に入れることができたのでした。」(旗野1985:39-40)[4]

1976年の集団検診の結果、何人かの申請者が出たが、地元で集団検診を実現させる会の事務局をしていた旗野秀人は、1977年1月、行政不服審査請求を行っている人も含めて、集団検診を実現するために、木戸病院の斉藤恒のもとに相談に訪れる。斉藤は「認定申請の診断書を書いてる責任から、認定を棄却になった人たちがやっている行政不服の闘いには早く(旧法)から取り組んで」(斉藤1996b：98)おり、これ以前に安田町で行われていた行政不服審査請求の理解者でもあった。斉藤は、集団検診の実施を快く引き受けてくれた。
　こうして、千唐仁地域を対象にした2度目の自主検診(集団検診)が実現する。調査対象者100人に個別の聞き取り調査をし、そのうち面接調査に応じて診療を受けたのは87名だった。面接調査が行われたのは、地元で集団検診を実現させる会の代表だったEI氏の自宅二階であった。当時の様子をEI氏の配偶者は次のように語った。

　　「検査するんだったら大変だから、おらのとこ貸してくれっていうから、この家の二階、お嫁さんいなくて空だったから、タンスや何もなかったから、そこに機械を持ち込んで検査したわけさ。あたりの衆、みんなおらのこと来たよ。斉藤先生ともうひとり先生が来て、看護婦さん来て、それおらすっかりお昼食わせて検査したわけさ。」[5]

　面接調査の結果、①多量の水銀汚染魚を反復摂取した事実があり、②住民の多くに自覚的、他覚的な水俣病の所見の多くが認められ、③多くの患者に地域集積性、家族集積性が認められ、④発症時期が新潟水俣病の発症時期にほぼ一致することが明らかになった。調査の結果は社会医学会で報告され(旗野1985：40)、論文にまとめられた。そこには地元で集団検診をさせる会事務局の旗野の名前も列挙されている(斉藤・萩野・旗野1981：39)。
　千唐仁の調査結果を踏まえて、地元で集団検診を実現させる会の活動は徐々に、行政不服審査請求の運動へとシフトしてゆく。運動方法の変化に伴

い、同会は「安田町未認定患者の会」へと名称を変更した。

3 地域ぐるみの顕在化運動とマチバの支援者

ところで、1976年にはじまる千唐仁の地元で集団検診を実現する会の運動は、何を契機にして生まれ、どのようにして千唐仁やその他の地域に拡大していったのだろうか。行政不服審査請求の運動をみてゆく前に、地域ぐるみの未認定患者の顕在化行動がいかに生まれたかを考察してゆくことにしよう。

非常に温和で真面目、口数が少ないが実直なEI氏(1921年生)が地元で集団検診を実現する会の代表として運動をする契機になったのが、安田町のマチバで家大工[6]をしていた旗野秀人(同会の事務局)との出会いであった。EI氏の配偶者は次のように語る。

「いっちゃんはじめは、旗野さんうちのとこ来たときには、どっこの人来たかと思って、押し売りだ思ったんね。嫌だな、って。したば、また来て、よく聞くと、親切な人なんだね。体悪い人に親切だなって。そんで、おらも今度は信用したんだ。こんどはおらのとこ、しょっちゅう来たんだね。」[7]

また、旗野によるとEI氏との出会いは、次のようなものである。

「最初に訪れた時、奥さんに言われました。『今日限りにしてほしい』。この言葉は忘れられません。しかし、足を運ぶ回数がふえ、ますますこの人しかいないと思うようになったのでした。阿賀と川船のことしか知らないと言われるEさんは…(略)…信頼も厚く、奥さんは、若い人にも年配の人にも人気がある人です。」(旗野1985：38-39)

その後、旗野は頻繁にEI氏宅を訪れた。後にはEI氏宅で寝泊まりし、朝御飯を御馳走になり、昼の弁当をいただいて仕事に出るほど、親交は深まった。

後には家族ぐるみでの付き合いがはじまった。

　EI氏は1973年の船頭検診で有所見者とされ認定申請を行うが、1974年に棄却されていた。旗野はEI氏の認定棄却を知り、行政不服審査請求をすすめた。EI氏は1975年に行政不服審査を行い、1976年に地域ぐるみで水俣病を問題するために、旗野のバック・アップのもと、地元で集団検診を実現させる会の運動に取り組んだ。以降、千唐仁だけでなく安田町の未認定患者運動の代表として、何ごとも先頭に立って黙々と運動を進めた。旗野とともに、第二次訴訟の「提訴のきっかけになった阿賀野川流域住民の健康調査に尽く」したキーパーソンである(EI氏の訃報を知らせる1993年3月18日付『朝日新聞』記事)。

　EI氏が水俣病を地域問題化してゆく過程を、EI氏の配偶者(KIさん)は、「おらのとこと島瀬のISさんが同級生なんだ、それで島瀬あたり誘ったんだ。それで、千唐仁はほとんどおらん衆だ、一軒一軒回って歩いたんだ」と語る[8]。つまり、EI氏の同級生を通して他地域での潜在患者の顕在化が進められると同時に、配偶者であるKIさんの親戚関係を通して、千唐仁地域での顕在化が行われたということである[9]。

　前者は「同級生」というEI氏の個人的な人間関係を辿って、潜在患者の顕在化が行われたことを示している。表6-4でみたように、1976年に実施された自主検診の受診者は地域ごとにある程度のまとまりがある。小浮・小浮本村の場合は、EI氏の船頭仲間を通して地域内部にリーダー的存在が生まれ、その人の人間関係を通して17人の検診受診者が集まった。島瀬は、EI氏の同級生が地域の人々に話をし、潜在患者を発掘した結果、13名が受診することになった。小松地域は、当時、認定されたばかりの患者が被災者の会に入ることになり、その人の親戚関係を通して7名が自主検診に加わった。三川村石間と五泉市佐取は、小松と歴史的にも心理的にも関係性が深く、「小石取」と呼ばれていたことから推測できるように、小松地域で集団検診の運動に加わった人の親戚関係や人間関係を通して運動に加わった5人である。

　人間関係には、同級生である、幼なじみである、仕事を通して仲がよい、などの他に、親戚関係も含まれる。前述の「千唐仁はほとんどおらん衆」という

言葉に示されるように、千唐仁の運動拡大過程は、親戚関係を利用した運動を展開している。この親戚関係が「身マキ」である。身マキは血縁関係のある親戚を示し、身マキの数が多いほど地域での政治的な勢力が大きくなる。どの身マキに属しているかによって、地域の影響力の大小が決まるし、行動パターンも変わってくる。

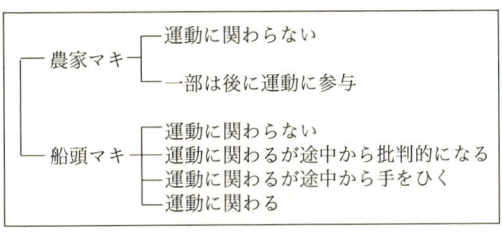

```
           ┌ 農家マキ ─┬ 運動に関わらない
           │          └ 一部は後に運動に参与
           │
           └ 船頭マキ ─┬ 運動に関わらない
                      ├ 運動に関わるが途中から批判的になる
                      ├ 運動に関わるが途中から手をひく
                      └ 運動に関わる
```

図6-4 千唐仁のマキと運動への参与

千唐仁のマキは、**図6-4**のように、農家のマキと船頭のマキに大きく区別される。比較的農地を広く所有している農家のマキは少数であるが、いずれもこの時点では運動には関わりを持っていない。船頭のマキのうち、早くから陸(岡)砂利に切り換えて成功したマキも運動にはほとんど参加しない。町議会議員を出しているマキも関与がさほど大きくない。

運動に大きく関与したのは、KIさんの父母や姉妹のいる船頭のマキと、そのマキを辿ってつながる船頭のマキである。千唐仁には複数のマキがあるが、KIさんの父母のマキは地域のなかでも有力なマキであり、そこにつながるマキにも発言力があった。

KIさんは、夫であるEIさんが地元で集団検診を実現させる会の代表になり、地域内でビラを配付する場合などは、実家の身マキや近所マキ(いわば向こう三軒両隣)の親しい人を一軒一軒訪ねて、ビラの趣旨を説明し、一緒に運動をする人を集めていった。ときには「自分のゼニをはたいて、何か持っていったりしながら」[10]、声のかけやすいところから運動を拡大していったのである。自主検診を受診した人々のマキについて、KIさんを中心にみてみると、少なくとも父方から3名、母方と母方につながるマキから12名、姉妹の嫁ぎ先のマキから7名が受診している。マキをどんどん辿ってゆけば、千唐仁内のすべてのマキに通じてゆくのだが、重要なのは日常的に接触のある人々から運動の輪を拡大していったということである[11]。千唐仁地域の人々

は川魚を食するという点では等しい生活であった。そのような食文化の一致を前提にして、マキを通しての運動が可能になったのである。

　水俣病被害者運動は、地域レベルでみると、被害を受けた「個人」が集まって行った運動ではなく、あたかも「町内会の延長」[12]のような運動だった。近代的な個人が主体の、いわゆる近代的な「市民」の運動からはじまったのではないということは、翻って言うならば、被害者運動が地域ぐるみでなければ、被害者がこれほどまでに顕在化することはできなかったということを示唆する。

4　マチバの支援者のバックグラウンド

　EI氏が代表となった地元で集団検診を実現させる会であるが、ここにはマチバの支援者の旗野秀人の影響力が大きく働いている。また、同会が自主検診という形で実現した2度の検診にも、旗野の尽力があった。旗野は以後も一貫して千唐仁をはじめとする安田町の運動を支えてゆくのだが、旗野の水俣病問題との接点はどこにあったのだろうか。旗野が未認定患者運動に関わるまでの経緯と、そこで展開された運動の性格は、旗野によると次のようなものになる[13]。

　「そもそも東京での川本輝夫さんとの出会いが、水俣病の運動をする契機だったんですね。1972年の春になるまでは、安田町に認定患者は出ていないわけだから、安田町の水俣病問題なんて意識の中にはなかったわけです。川本さんに会う前の1971年に新潟水俣病の判決が出ており、それは社会的な現象として承知してはいましたが、それは組織的な運動であって、自分には全く関係のないことだと思っていました。私は安田町で、嫌々ながらも大工をしていましたし。
　私は保田の『悦衛門』という屋号の家大工の兄弟姉妹7人の3男なんです。跡継ぎをするはずの長男が家を出て、次男が家を出て、跡継ぎをしなくて

はいけないような状況のなかで、それが嫌で嫌でたまらなかったんですね。
　当時は騒然とした雰囲気の世の中で、学生運動があり、それこそ明日には革命でも起こりそうな雰囲気でした。そのなかで『こんなところで大工をやっていていいのか』といつも思っていて、国際反戦デーのデモに仕事帰りで地下足袋のままくっついて歩いたり、夜中にひとりで町役場に行って『自衛隊募集反対』というビラを貼ったりもしました。どこかで自分が時代の流れにかかわっていることを確認していたんです。でも、完全に運動にのめり込むこともできない。どうしたって、家のことが気掛かりで、ふわふわしていたんですね。でも、1971年の12月に、自分も三里塚で骨を埋めようと、家を出たんです。三里塚の運動が盛り上がっている頃で、命懸けでやってもいいと思って。
　東京駅に着くと、たまたま熊本水俣病の『自主交渉派』のリーダーといわれた川本輝夫氏の座り込みの現場に出くわしたんです。ラジオか何かの情報で、川本氏が東京駅の駅前で座り込んでいたことは聞いていたので、『ちょっと立ち寄ってみようか』と思ったんです。川本氏の座り込みを知らなかったわけではなかったんですが、だからといってそれを目指したわけではない。本当に偶然なんです。たまたま筑豊の記録作家をしていた上野英信氏と『展望』という雑誌の編集長をしていた原田奈翁雄氏のテントの雰囲気が、居心地がよさそうで、4、5日ハンストに加わったんです。
　そのなかで、新潟水俣病の運動をしていた人と間違われて、川本輝夫さんに呼び出されるんです。そこで『新潟の水俣病はどうなっているのか』と尋ねられました。でも、新潟水俣病についてはニュースで聞いた以外に何も知らないんです。そのときに、川本氏に『新潟で水俣病問題に取り組んだらどうか』と言われたように感じましてね。
　一週間ほどして新潟に戻るんですが、それは恰好よく、川本さんの一言で『新潟に帰ってやるぞ』という気持ちでもないんです。家族のことが心配で、東京には住めないとか、骨を埋めるはずの三里塚のことはもう忘れてしまっていたりね。本当の自分の弱さみたいなものをいつも引きずってい

るから、戻るんです。大工の仕事をするわけです。
　新潟に戻って迎えた1972年春には、安田町からも水俣病の認定患者が出てきて、『明和会』が結成されたり、自分の町の情報がどんどん入ってくる。それで、自分の町のことがとても気になりはじめたんですね。そこで、認定患者の話を聞くことから始めて、未認定患者の運動へとつながってゆくんです。
　そのようななか、『水俣病を考える会』のメンバーが、『安田町にわざわざ東京まで座り込みに来たすごい人がいる』、という噂を聞きつけて訪ねてくるんですね。しばらくは一緒にやるんだけど、どこかでこの人達とも一緒にやれないという気がして。いかにも活動家みたいで、結局は一緒にできなくなる。どうしても自分はこの町で仕事をしているんであって、町の人も『なんで悦衛門どんのおんちゃまが』、となるわけです。学生運動をやっているように見られるのが、一番嫌でした。どうしたって、自分は大工をやっているわけですから。
　そもそもは考え方の違いだと思うんですけど、制度の仕組みを引っ繰り返す運動、徹底的に戦略的な運動をするというのでは、みんなの気持ちが付いてゆかないんです。ここに住んでいるということは、ここのやり方みたいなものがあって、たとえば何かあると『町長のところに頼みに行こうよ』という話になるんですね。『町長は同級生だから言うことを聞いてくれるだろう』って。道路普請と違って、断られるに決まっているのだけど、「そうだね、じゃあ、行こう」ということを選ぶわけですよ。町長に断られてみんなで腹立てて、次にどうするか、話しあうんです。『町長がだめだったら保健所に頼みに行こう』とか、『県会議員のほうがいいろ』とかってやるわけですよ。とっても遠回しなんです。でも、そういうところで安田町の運動がはじまったし、続いているわけなんですよね。」
　旗野は地域のなかで「大工」という仕事をしている者として、水俣病問題に関わってきた。そのためには、運動は右でも左でもなく、「真ん中」でなくて

はならなかった[14]。「真ん中」というのは政治的な立場ではなく、安田町に根のある者として筋道立てて行動するということでもある。旗野は、被害者が「町長に支援要請に行くときも共闘会議に行くときも常に一緒だった」し、「お願いに行こうとする相手は右であろうと左であろうと私は余り気にも止めなかった。その過程の中で患者自身が気づき選んで行くだろうと思っていたからである」と述べている(旗野1992：22)。

　被災者の会とは別個に明和会がつくられた安田町で水俣病の運動を展開することができたのは、地域住民である被害者の日常的感覚に基づいた「地域のやり方」を重視し、被害者の意思と自発性とを優先させながら、それをサポートするという旗野氏の活動に負うところが大きい。旗野氏はしばしば自分を「仕掛け人」と呼ぶ。きっかけをつくり、支援はするが、決して「代表」や「リーダー」ではない。安田町の水俣病の顕在化運動は、被害者が主役というスタンスを貫いている。

5　地域ぐるみでの行政不服審査請求の運動

　地元で集団検診を実現させる会の運動の成果は、2度にわたる自主検診の実施と、地域での潜在患者の顕在化ということにあった。この検診結果は、患者の「認定」に結びつくことはなかったが、後の水俣病総合対策医療事業や新潟水俣病解決にあたっての一時金支給対象者の資料として重要な意味を持つことになる(第7章)。ただし、この時点では患者の顕在化以上の役割を持っていない。

　2回の自主検診の実現の後に、顕在化した被害者は認定申請をし、棄却通知がくると、今度は行政不服審査請求の手続きをとりはじめた。地元で集団検診を実現させる会はその時点で「安田町未認定患者の会」として、地域ぐるみの行政不服審査請求の運動を展開しはじめるのである(表6-5)。

　先に述べたように、第1回の自主検診では、行政不服審査請求をしていた被害者は検診対象外であった。地元で集団検診を実現させる会のEI氏も、そ

表6-5 新潟水俣病の認定申請棄却に対する行政不服審査請求の推移

年度	請求 単年度	請求 累計	取消し[1] 単年度	取消し[1] 累計	棄却・却下 単年度	棄却・却下 累計	取下げ[2] 単年度	取下げ[2] 累計	未処理
1976	0	0	0	0	0	0	0	0	0
1977	21	21	0	0	0	0	0	0	21
1978	81	102	0	0	12	12	2	2	88
1979	21	123	1	1	1	13	6	8	101
1980	7	130	0	1	6	19	3	11	99
1981	3	133	0	1	62	81	0	11	40
1982	9	142	1	2	15	96	1	12	32
1983	9	151	0	2	0	96	2	14	39
1984	2	153	0	2	0	96	0	14	41
1985	4	157	0	2	8	104	0	14	37
1986	2	159	0	2	0	104	2	16	37
1987	1	160	0	2	0	104	5	21	33
1988	0	160	0	2	4	108	0	21	29
1989	0	160	0	2	0	108	0	21	29
1990	0	160	0	2	0	108	1	22	28
1991	0	160	0	2	5	113	0	22	23
1992	0	160	0	2	0	113	0	22	23
1993	0	160	0	2	0	113	0	22	23
1994	0	160	0	2	0	113	0	22	23
1995	0	160	0	2	0	113	23	45	0
1996	0	160	0	2	0	113	0	45	0

注)1)「取消し」とは、認定審査会による棄却処分が取消しになることをいう。
2)「取下げ」とは、本人が行政不服審査請求を取り下げることをいう。
資料)環境庁資料。
出典)飯島伸子・舩橋晴俊編『新潟水俣病問題―加害と被害の社会学―』1999年、xviii頁。

の時に、検診を受けられなかった1人である。安田町には、集団検診を要求する運動と同時平行的に、行政不服審査請求の運動が存在していた。新潟水俣病の支援団体である共闘会議が取り組んでいなかった行政不服審査請求の運動が、なぜ安田町で行われていたのだろうか。

「行政不服審査請求」、そして会の名前にある「未認定患者」は、旗野が水俣病に関わる契機となった川本輝夫からの影響が大きい。川本輝夫らは認定棄却処分が誤りであると主張し、棄却処分の取り消しを求める行政不服審査請求の運動を「水俣病研究会」などの支援のもとに展開し、大石環境庁長官時代に、棄却処分取り消しの裁決を得ている。これが契機になって、1971年の環境庁事務次官通知が出されるわけである。旗野は、川本らの一連の運動の経過と資料とを所収した『認定制度への挑戦』(水俣病研究会1972)という書物を

参考書にして、同じように行政不服審査請求の運動を展開しようとした。

とはいえ、全面的に協力してくれたのは2度目の自主検診を手助けしてくれた木戸病院の斉藤恒だけで、川本らの場合のように法学者が支援してくれたわけでもなかった。だが、資金もなく、素人でもできることが行政不服審査請求の利点であった。行政不服の運動は、『認定制度への挑戦』を片手に、「水俣病でないなら何の病気なのか」という素朴な疑問を問うものだった。

戦略的ではないが本質的な運動が展開された。1978年12月1日に行われた公害健康被害補償不服審査会の口頭審理は、請求人と審査会側が対立し、審理未了のまま閉廷するという全国的にもはじめてのケースとなった。原因は、「棄却したのだから水俣病ではないという証明を出せるはず」と、下記のような文書による証明を要求したことだった。

　「請求人、SIは、永年阿賀の川筋で生活し、阿賀の川でとった川魚を多食してきたものと認められ、有機水銀に対する暴露はあると認められるが水銀には影響されない体質のため水俣病にはなりえないことを、ここに証明いたしますので今後は〇〇〇〇病としての治療を安心して受けて下さい。」(安田町未認定患者の会1980：10、ただし人名はイニシャルにした)

もちろん証明書を得ることはできなかった。この様子は新聞に「棄却説明で退廷騒ぎ」と取り上げられる(『新潟日報』1978年12月2日)。新聞記事になったことは「町内会の延長」でやってきた運動が過激な、政治的な運動であるかのような印象を与えるが、そうではない。この日の口頭審理の理由書には、被害者自らが手書きで、「県で私の病気がわからないのであればどうか國の力で知らべて教えて下さいますようお願いいたします」(安田町未認定患者の会1980：11)と記したものだった。行政不服審査請求をする理由は、納得できる説明がほしいという、その一点だけだった。

翌年の1979年は、行政不服審査請求がはじめて「棄却処分取り消し」に結びついた年だった。9月12日に、安田町未認定患者の会で審査請求をしていた

五泉市SSさん(男性)に対して、国の不服審査会が新潟県に認定審査のやり直しを求めたのである。同会はこれを受けて、9月21日、新潟県に即時認定を求める要求書を提出し、交渉している。この席で、同会は新潟県衛生部長から以下のような文書をとりつけている。

「SS氏の認定申請に対する処分にあたり事務的処理で不適切であった点については反省し、今後はかかることのないように努力いたします。」（同上：24、ただし人名はイニシャルにした）

あくまでも被害者本人の主体性を重んじ、被害者自身が運動の意味を確認しながら行われている運動である。処分取り消しの裁決がなされた事例が、特に戦術的に優れていたというわけではない。自分たちの言葉で水俣病を語るという態度は終始一貫しており、9月12日のSS氏の裁決はそのことを改めて認識させてくれるものだった。

「私共のこのような口頭審理を一度でも傍聴された方は、たいていの場合、"何をやっているのか" "これでは勝てるわけはない"と、あきれかえられているようです。新聞記者までが"これじゃあ、あとは裁判でもやるしかないでしょう"などとアドバイスまでしてくれるありさまです。
しかし、被害者にとって、本当に勝つということはありえないことですし、私共には、私共のやり方があるのです。
精一杯、安田弁丸出しで速記者を困らせ、後では寝ているおばあちゃんがいたり、あの厳粛なはずの口頭審理の場が、お昼休みには、まるで花見の宴会場と化したり、少しずつ、本当に少しずつではありますが、自分たちの土俵を築きはじめた一年ではなかったかと内心、思えたのでした[15)]。
9月12日のS裁決でもそうでしたが、Sさんは慣れない筆で、何度も何度も書き直し、ようやく自分が食べてきた川魚をカタカナで大きく不服申し立ての理由として書きあげるのが、精一杯だったのです。

しかし、この文面こそがＳさんの水俣病を言いつくし、私共の運動の忘れてはならない原則だったのでした。」（同上：34-35）

ＳＳさんの不服申し立ての理由に、サケ、ニゴイ、マス……と、書いてあるのを見て、旗野が「これは何か」と尋ねたところ、「自分が好きな川魚を順番に書いた」という答えが返ってきた。旗野も、さすがにはじめは「これでは駄目じゃないか」と思ったが、よくよく見るとこれでよいと思えた。なぜ被害者が自分の言葉で話すことがいけないのか、行政の枠組みのなかで語らなければいけないと思うこと自体が間違っているのではないか、そのように感じたという。カタカナ書きの魚の名前は、そのまま不服申し立て理由書として提出された。

そのＳＳさんが処分取り消しになったのである。「自分たちの土俵」とか「忘れてはならない原則」というのは、安田町未認定患者の会が、被害者自身の言葉と行動を基盤にして成立したことを物語る言葉でもある。通常、社会運動はその目的を達成するために効果的かつ合理的な戦術を用いるが、安田町未認定患者の会の運動は、むしろそれぞれの被害者が自分の行為とその意味を納得するプロセスを大切にしてきた運動だったと解釈できるのではないだろうか。

1979年頃から安田町でも「裁判を」という声が出てくる。1981年3月15日の役員会では、①訴訟を実現させる会について、②安田町各地域の集会について、が議題にのぼる。この年、砂田明の一人芝居[16]を安田町で実施するなど、徐々に運動に広がりがみられるようになり、裁判提訴に向けての機運も高まっていった。

1981年11月から12月にかけて、新潟水俣病弁護団と共闘会議によって、裁判に向けた未認定患者の地区懇談会が開催された。ここで、国を相手どっての損害請求訴訟を行うことが正式に決まり、阿賀野川全流域で原告団を組織化する方向で動きだすことになった。

安田町の運動からみえてくるのは、明和会と共闘会議という立場を違える

二つの団体の双方に協力を求める柔軟性、別の言葉でいえば政治色の欠如である。運動は日常に定礎しており、地域の規範や筋道に従うことに重要性がおかれていた。また、被害者も支援者も運動の素人で、運動が特に戦術的に優れていたわけでもなかったが、粘り強く主体的な行動が続けられた点も特徴的である。運動の進め方を被害者自身が決定し、運動の意味を確認してゆく過程が、長期にわたる運動を可能にしたといえる。

行政不服審査請求で処分取り消しに結びついたのは、裁判提訴までに1件しかなかったが、継続的な地域ぐるみの運動は第二次訴訟原告の組織化につながった。また、裁判提訴後の1982年7月23日に処分取り消しの裁決が1件出た。これを契機に、共闘会議も行政不服審査請求の運動に関わるようになった。行政不服審査請求は1987年まで出されたが、処分取り消しはこの2件のみである。

だが、運動の意義は大きかった。それは、第一に、運動の過程で蓄積されたデータが「政治決着」後の一時金取得対象者を多数にしたからである。第二に、行政不服審査請求の運動を通して培われた被害者の主体性は、新潟水俣病第二次訴訟と「政治決着」以降の運動を通して、被害者の水俣病問題との主体的な行動に結実してゆくからである(第8章)。

注
1) 未認定患者統計調査による、ケースNo.37。
2) このときに提示された要求事項は、次の趣旨だった。①水俣病ではないか、という不安をもち苦しんでいる24名の集団検診を町当局で実施してほしい、②各人とも症状が日増しに悪化するばかりなので早急に実現してほしい、③検診場所は重症者を考慮して地元の集落センターで行うこと、④検診希望者は他にもいると思われるので、他の地域にも町として呼びかけてほしい。
3) 警察が水俣病の運動を警戒したのは、この時期に限らない。新潟水俣病第一次訴訟の運動のときも、政治色の関係もあって、不穏な動きをしているのではないかと、警察が阿賀野川下流の地域を巡回していたという(下流地域の認定患者SK氏への1994年8月23日のヒアリングによる)。
4) 文中にある「表に整理されているもの」とは、「安田町水俣病検診結果一覧表」の

ことである.
5) 千唐仁在住のKIさんへの1999年10月6日のヒアリングによる.なお,会の代表者のEI氏は1993年に亡くなった.
6) 大工は舟大工と家大工とに大別されていた.
7) 千唐仁在住のKIさんへの1999年10月6日のヒアリングによる.
8) 千唐仁在住のKIさんへの同上のヒアリングによる.
9) EI氏のマキを用いていないのは,かつてトラブルがあってEI氏が絶縁していたことが理由であった.
10) 旗野秀人への1994年8月23日のヒアリングによる.
11) 鳥越皓之はトカラ列島での協同労働が双系親族によって行われているという事実を調査を通して発見したが,それは住民が協同労働を行っている理由と異なるという例を示して,観察者が捉える事実には「主因事実」,「従因事実」,「幻影事実」があると論じた(鳥越1991:338-343).千唐仁でのマキを利用した運動というのは,KIさんの日常的な生活感覚で捉えられた事実であるが,客観的に明示しようとすると,すべてのマキが一つにつながるために不明瞭になる.ここで挙げた人数は,少なくともKIさんとの関係が把握できる最小限の人数である.なお,母方の系譜を辿ったマキは近所マキと重複するため,人数が多くなっている.
12) 旗野秀人への1994年8月23日のヒアリングによる.
13) 旗野秀人への1999年5月31日のヒアリングによる.また,旗野(1985, 1999)を併せて参照のこと.なお,後述の旗野が違和感をおぼえた東京駅のテントの雰囲気については,合田他(1973),池見(1996:11-28)が参考になる.
14) 旗野秀人への2000年7月15日のヒアリングによる.
15) とはいうものの,口頭審理の場に立つことは,補佐人として木戸病院の斉藤が必ず出てくれてはいたが,請求人である被害者にとっても,支援する旗野にとっても,緊張の連続であった.「かなりの数の審理をやっているわけですが,いつも開催される一週間前頃から決まって私は下痢におそわれる持病を持つようになってしまいました.」(旗野1985:40-41)
16) このときの上演会場は安田町の旅館の宴会場であった.砂田明の一人芝居は1990年にも安田町で行われている.なお,「砂田明は一九二八年京都に生まれる.四七年神戸高等商船学校卒業後上京.新劇俳優としての活動を始める.七十年石牟礼道子『苦海浄土』に触発されて水俣巡礼行脚.…(略)…七九年袋神川に生類合祀廟『乙女塚』を建立.一人芝居『天の魚』の全国勧進行脚を始める.…(略)…九二年『天の魚』上演実に五五六回に及んだところで病を得,九三年享年六五才で没す.」(砂田明追悼碑建立委員会1998)

第7章　未認定患者の被害と差別の二重性

　未認定患者が受けた社会的被害に「ニセ患者」差別があり、被害者の顕在化行動を阻害する要因のひとつになってきた。「ニセ患者」差別は、水俣病被害の身体的イメージと未認定患者の不可視な症状との乖離が、認定制度によって決定された未認定という属性と結びつくことで生じた差別である。本章では、「ニセ患者」差別が主に地域社会のなかで経験されており、被害の捉え方と関連していたという点に着目し、被害の顕在化を促してきた地域での「ニセ患者」差別発生のメカニズムを論じる。さらに、同じ地域内の被害者が認定制度を媒介にして認定患者と未認定患者とに区分されたこと、未認定患者が運動への参加と継続をめぐって水俣病被害の有無を主観的に決定することで、「ニセ患者」差別が生じたことを明らかにする。また、第二次訴訟第一陣判決や解決協定後に、地域のなかで「ニセ患者」差別はいかなるものになったかを考察する。

第1節　裁判による被害者アイデンティティの確定と「ニセ患者」差別の生成

1　「ニセ患者」差別の生成

　未認定患者運動が展開され、新潟水俣病第二次訴訟が提訴されてから、第

一次訴訟係争時にはみられなかった、新しい差別が目立つようになった。水俣病の認定申請と補償金とがリンクしたことで生じた、いわゆる「ニセ患者」差別である[1]。

「ニセ患者」差別とは、主に未認定患者に向けて発せられる言葉の暴力で、

表7-1　大学病院で感じた嫌な経験やニセ患者差別

No.	内　容
12	耳鼻科では「本当に聞こえないのか」と言われ不愉快だった。
15	眼科で「これがわからないのか」と怒るように言われる。わからないのでそう言うと、まるでウソをついているかのような態度をとられた。
20	「うそをつくな」と言われたり、怒られたり、「あんた金欲しいんじゃないか」と言われた経験がある。
22	1991年に癌で死亡した妻が水俣病の申請をして大学病院で検査を受けた。そのとき娘が付き添いで行った。看護婦が、「娘に学校を休ませてもお金が欲しいんですか」と厭味を言ったので、妻は途中で検査をやめてしまった。
32	耳鼻科や眼科で「できるはずだ」とか「聞こえるはずだ」とかいろいろ怒られた。
33	T先生の診断書で新潟大学に行ったら、S先生が「誰が(あんたのこと)水俣病だと言ったんだ、水俣病じゃない」と言われた。(怒られた感じがした。)何かの折りにS先生にその事を言ったら、「そんなことは言った覚えがない」と言われた。不愉快だった。
34	眼科の検査で、用意した眼鏡をかけてセミの羽をつかめと言われた。つかめなかったら、「わざとつかめないんだろう」と怒鳴られた。「しびれる」と言って、「針がチクチク刺さるような感じ」と一生懸命説明したら、「そんなの日本の言葉じゃない」、「どこの国の言葉だ」と言われた。病院側は何をしに来たんだ、という感じだった。
44	眼科で見えないと言ったら、目元にセロテープを貼られて検査した。同姓同名のカルテがあり、「ウソをつくな」と言われた。住所が違うのに気づき、間違っていたことがわかったが、反省の色もなく、謝りもしなかった。三回目の申請の時「まっすぐ歩きなさい」と言われたが出来ず、「踵だけで下がれ」と言われ、なんとかそうした後で、「しゃがんで立つ」という動作を何度も繰り返すよう言われた。息切れしているときに血圧を測って、それをそのままカルテに書き込まれた。
67	大学病院での検査の態度は「またきたな」という感じで不愉快。
93	大学病院では「ニセ患者」呼ばわりされるなど、嫌な思いをした。
108	水俣病の精密検査のとき、(1978年に両感音難聴で障害認定があり)「耳が遠い」と言ったら、検査する側が怒った。
113	大学病院で「また来たのけ」、「何しに来た」、「そうやって立とうとすれば立てるじゃないか」等、よく医者に怒鳴られた。悔しくて病院から家に泣き泣き帰ってきたこともある。検査を途中で止めてしまおうと思ったこともある。
116	夫は大学病院での三回目の精密検査のとき、「この症状は水俣病ではない」と面と向かって言われたため「人をまるで犯罪者扱いする大学病院なんてもう行かない」と言って検査を途中でやめてしまった。
118	侮蔑的な取り扱いを受けた。視力検査のとき、目が閉じられないように瞼を絆創膏で抑えられたなど。
119	大学病院での検査のとき、「ウソを言うな」とニセ患者扱いをされた。本当に見えないのだと何度言っても取り合ってくれなかった。
121	大学病院での検査で、耳から水を入れられるような検査をされて、意識不明になり、家族が迎えに来たことがあった。
122	検査の時に、片目が失明していて見えないにもかかわらず「ウソをつくんじゃありません」と言われた。

出典)新潟水俣病未認定患者統計調査・ケースレポートより作成。

「水俣病ではないのに、水俣病のふりをして補償金を得ようとしている」という意味の中傷である。新潟の未認定患者は、主に二つの場面で「ニセ患者」差別を受けてきた。第一は、医療関係者による言動であり、第二は地域で受けた言動である(**表7-1、表7-2**)。

医療関係からみてみよう。水俣病の認定申請をするためには、医師から「水俣病の疑い」という診断書を得る必要がある。長年通院していたある病院で、「手足の痺れがひどいから水俣病なんだろうか」と医者に尋ねたところ、「おまえもまねしているんだか」と言われたというケースが1件あったが[2]、ほとんどの未認定患者は水俣病被害者に理解のある病院に通院し、そこで診断書を書いてもらっているため、市中の医院で差別を受けたと感じるのは稀である。

被害者が診断書を添えて認定申請をすると、次に**図7-1**に示される「検診」

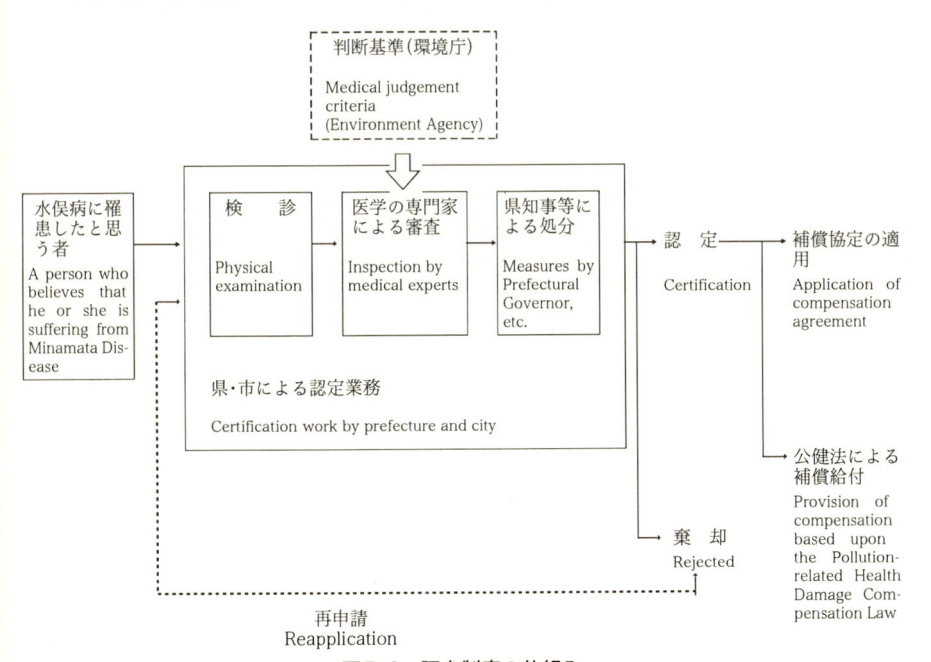

図7-1 認定制度の仕組み

出典)環境庁環境保健部『水俣病 その歴史と対策』1992年、10頁。

表7-2　地域で感じた嫌な体験やニセ患者差別

No.	内容
11	「水俣病なのに、どうしてあんなに元気なのか」ということは言われたことがある。ビラ配りや裁判のときにテレビに映し出されるので知れ渡っている。「外からはわからない症状のつらさがあるのに」と悔しい思いをした。
12	水俣病のことは裁判をするようになってから皆が知っていて、親戚や近所の人は以前と違う対応をするように感じる。裁判を始めたときから隠さなかったがテレビに映るので、親戚から「あまりテレビに映されるな、みばが悪い」と文句を言われた。「怠け者」、「欲張り」、「金目当て」、「ニセ患者」、「水俣病であんなに元気」など目茶苦茶悪口を言われている。「大きな農家なのにまだ金が欲しいのか」、「死んでは持っていかれない」などとも。署名をもらいにいくと、特に言われる。「お金をもらったら、今度、持っていきますから」と言い返して来る。
17	親戚から「金ほしさで裁判をして」と言われたことはある。
30	老人クラブに入っているが、裁判などの都合で出席できないと言うと「金欲しさで行っている」などと陰口を言われた。近所の人とは付き合っているものの陰口が耳に入ってくる。以前は自分も隠れていたような気がする。「金欲しさ」、「ニセ患者」、「署名などできない」と言われた。よっぽど「ヤクザと同じ逃げるにも逃げられないんだよね」と言ってやろうと思った。
38	家族に検診に行くこと、申請すること、裁判することすべてを反対された。「集団病棟に入れられるからやめろ」、「死に欲」など。金欲しさで申請したと言われるからやめろ、と。
45	テレビに出たりして、周囲もみんな知っているので、ときどき「水俣なんて嘘も方便だな」と言われる。署名などで協力的でも、酔ったときにニセ患者扱いされたりする。
57	原告になってからは、仕事はあまりできないので「怠け者」と言われたことがあり、「水俣病のわりに元気だ」という趣旨の悪口を言われたことがある。
60	「寝てて銭が入っていいね」と厭味を言われたことがある。マスコミに出るのは絶対に嫌。
67	「欲張り」、「金欲しさ」、「ニセ患者」、「あんなに元気」など。判決後の行動がテレビに出てしまい、兄弟の嫁から「具合が悪いのに東京まで出ていかなくてもいいのに」と批判された。
69	自分の耳に入らなくても、「お金目当てなんじゃないか」と言われているのではないかと不安。
80	「金欲しさ」、「病気なのにどうしてあんなに元気なのか」と言われた。
85	マスメディアに紹介されたこともあるが、周囲の反応はねたみや批判的なものだった。隣近所にも陰口などはあったが、第二次訴訟第一陣判決後はずいぶん減った。それにもかかわらず、陰口はある。
88	普段は仲の良さそうな近所の人でも、お金がからむと態度が変わる。判決の頃は陰口を言われた。
89	マスメディアに紹介されたときの周囲の反応は悪かった。冷やかされたり、小馬鹿にされた。第二次訴訟第一陣判決後は、周囲の目も患者自身の気の持ちようも変化したが。
102	「人がお金をもらうのに応援なんかできるか」と言われた。「本家ー分家でも署名してくれない」という原告が地域のなかにいる。
112	認定申請しているとか裁判に参加しているとかは周囲や友人には「金もらったとか変な噂が出るに決まっているから絶対に言わない。」
115	「いったい、どこが悪りゃえん」とよく言われる。
116	水俣病にかかって仕事をやめたのに、「水俣病に認定されたから仕事をやめたんだろう」とか、「金いっぱいもらって遊んで暮らせていいね」とかよく誤解された。「金いっぱいもらっているよ、だけどそれは年金。水俣病になんか認定されていない。認定されていないから裁判やっているんだ」と言うと、「そうかね、何千万ももらっているんだと思った」という答えだった。テレビなどに出て「テレビに出てたね、ガンバロウとか言って手を挙げていたね」と言われたことがある。反対にテレビに出ていないと「この前のテレビには出ていなかったね」と言われる。非常に厭味に聞こえた。
118	原告団長で再三、嫌がらせの葉書や電話を受けている。
121	茶飲み話で「金欲しさに申請をする人がいる」という話がよく出た。近所の人には水俣病のことは隠している。

出典）新潟水俣病未認定患者統計調査・ケースレポートより作成。

を受診しなければならない。大学病院での精密検査の受診は、認定申請の過程で求められる手続きである。その過程で被害者が経験したのが医療関係者による「ニセ患者」差別だった。表7-1は、新潟水俣病未認定患者が大学病院で感じた嫌な経験やニセ患者差別についてまとめたものである。難聴で聞こえない耳(No.108)、失明していて見えない目(No.122)を否定されたという声に象徴されるように、眼科や耳鼻科、神経内科で、自分の言うことを誠実に聞いてもらえない、「ウソをつくな」と言われた、ニセ患者扱いをされた、と語る人が多い[3]。

　ある未認定患者はこのような状況に対し、「大学の検査で厭味を言われるという人がいるが、どうも信じられない。病院の医者がそんなことを言うはずがない。不思議でならない。それが本当だったら社会問題だ」[4]と述べている。まさにその通りであるが、大学病院での差別的言動が原因で検査を中断したり、申請の取り下げをした人が実在している。大学病院の「ニセ患者」差別は、医学的判断以前の段階で、顕在化した未認定患者をふるいにかけるべく機能した。「水俣病の認定をしない」方向に医学が向かうなかで、医療の場が認定制度へのアクセスを妨害するという結果をもたらしたと認識されているのである。

　もっとも、表7-1に示されている、「目元にセロテープを貼られ」(No.44)、「瞼を絆創膏で抑えられ」(No.118)、「耳から水を入れられるような検査」(No.121)は、水俣病の診断に必要な検査方法かもしれない。だが、医者と患者という権力装置が働く空間のなかで、身体に対する強制的な支配が〈検査〉として行われることは、水俣病問題を離れても問題があったと言わざるを得ない。検査の意味が知らされぬまま苦痛を受忍させる強制的システムのなかで、被害者は「歓迎されない存在」としての自己を感じ取っている。そのような「まなざし」が医療機関一般ではなく、大学病院で顕著において捉えられていたことに留意したい。

　次に、地域での「ニセ患者」差別は表7-2のようなものであった。ここで注目したいのは、第一に、未認定患者が水俣病の表象と乖離した存在として捉

えられていることである。「水俣病なのに、どうしてあんなに元気なのか」という言説は(No.11, 12, 67, 80, 115)、未認定患者が既に形成されている水俣病の「悲惨」イメージとは結びつかないこと、自らとは異質な他者としての身体を有していないという見解を指示している。視覚的に現れない症状は大学病院でさえ否定されるのだから、地域ではなおさら理解が得られないことは想像に難くない。

　第二は、未認定患者運動が補償金に動機づけられたものであると認識されている点である。水俣病でないのに運動をするのは「金欲しさ」である、あるいは具合が悪いのに運動をするのは「死に欲(死んでは金を持っていけない)」であるという内容の言説は(No.12, 17, 30, 38, 60. 67, 80, 88, 102, 112, 116, 121)、未認定患者運動が補償金に動機づけられた運動と認識されていることを意味している。

　第三は、未認定患者への差別的言動を誘因する契機として、マスメディアによる未認定患者運動の報道があるということである(No.11, 12, 45, 60, 85, 89, 116)。たとえば、「『テレビに出てたね、ガンバロウとか言って手を挙げていたね』と言われたことがある。反対にテレビに出ていないと『この前のテレビには出ていなかったね』と言われる」(No.116)という証言から、マスメディアを通して未認定患者であることが地域の人々に確認され、話題となり、その結果、「ニセ患者」差別が経験されるプロセスを読み取ることができる。「マスコミに出るのは絶対に嫌」(No.60)という言説は、裁判原告に加わり、何度か法廷に足を運んだ未認定患者でさえマスメディアへの露出を避けようとする心理を示している。マスメディアを通して発言する機会の多い原告団長の場合は、「再三、嫌がらせの葉書や電話を受けている」状況であったことがわかる(No.118)。

　差別とはあるカテゴリーに属する人々や集団を排除するための論理や構造を意味する。地域における「ニセ患者」差別の発動は、当該地域のなかでの未認定患者の異質性を排除するものと捉えられる。未認定患者とは「認定申請を棄却された水俣病患者」を意味するが、未認定患者というカテゴリーに属

するか否かは、未認定患者の行為や言説の結果としてはじめて示される。そのため、「ニセ患者」差別は、未認定患者という属性に対してではなく、未認定患者として行う行為や言動、未認定患者運動そのものに向けられる。未認定患者運動が地域社会の規範、もしくは自己の規範から外れた行為であることを示し、そうした行為を排除しようとする意識が「ニセ患者」差別として発現しているのである。このような差別は、近所の人や親族、家族のような親しい関係性のもとで、日常的なコミュニケーションのなかで生じており、そのような差別的言動を見越して自分が水俣病であることを隠している(裁判をしていることを隠している)人がいることもわかる(№112)。

だが、この差別を単純に〈差別する者〉と〈差別される者〉の二項対立で捉えて、〈差別する者〉を水俣病被害に無理解であると非難することはできない。というのも、差別的な言動は被害の母集団ともいえる地域のなかで行われ、あるいは経験されているからである。

ここで疑問が浮かぶ。第5章、第6章で、水俣病被害の顕在化が地域ぐるみで行われたことを記した。水俣病差別を乗り越えて、地域ぐるみで顕在化したはずの未認定患者に対する差別的言動は、いったいどのような人々によってなされてきたのだろうか。さらに、同じ未認定患者であっても、差別的言動を受けた度合いは地域によって異なっている。差別を感じなかったという未認定患者は第4章でみた新潟市津島屋や、第5章で論じた中流域の稗ケ川原場である。逆に第6章で述べた千唐仁の未認定患者は、差別があることを強く感じている。この地域差はどのようにして説明できるのだろうか。

2　裁判による被害者の振り分け

表7-2でみたように、差別的言動はマスコミの報道など外からの情報を契機にしてなされることがあった。地域ぐるみの未認定患者運動が、公害被害者運動という社会的意味を獲得するなかで、水俣病をめぐる地域の状況はどのように変化したのだろうか。

第二次訴訟は、未認定患者の運動を重ねた末の裁判であった。だが、当然ながら、裁判は地域ぐるみで行われたわけではない。裁判に積極的に加わり、継続して運動をしてゆこうという被害者がいる一方、裁判を躊躇して運動から遠ざかる人も出てきた。裁判の原告になるということは、地域での顕在化行動以上の覚悟を必要とし、従来の日常生活における付き合いや町内会の延長のような運動とは質を違える部分がある。金銭的な負担が全くないわけでない。集団として顕在化した未認定患者は、裁判に参加するか否か、未認定患者運動を継続してゆくのか否かという選択をするが、その選択は自らが水俣病の被害者であるか否かというアイデンティティの決定と強化に関わるものでもあった。

　もちろん、裁判提訴への動向が形成されてゆく過程には、既にみたように地域の社会関係が作用していたし、裁判参加の個人的決定も属するマキや既にある人間関係を基礎にしている。社会運動についてメルッチが述べるように、「個人レベルで生まれる参加への動機づけもまた、全く個人的な現象と考えることはできない。動機づけは、個人の心理学的特性に根ざしているが、相互作用を通して形成され、生まれてきたものでもある。行為のためのインセンティヴは、諸個人の動機づけを支配するような影響力をふるう。だが、これらのインセンティヴを認識し評価するために諸個人が用いる基準は、たいてい相互作用的であり、諸個人が属するネットワークの中で生まれている」(Melucci, A. 1989 : 31-32)のである。

　未認定患者は裁判を行う者と行わない者とに分かれ、それぞれが選択した行為に基づいてアイデンティティを再構築した。その過程のなかで、裁判に参加しない人はもはや水俣病と無関係で、水俣病は裁判原告の問題であるかのような特定化がされていった。未認定患者の一部が裁判原告というのではなく、裁判原告が未認定患者であるかのような雰囲気が、地域内部で形成されてゆくのである。地域問題としての水俣病は、裁判に名を連ねるという決定をした特定個人の問題へと限定された。さらに、マスメディアを介して、新潟水俣病の問題は新潟水俣病第二次訴訟の問題として構築されてゆくこと

第7章 未認定患者の被害と差別の二重性

になる。

　狭い地域のなかで、同じような食生活を営んでいた住民が、しびれ、耳鳴りなど、傍目にはそれとわからない水俣病の被害をめぐって、認定患者、原告になった未認定患者、原告にならない未認定患者と分化してゆくにしたがい、地域の水俣病問題は複雑な様相をみせるようになった。

　それでは、地域での水俣病に対する態度はいかなるものだったのか。「ニセ患者」差別がほとんど聞かれなかった津島屋や稗ケ川原場でも、水俣病は決してオープンな話題ではなかった。稗ケ川原場では、28軒のうち17軒は、家族に水俣病認定患者がいるか、または第二次訴訟原告がいる家である（図5-3）。だが、地域では「水俣病の話は出ない。隣の地域の人は『テレビで見たよ』と話しかけてくるけれど、稗ケ川原場では絶対に話題にはならない」のである[5]。水俣病の話はタブーであり、日常のなかでは語られない。運動の様子がテレビに映ったりしても、何も言わない。そのようななかで日常の秩序が保たれていた。また、たとえ水俣病が話題になったときでも、それは厭味ではなかったという。水俣病の話は「水俣病に関係する人」の間でなされるものだったからである。

　未認定患者は地域の日常においては生活者であるが、裁判運動のなかでは地域を超えた社会性を有する存在である。未認定患者は、裁判原告のネットワークのなかで、支援者団体や弁護団など地域外部の人々との相互作用を通して裁判の意味を確認する。積極的に裁判を担うことへの動機づけが生まれる。裁判原告としてのアイデンティティが形成される。同時に、裁判に加わらなかった者は、同じように裁判に加わらないと決定した者同志で、原告とは異なるアイデンティティを形成してゆく。このような行為とアイデンティティの差異を地域の日常とは無関係なところにおくことが、「水俣病を語らない」という態度である。

　逆に、水俣病が語られた地域では「ニセ患者」差別が強く感じられていた。安田町千唐仁は日常のなかで水俣病が語られた地域である。明確な「ニセ患者」発言の具体例を列挙できる地域でもある。では、千唐仁での「ニセ患者」差

別はいかなるメカニズムで生まれてきたのだろうか。第二次訴訟提訴にあたっての千唐仁の人々の態度は、おおまかに四つに区分することができる。

　第一は裁判にも加わってゆこうという人である。第6章でみたように、水俣病の顕在化には地域の社会関係が関係しており、水俣病に関する態度決定にあたってはマキが重要な役割を果たした。運動の震源地になったマキに近いところで裁判原告が多く出ている。

　第二は「我関せず」という態度をとる人である。農家のマキや、経済的に成功を収めた船頭マキに属する人々がここにあたる。「水俣なんて、当たるはずのない宝くじを買って何になるのか」という態度である[6]。裁判には協力的ということはないが、かといって批判するわけでもない。

　第三は、明和会に属する認定患者がいる家である。認定患者は未認定患者の運動には協力的でない。署名運動に協力してくれる人もいるが、そのような認定患者は少数である。ただし、「ニセ患者」差別をすることはほとんどない。

　第四に、裁判に批判的な態度をみせる人である。未認定患者の運動に最初は関わっていたか、または途中から加わった人で、その後に運動から遠ざかった人がここにあたる。裁判原告に対する「ニセ患者」差別の言動が最も顕著にみられるのが、このような人々である。実際、千唐仁では、船頭の経験があり自主検診を受診した人々が、「ここには水俣病の症状のある者はいない」、「体が全く不自由な人はいない」という発言を繰り返す場面にしばしば遭遇した。

　では、認定患者や未認定患者運動に関わったことがある人が、未認定患者運動に非協力的だったり、「ニセ患者」差別を行ったのはなぜか、以下に考察してゆこう。

3　認定患者と未認定患者の間

　認定患者はなぜ未認定患者運動と距離をとるのだろうか。

第7章　未認定患者の被害と差別の二重性　231

　SI氏は水俣病に認定されたとき、顔見知りの人から「鹿瀬が泣いているわね[鹿瀬から補償金をとると従業員の給与にひびく]」と幾度も言われたという。それが契機になって、補償金をもらうかどうか家族会議を開いた。「地域全部の家が[補償金を]もらうんなら何だけど、俺だけもらうのは面子にかかわる」からである。魚をあげたりもらったり、血縁と地縁とで結びつき、相互に行き来する地域社会では、食生活もさほど変わらない。水俣病の被害者は他にも多くいる。しかも船頭検診を契機にして認定されていたため、他の人をさしおいて補償金をもらうことに、マイナスの評価を与えたのである[7]。

　この例は、認定患者が受けた「水俣病にかかわる嫌な経験」を示している。安田町では、認定患者が出てきた頃は、水俣病に対する差別も強かった。認定されたら会社を解雇された、という話も聞かれた。だが、第二次訴訟がはじまってからは、認定患者に対する差別は目立たなくなり、代わりに訴訟の原告になった未認定患者への差別がきつくなったと言われている。このようななかでは、認定患者は自らの水俣病に対してできるだけ沈黙を守ろうとするし、未認定患者の運動にはほとんど関心を示そうとはしない。

　「裁判について、悪口を言う人もいるが、それはしょうがない。よっぱら（ママ）我々が認定になったときに、悪口を言ったじゃないか。昔の経緯があるから、今の人[裁判をしている人]に対しては触れとうねぇ。」[8]

　このような感情の行き違いが、認定患者と未認定患者の間にはある。もちろん、必ずしも未認定患者が悪意をもって「悪口」を言ったわけではない。水俣病を話題にすること、水俣病になると子供が結婚できないという噂をすること、それ自体が「悪口」と捉えられることもあった。

　認定患者と原告患者の断絶が顕著にみられる安田町では、認定と未認定との間に深い溝がある。安田町の認定患者は、一方で「原告患者は一斉検診からこぼれた人」と理解を示しながら、他方で「わたしは集団検診で嫌々ながら認定された」と違いを強調する。町のなかで、何番目に認定されたかという順位

を気にかける。認定患者を出した家族は、「たぶん水俣病だろう」、「同じ水俣病の症状だ」と考えていても追加して申請することはない。昭和電工関係者が明和会の認定患者の人々を前に発言した次の言葉は、認定患者の立場を明らかするだろう。

「社会秩序のために制度はあるわけで、今、共闘会議の理論［署名運動や和解への動き］は飛躍しているように思われます。私どもは法律で決まった認定制度にのっとってやっている方〔認定患者〕にはきちんと補償しているのですから。…（略）…大石環境庁長官が『疑わしきは〔救済〕』なんて言ったから話がおかしくなったんですよ。昭電は疑わしい人も認定している。認定された人の中には、水俣病ではない人もいる。…（略）…多くの水俣病でない患者も救済しているのだから、昭電としては、そういう人に対しても補償をしているんです。」[9]

明和会には、昭和電工の担当者が足しげく通っており、認定患者と昭和電工との関係性は良好なものだという。その良好な関係のなかで、認定患者はこのような発言を聞いているのである。

認定患者が裁判に理解を示すことができないのは、自分たちが認定になったときに受けた差別の経験があったからである。さらに、自分たちの症状が必ずしも可視的でないために未認定患者と同一の存在と見做されることを忌避するためでもある。水俣病である認定患者が不明瞭な周縁に位置する未認定患者と境界を設けることで、自己の水俣病被害を明確にすることができ、水俣病でないのに認定されたという言説を遠ざけようとするのである。認定患者と未認定患者の間にある溝は、安田町に特有なものではなく、下流域でも同様の声を聞くことができた。

また、未認定患者の運動を積極的に支援する認定患者がいた地域でも、認定患者は途中から手を引いている。たとえば、稗ケ川原場では、「認定患者が裁判を応援すると認定取り消しになる」という噂が広がったという[10]。下流

でも、「補償協定では何か問題があったら、昭和電工、被災者の会、共闘会議で話し合うことになっているから、二次訴訟だと言っても、表立って運動するわけにはいかない」という話が聞かれた[11]。

認定患者と未認定患者は水俣病の被害者である点では同質的であるが、被害が認容されているか否か、補償問題が解決しているか否かで大きく異なる。認定患者にとっての未認定患者は、たとえ水俣病被害を受けているだろうとしても、自らの水俣病とは決して混同しえない「被害の外延」という性格を帯びているのである。

4 水俣病に「なる」か「ならない」かの選択

未認定患者運動の経験のある人が、しばしば「ニセ患者」差別の言動をするのはなぜだろうか。「ニセ患者」差別は、認定制度の本人申請主義への切替えと関連している。本人申請主義の「自己申告としての水俣病」という性格は、たとえ「水俣病の疑い」ありという医師の診断書が添えられていても、病気の「客観性」を著しく低下させる。ここに加害企業によって水俣病にさせられた、ではなく、好んで水俣病になる、という印象を外部に与える。未認定患者の身体的被害は必ずしも可視的でない。大学病院でさえも、既に障害手帳をもらっている人の聞こえない耳（表7-1のNo.108）、見えない目（表7-1のNo.122）について否定することがあるくらいであるから、身体機能の低下は見た目にはほとんどわからない。注意深く観察したら、手がこきざみに震えていたり、階段をのぼる足どりが重たかったりする被害者をみてとることができるが、それも視覚的に目立った症状ではない。

既に述べたように、認定患者の被害も必ずしも可視的に捉えられるものではない。そして、認定患者も自分の症状の見えにくさがわかっている。そのため、既に認定されているにもかかわらず「本当に水俣病なのか」と疑問が差し挟まれる場合もある。だが、〈認定という事実〉は、そうした言説を正当に、かつ権威を持って否定する根拠となる。逆に、未認定患者の場合は、認定さ

れていないという事実が「ニセ患者」という存在を容認し、強化することにつながるのである。

未認定患者運動に加わった後に運動から離れた人に、「ニセ患者」の存在を強調する傾向が強くみられる。「私は申請はしていません。水俣病だとは言いません」と断言するNUさんは、月に1回は病院通いをしている。はじめて「水俣病の疑い」と診断されたのは1973年で、大学病院の検査には家族に隠れて行った。申請の経験もあるが、棄却されている。NUさんは、かつて未認定患者の顕在化運動に積極的に加わっており、安田町の自主検診も受診していることが資料から確認できるのだが、そのような話には全く触れない。「自分は水俣病と全く関係ない」と幾度も差し挟みながら、地域のなかの水俣病を次のように語った[12]。

　「水俣病は聞きばの悪い病気で、運良くあたった人が認定になっているわけさ。ほとんど健康な人だけど、水俣病でそういう話［認定申請をすること］がもりあがって、昭電が1000万とか年に50万とか支払うもんだから、われもわれもという感じで検査に行ったわけさ。おらも検査で無料の医療手帳をもらったけど、きまり悪いんで使わなかったですよ。そんなにたいした病気じゃないのに使うのはきまり悪くて。…(略)…この村で認定になった人はいるけど、水俣病で死んだ人はいないんだから。今現在、水俣病で具合の悪いのはあと二人くらいで、あと側(がわ)からみれば［周囲の人から見ると］みんな元気なもんだ。おらよか元気なものさ。

　認定にならなかった人は再申請して、また水俣病にならないで再申請するのできりがない。昭電のほうも、体に異常がないんだから、水俣と認めるわけにいかないでしょ。認定しろという人は、自分で水俣病だと言うけど、ほとんど健康な人で、昭電だって、そんなに金は出せないだろうし。水俣病だって言う人は金が欲しくてやっているんで、側(がわ)の人はみんなそう見ていますよ。肩のしびれとか、そんなものは誰だって、神経痛とかあるわけで、水俣だったら［裁判で］東京あたりまで行かないでしょう。」

同じ症状にもかかわらず、認定患者は「運よくあたった」が、自分は運が悪くて棄却された。棄却されたから「水俣病でない」。だから「おらよか若くて元気な人」が裁判をするのはおかしい、ただ単に「金が欲しくてやっている」だけだというのが、ここでの「ニセ患者」発言の根拠である。認定患者と、裁判をしている未認定患者とを、自己と同一の地平においたところに、このような発言が生まれている。
　差別する側は、自分の主観的な病像と合致しない「患者」は、補償金欲しさに認定申請や裁判をしていると思っている。ある人は認定申請という行為そのものに批判的なまなざしを向ける。またある人は、もし仮に水俣病だと医師から診断されても、認定申請や裁判をしないと述べる。認定申請や行政不服審査までしながら、再び潜在した患者にとって、「ニセ患者」差別は、「自らの水俣病への非決定」＝「もはや認定申請はしない」という決定を合理化する手段になっているのである。
　水俣病差別は、水俣病に「なる」＝認定されることで差別されるものだった。これに対し、「ニセ患者」差別は、水俣病で「ない」＝認定されていないために受ける差別である。未認定患者は「認定」でないがゆえに、「ニセ患者」の立場に固定化されることになる。
　このように、「ニセ患者」差別は、〈差別する者―される者〉という単純な関係では語れない。水俣病でないと思い込もうとしている人は、劇症患者のように明らかな身体状況の差異がない限り、未認定患者は「ニセ患者」だと思い込んでいる。未認定患者の目に見えない被害より、自分が感じる不健康な状態のほうがよっぽどひどいと思うからである。「水俣病の疑い」がありながら棄却された人が、自分は水俣病でないと納得するためには、同じような症状を持つ未認定患者は「ニセ患者」でなければならない。自分が正常であるために、同じような状況の人はすべて水俣病であってはいけないのである。また、認定患者は未認定患者と厳然と区別されない限り、「ニセ患者」扱いされてしまう。それゆえ消極的にであれ未認定患者の「ニセ患者」差別を容認する傾向

にある。認定患者にとっての「ニセ患者」差別の容認は、認定と未認定との差異の容認であり、差異を同一化して扱われることを排除するためのレトリックの容認になっているのである。

「ニセ患者」発言は、一方で、自覚症状はあるが「再度の認定申請はしない」と決定した人々にとっては、自らが「水俣病ではない」と思い込むための、合理化の手段となっている。他方で、認定患者にとっては、自らが「本物の水俣病患者」として扱われるための差異の指標である。「どのような現実の出来事についても、実際に起こったことだと見なされる解釈は常に一つ以上あり、それは単一の文化コミュニティの内部でさえもそうである」(Garfinkel, H. 1987: 108) という指摘があるごとく、地域には、それぞれのコンテキストから解釈された水俣病がある。認定患者にとっての水俣病、裁判をしている者にとっての水俣病、その他の人々にとっての水俣病と、水俣病に対する解釈は多元的なものになっている。水俣病をめぐるそれぞれの言説は、それぞれに経験された被害の捉え方を表現している。地域においては、差別する側にも自らの水俣病がある。水俣病をめぐる差別は被害者の複雑な立場を示している。

水俣病被害の「地域集積性」は食生活をほぼ一にした地域で被害者が多発したことを数値によって明確にしたが、述べてきたように、地域が受けた水俣病被害の総体は数値的なものに変換できない面を含んでいる。地域内部での人間関係の悪化や差別、気まずさ、そのような社会関係のなかで顕在化が阻まれた被害を視野に入れないと、水俣病がもたらした地域被害の実態はみえてこない。地域での「ニセ患者」差別の基底には、水俣病被害を認定か未認定かに区分する制度的決定や、水俣病被害を訴える運動をしてゆくか否かという行為選択、被害者アイデンティティの獲得や拒否がある。水俣病の身体被害が視覚的でないように地域被害もまた視覚的ではないのであり、新潟水俣病における「ニセ患者」差別は被害者による被害者差別という側面が含まれているのである。

5　被害と差別の二重性

　ところで、水俣病に認定されると水俣病差別を受け、認定されない場合には「ニセ患者」差別を受けるというわけではない。未認定患者は、未認定であるために「ニセ患者」として差別されると同時に、「水俣病差別」にもさらされた。水俣病への偏見や差別が減ってきたとはいえ、全くなくなったわけではない。たとえば、未認定とはいえ「入院する際に、診断書に『水俣病の疑いあり』と書かれたのがもとで、穏やかに退社へとしむけられた」[13]、「社長に［認定されていなくても］水俣病であることを知られるとクビになる」[14] などの事例から、職業生活での水俣病差別が根強いことが窺える。また、「娘に縁談があったとき、相手は『娘さんは嫁にもらいたい。しかし、両親が病人なので駄目だ』と、はっきり言われて破談になった」[15] という例もみられた。

　未認定患者、特に原告患者は、一方で水俣病であることの差別＝水俣病差別、他方で水俣病でないことの差別＝「ニセ患者」差別という、相反する差別にさらされている。未認定患者が受ける差別は、認定と未認定をまたいでいる。水俣病と認定されていないが水俣病患者であるという未認定患者の両義性が、差別の内容において顕著にみられる。

　水俣病差別は、水俣病という病気に対する差別であり、差別の視線は「身体の機能不全」へと傾斜してゆく。水俣病は遺伝するのではないか、水俣病の最期は悲惨であろう、仕事などできるはずがない……。そうした病気への差別は被害者を傷つける。だが、そこに〈認定という事実〉が介在したとき、患者は公害被害者としてのメッセージを穏やかに放つことができる。ある認定患者の「私は只一貫して想ふ(ママ)事は、一食一汗を胸として想いやりの心を。私し(ママ)の人生訓として現在でも心に深く刻み込んでおります」[16] という言葉には、水俣病に泣き、それでも水俣病に付き合ってゆかざるを得ない、達観した生の哲学がある。昭和電工に健康を奪われた被害者でありながら、認定患者は被害を多く語らない。水俣病を自分自身のなかに閉じ込めることで水俣病差別から遠ざかり、あるいは被害者という側面を離れて自らの生活を捉え返そう

としているかのようにも思われる。

　未認定患者は、水俣病の被害を訴え、認定申請や裁判など顕在化行為をとることで、同じように水俣病差別を受ける。他方で未認定であるために「ニセ患者」差別を受けることになる。「ニセ患者」でないことを示そうと、痺れや耳鳴り、感覚麻痺など、外からは見えにくい被害を訴えることで、水俣病差別を引き受けざるを得ない状況になる。

　そのようななかで、「ニセ患者」差別は、未認定患者にとって、最も深刻に感じられてきた。「ニセ患者」差別は、未認定患者を「偽りの」患者という「反道徳的な」意味世界に固定しようとするものだからである。「ニセ患者」は、水俣病のふりをすることで補償金を詐取しようとする「欲たかり」を意味するため、未認定患者はまるで「泥棒のような」扱いだと感じたという証言もある(『朝日新聞』1981年10月16日)。

　ここには、差別と被差別との間に〈加害―被害〉関係の逆転がみられる。「ニセ患者」差別では、差別する側が未認定患者を「ニセ患者で金もうけのために騒いでいる欲たかり」で、「そのために昭和電工が迷惑している」と考える。加害者であるはずの昭和電工が被害者であるかのように語られるのである。昭和電工の排水が阿賀野川に水銀汚染をもたらさなければ未認定患者問題は起こらなかっただろうにもかかわらず、この点に関しては思考は一時停止されている。「ニセ患者」差別のなかで、未認定患者は、昭和電工から補償金をとろうとする〈加害〉の立場と見做されることにもなる。

　このような「ニセ患者」差別は、認定制度、本人申請主義を抜きに語れない。「ニセ患者」差別は、制度と制度の産出する意味を基点にした差別である。「疑わしきは救済」から「疑わしきは救済せず」への政治的態度の変化と認定基準の過度の厳格化は、それに対応する社会的反応として「ニセ患者」差別を生み出した。認定か未認定かは、認定審査会を医学の頂点とするならば、医学的にクロかシロかを決定する。未認定患者の症状は「決して認定されている人より軽いとか、差があるものではなく、申請が遅いために棄却されたもの」だと指摘されているが(斉藤1992：9)、厳格化された認定基準のもとでの未認定

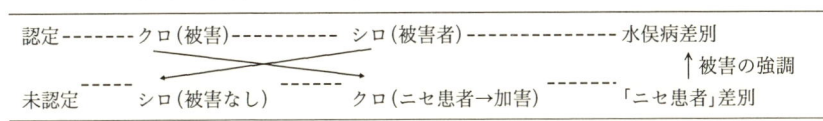

```
           〔医学的意味〕      〔社会的意味〕         〔差別〕
  認定 ------ クロ(被害) ---------- シロ(被害者) ------------ 水俣病差別
                    ＼       ／                        ↑被害の強調
                     ×
                    ／       ＼
  未認定 ------ シロ(被害なし) ------ クロ(ニセ患者→加害) ------ 「ニセ患者」差別
```

図7-2 〈認定−未認定〉と〈被害−加害〉の意味の逆転現象

患者は全く被害のないシロにカテゴライズされる。水俣病に無理解な人は「水俣病でないのだから喜ぶべきだ」と言う。たとえば「地元病院では水俣病申請というと書いて呉れないとのことですが、それらの症状が専門的にみて水俣病でないから書けないということであるならば、不幸中の幸とは考えられないものでしょうか」と、1976年にある保健所は、安田町の集団検診の要望に回答した。だが、それは慰めにならないばかりか、未認定患者にとっては差別的な発言になる。水俣病でないと認めることは、「ニセ患者」という社会的意味を追認するに等しいものと捉えられるからである。医学的なシロは「ニセ患者」差別においてはクロである。水俣病ではないのに被害を主張し、補償金を得ようとした存在へと転化する(**図7-2**)。

新潟水俣病第二次訴訟での未認定患者原告側の主張は、昭和電工や国の加害責任を問い、水俣病の被害を認めさせ、加害者に被害補償をさせようという趣旨だった。だが、原告が裁判で勝ち取ろうとしたのはそれだけでない。原告は、一斉検診のような行政主導型ではなしに、本人申請主義のもとで、水俣病を「自己申告」せざるを得なかった患者である。原告は、そのために被ってきた多くの「ニセ患者」差別を不当とし、裁判で自らの顕在化行為の正当性を獲得しようとしたともいえる。被害を訴える、制度にアプローチする、制度の欠陥を主張する、そうした当たり前の行為の正当性を裁判によって認めさせようとしたのである。原告にとって、裁判は、「反道徳的な」意味世界に固定された「ニセ患者」という汚名を排除し、名誉回復をしうる最大の、そして唯一のチャンスと捉えられていた。裁判に勝つこと、被害を認めさせることが、「ニセ患者」差別から逃れる唯一の途でもあったからである。この意味で、裁判は、原告の人間性の内実を問うものという隠喩を持っていた。

「ニセ患者」差別は、水俣病に認定されない限り、正当な根拠を持って否定しえない構図を有していた。差別の内容も、人格に関わる問題だった。未認定患者問題は認定制度を原因とし、「ニセ患者」差別は認定基準の過度の厳格化を媒介にして生まれた。水俣病をめぐる差別は、「制度化された病」としての水俣病が社会的に被害を増幅させた状況を垣間見せてくれるのである。

注
1) 第一次訴訟を争ったある認定患者は、「ニセ患者」という言葉は、補償協定締結以降に生まれたものだと語っている(1994年8月23日のSK氏のヒアリングによる)。「ニセ患者」は、1975年8月7日に、熊本県公害対策特別委員会が環境庁に水俣病問題を陳情した際に、同委員会の県議会議員らが「ニセ患者が補償金目当てに次々に申請している」、「金の亡者だ」、「認定審査会はどの申請者がシロかクロかの区別に苦労している」などの発言で、大きな問題になった(この発言をめぐって紛糾し、熊本の「水俣病認定申請患者協議会」側から4名の逮捕者が出て、起訴されている。これに対し、1976年12月、同会は名誉棄損の損害賠償を求める訴訟を提訴した。1980年3月の判決では原告側訴えが認められた。熊本県はこの判決を受けて、新聞に知事の謝罪広告を掲載した)。その後も「ニセ患者」発言が繰り返される。1977年1月の石原環境庁長官の「公害が原因でない人も患者の中にはいる」という週刊誌のインタビュー記事、1979年の経団連主催のフォーラムでの森下仁丹社長の「申請すれば水俣病になって、カネがもらえるから、そのうちに県民全部が水俣病患者になる。私も熊本県に住んで水俣病患者になりたい」などである(池見1996:238-243、水俣病患者連合1998:198-203, 315, 317-318)。さらに、水俣病の「政治決着」後の1995年11月には、『週刊新潮』が「『ニセ』水俣病患者二百六十万円賠償までの四十年」という記事を掲載している。
2) 未認定患者統計調査による、ケースNo.45。
3) 未認定患者統計調査結果では、大学病院で嫌な体験をした人は100人中66人に及んでいる。詳細は渡辺(1999:92-93)を参照のこと。
4) 未認定患者統計調査による、ケースNo.66。
5) 樺ケ川原場在住SM氏(第二次訴訟原告)への1994年8月24日のヒアリングによる。
6) 安田町在住SS氏(第二次訴訟原告)への1994年8月5日のヒアリングによる。これは氏が聞いた言葉であり、発言者は農家マキの人で、先見性のある人だったという。

7) 安田町在住のSI氏の配偶者への1994年8月26日のヒアリングによる。
8) 安田町在住のSI氏の配偶者への同上のヒアリングによる。
9) 1994年8月25日の明和会役員会での昭和電工関係者の話。
10) 稗ヶ川原場在住SM氏(第二次訴訟原告)への1994年8月24日のヒアリングによる。
11) 一日市在住SK氏(認定患者)への1994年8月23日のヒアリングによる。
12) 千唐仁在住UN氏への1993年12月11日のヒアリングによる。
13) 未認定患者統計調査による、ケースNo.87。
14) 未認定患者統計調査による、ケースNo.88。
15) 未認定患者統計調査による、ケースNo.59。夫は認定だが本人は未認定である。
16) 安田町在住の認定患者JK氏からの1994年賀状による。「一食一汗」とは、氏が戦中に所属していた部隊が後につくった「一食一汗会」からとったものである。

第2節　早期解決の模索と「最終解決」の受諾

1　裁判の長期化と第一陣分離裁判

　1967年6月12日に提訴された第一次訴訟は、1971年9月29日の判決を得るまでに4年余りかかり、1973年6月21日の補償協定で認定患者の補償問題は解決した。補償協定締結前後の時期は、1970年からはじまった第2回一斉検診を契機に、新たに中・上流域の患者が認定されはじめた時期と重なっている。この時期に認定申請を何らかの理由で遅らせた被害者は、1973年の第三水俣病問題をひとつの契機にした認定基準の厳格化によって、申請しても認定されない未認定患者となった。新潟水俣病第二次訴訟の原告は、このような未認定患者の裁判であった。国と昭和電工を相手どっての第二次訴訟は、問題発生より17年が経過した1982年6月21日に提訴された。
　第一次訴訟が公害問題の噴出するなかで反公害の世論を喚起し、世論を追い風にした運動を展開したのと異なって、第二次訴訟は公害がもはや過去に

なってしまったという風潮の中で、水俣病被害の現在性を問題提起しなくてはならなかった。しかも、第二次訴訟は認定基準の厳格化と未認定患者の発生という、公害問題のなかでも特殊な問題を背景にしている(舩橋1999：214)。第二次訴訟の意義を解説した共闘会議の小冊子の表題が『なぜいま"みなまた"か』(新潟水俣病共闘会議1984)であることは、第二次訴訟が「なぜいま」という問い掛けなしには了解されない問題であることを象徴している。

　公害問題に対する社会的関心が急速に薄れてゆくなかで、認定制度という複雑性を媒介にした未認定患者問題を、可視的ではない身体から説明することには困難が伴う。法廷では、未認定患者が水俣病に罹患しており、加害企業である昭和電工に補償責任があること、問題を長期にわたって放置しただけでなく認定基準を厳格化して早期解決を困難なものにした国に責任があることが訴えられた。昭和電工と国の責任を明確化させるための出発点が水俣病罹患の有無であったから、既に被害が存在することを前提にした認定患者の第一次訴訟以上に、第二次訴訟が審理に時間を要するだろうことは容易に想像することができる。行政によって認定されなかった原告それぞれについて、裁判所が水俣病か否かを審理することになるからである。換言するならば、水俣病の医学的権威である認定審査会の答申を受けた行政処分を、裁判所が改めて判断しなおすからである[1]。

　当初より裁判の長期化が懸念されていたが、予想に違わず審理は長引いた。提訴から3年の1985年には水俣病の早期解決を求める署名運動が行われ、6年目の1988年には審理促進のための署名が新潟地裁に提出された。そして1989年3月12日、新潟水俣病被害者の会の臨時総会で、早期解決をめざして、第二次訴訟第一陣を分離して裁判を争うという方針が決められた。第一陣を分離して早期に原告未認定患者が水俣病であるという「病像論」を判決で勝ち取り、勝訴判決をもとに第二陣以降の原告も一緒に全面解決しようと考えたのである(中村1996：106-107)。共闘会議はこの方針に則って、1990年に一陣分離判決を求める15万人の署名運動を行い、5月から7月にかけて新潟地裁に113,135名分の署名を提出した。1990年7月に新潟地裁は一陣を分離して審

理を進めることを決定した。

　第一審の分離裁判の決定後、原告側と被告側の双方の最終弁論が行われ、裁判は1991年3月に結審した。裁判結審を受けて、共闘会議は、①早期勝利判決をかちとる、②全面解決案を作成する、③国民世論で勝利する、という方針のもとで(新潟水俣病共闘会議1991：5)、20万人の署名を目標とする「早期公正判決要請署名」運動を展開した。また、新潟県と新潟県内の市町村に「被害者救済など新潟水俣病問題を国の責任において早急に解決すること」、「特別医療事業を新潟県にも適用すること」を趣旨とした意見書を採択するよう働きかける運動を行い、鹿瀬町議会では否決されたが、106の議会で意見書が採択された(高野1996：127-128)[2]。

　1992年3月31日、提訴から10年にしてようやく新潟水俣病第一次訴訟第一陣の判決が言い渡される。判決内容は、次のようなものであった[3]。すなわち、①国の積極的加担行為、および行政指導や水質二法を適用する作為義務違反に対しては、いずれも原告側の主張を棄却した。②水俣病の病像と判断基準については、末梢神経など四肢末梢の感覚障害があり、居住歴、川魚喫食歴、職業、家族等の水俣病罹患の有無などからメチル水銀の暴露蓄積を推認させる疫学条件が高度の場合で、その他の疾患によるものである可能性がきわめて低い場合には、水俣病と推認すべきであると判示した。③第一陣の94名のうち、裁判中に水俣病に認定された3名と、裁判所が水俣病ではないとして訴えを斥けた3名を除く88名について、昭和電工の不法行為に基づく損害賠償請求を3ランクに分けて容認した。慰藉料は31名が800万円、53名が600万円、4名が300万円だった。

　国の責任が否定されたとはいえ、この判決によって、ようやく未認定患者の水俣病被害が認められた。10年の裁判で訴えてきた水俣病の被害が認められたことは、早期解決への一歩と思われた。既に新潟水俣病発生の公式報道から27年が経過しており、原告の高齢化も進んでいた。判決までに原告の平均年齢は70歳になっていた。判決を得た後で、「士気高揚するのを感じながら」昭和電工東京本社へと出向いた原告患者は、社長との直接交渉を次のよ

うに語っている。

　「社長は早期解決に向け誠実に取り組みますと陳謝したのだが、控訴するなの私たちの要求にはこれからの協議と逃げてしまった。あのとき、一〇年におよぶ闘いの苦労が少しは報われたのかと思ったが、国におんぶに抱っこの昭和電工は我々被害者なんかは虫けら同様だと思っていたに違いなかったのだろう。一週間後に昭和電工は控訴した。その腹立たしさは今も忘れることができません。
　また、闘いが始まるのか。年が経つごとに体が、目が悪くなるのを感じ、本当に昭和電工という会社は人命の尊さなどはみじんも感じないただの金儲け主義の会社だと改めて思い知った次第であった。」(森1996：139)

　昭和電工が控訴したことで、新潟水俣病の解決は遠のいた。共闘会議は1992年6月に、昭和電工に対し新潟水俣病に関する解決要求書と補償協定案を提出した。新しい補償協定案は、①「疫学条件」と四肢末梢性感覚障害を有しており、その原因が明らかに他の疾患によるものではない者を補償対象となる被害者とする。②被害者の確定は昭和電工と共闘会議との合意により確定し、合意できない場合は新潟地裁の「裁定(勧告)」により協議し、それでも合意できない場合は判決により決定する。③補償内容は一時金、年金、医療費の支払とする内容であった(新潟水俣病被害者の会・新潟水俣病共闘会議1996：226-228)。
　1973年の補償協定が認定患者を補償対象としたのに対して、新しい補償協定案は当事者間に裁判所を仲介させることで被害対象者を確定しようとした。認定患者を補償対象にするという従来の補償協定の枠組みは、〈加害－被害〉関係の確定を第三者に預けることで未認定患者を発生させた。そのため、行政と認定審査会に被害範囲の確定を委ねずに、当事者間の協議と裁判所を調停で被害者を確定させようとしたのであるが、昭和電工はこの協定案を拒否し、問題解決の枠組みは高裁の審理に委ねられることになった。

共闘会議や被害者の会は、高裁の法廷のみに預けるのではなく、問題の早期解決を模索して、東京高裁の弁論に合わせての本社前座り込み、ビラの配付などを行い、法廷外の運動を続けた。

2 第一陣分離訴訟判決に対する地域の反応

さて、第二次訴訟が控訴されたとはいえ、第一陣の原告の大多数が水俣病であることを認めた地裁判決は、「ニセ患者」と言われ続けた原告にとって、自らの汚名を払拭する意味を持っていた。判決で容認された損害賠償額は800万円〜300万円と低額ではあったが、社会的には未認定患者の水俣病被害が確認された形となった。だが、水俣病をめぐる地域の差別状況は、判決により変化するものではなかった。冷やかな声は判決後も相変わらず続いていた(新潟水俣病被害者を励ます会1994)。たとえば、千唐仁地域では次のような話が聞かれた。

「最近も毎日のように新聞に記事が出ているけど、[第二次訴訟第一陣判決で]認定になった人は、700万、500万、300万って貰ったのに、まだ裁判続けているのは、あくまで金が欲しいということですよ。おらよか若くて元気な人が認定になっているのだから。この辺りで良い家を建てたのは、水俣病の認定になった人だから、だから側(がわ)の人も〔補償金が〕欲しくて、きりがないんだ。」[4]

外から入ってくる情報は個々人によって選択され、解釈される。この話のなかには、裁判での容認金額の認識が実際とはズレている。昭和電工が控訴したことで原告側も控訴しなければならず、そのため補償金は配分されずにいたことも理解されていない。明らかなのは、水俣病の認定の如何を問わず、あるいは判決によっても修正されず、「ニセ患者」という言説が地域のなかで脈々と続いていたということである。では、認定という事実によっても、水

俣病に罹患しているという裁判判決によっても修正されない「ニセ患者」という言説は、いかなる根拠に基づくものであろうか。

　第一の根拠は、水俣病のみならず、病がいかなるものとみられているかにも関連している。病とは社会的に構築された現実であり、病人は社会的な存在である。現在社会において病人の運動障害や機能障害は単なる症状ではなく、病人が無為であることを示す表象である。すなわち、「人間が生産者として定義される社会において、病気と無為は同義語になったのである。今日われわれが病んだ身体を理解しようとするのは、外見の変化ではなく、むしろ主として活動の不可能性を通じてなのだ。多くのひとにとって、活動の不可能性こそが病気の真の徴候なのである」(Herzlish, C./ Pierret J. 1991=1992：135-136)。

　では、水俣病認定患者や未認定患者は無為であろうか。

　繰り返し述べたように、未認定患者の水俣病は、手足の痺れや震え、感覚障害や言語障害、難聴など、症状が可視的でないところに特徴がある。千唐仁の第2回自主検診を受診した87名の未認定患者の調査結果は、未認定患者の症状が認定患者の症状より軽いとはいえないことを示している(図7-3)。第二次訴訟でも同様に症状の類似が指摘されている(図7-4)。

　だが、深刻な自覚症状を持っていても無為とは限らない。仕事を持っていたり、農作業に出ていたり、家事をこなす存在であり、裁判をはじめとした未認定患者運動の主体になりうる存在でもある。

　第一陣の分離裁判の方針が決定された被害者の会臨時総会では、原告の被害者の会会長が、解決は「原告が前面に出て訴えられるかどうかにかかっている」と訴えた。また支援者である県評センター理事長は「闘いの先頭に立つのは原告。人から何か言われるという後ろめたさをもった闘いに前進はなく、恥も外聞もないという立場で取り組まなければならない。共闘会議は被害者を中心に闘いを進めている。原告が闘えば回りの労働者は必ず結集する」と、原告中心の闘争の意義を強調した(新潟水俣病共闘会議1991：4)。法廷内外でも裁判原告が先頭に立った運動が展開され、その結果が1992年の第一陣判決に

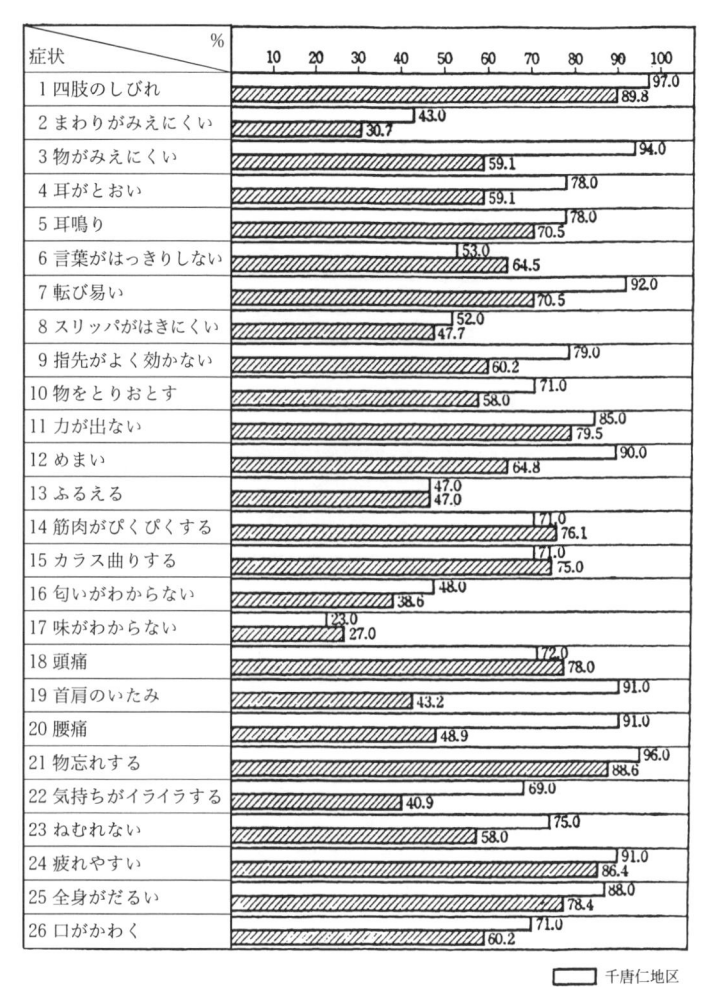

第7章　未認定患者の被害と差別の二重性　247

症状	千唐仁地区 %	認定患者 %
1 四肢のしびれ	97.0	89.8
2 まわりがみえにくい	43.0	30.7
3 物がみえにくい	94.0	59.1
4 耳がとおい	78.0	59.1
5 耳鳴り	78.0	70.5
6 言葉がはっきりしない	53.0	64.5
7 転び易い	92.0	70.5
8 スリッパがはきにくい	52.0	47.7
9 指先がよく効かない	79.0	60.2
10 物をとりおとす	71.0	58.0
11 力が出ない	85.0	79.5
12 めまい	90.0	64.8
13 ふるえる	47.0	47.0
14 筋肉がぴくぴくする	71.0	76.1
15 カラス曲りする	71.0	75.0
16 匂いがわからない	48.0	38.6
17 味がわからない	23.0	27.0
18 頭痛	72.0	78.0
19 首肩のいたみ	91.0	43.2
20 腰痛	91.0	48.9
21 物忘れする	96.0	88.6
22 気持ちがイライラする	69.0	40.9
23 ねむれない	75.0	58.0
24 疲れやすい	91.0	86.4
25 全身がだるい	88.0	78.4
26 口がかわく	71.0	60.2

図7-3　千唐仁の自主検診受診者87名の自覚症状調査結果

出典）斉藤恒・荻野直路・旗野秀人「新潟未認定患者と認定の問題」『公害研究』Vol.10、No.3、1981年、38頁。

結びついた。

　このような運動を展開してきた原告の姿には、「活動の不可能性」としての病をみることができない。地域において水俣病であることを否定する言説は、外部から入ってくる情報のなかから「活動の不可能性」の欠如を読み取った結

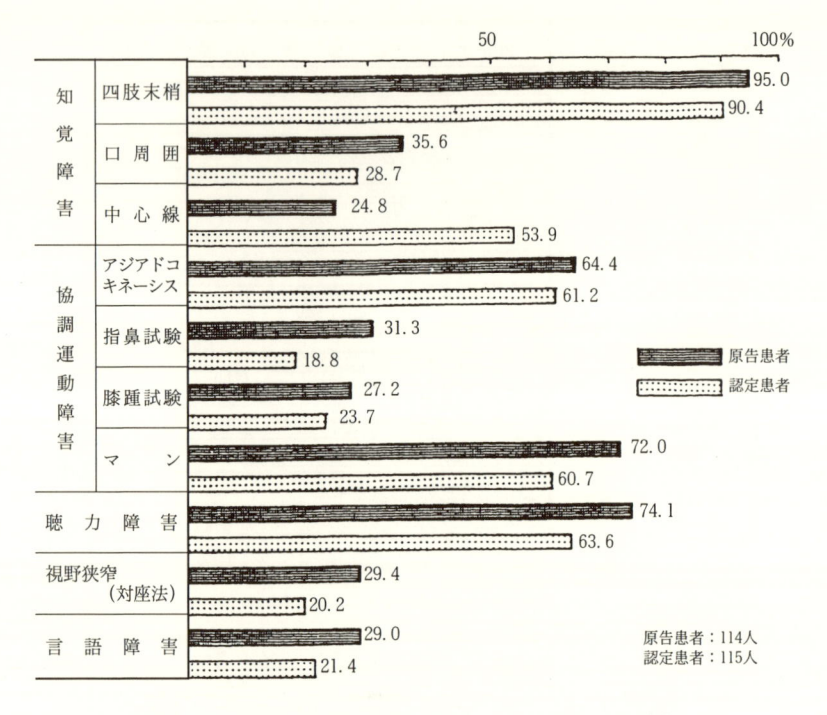

図7-4　原告患者と認定患者の症状の比較(1981〜1983年)

出典)新潟水俣病弁護団『新潟水俣病 第二次訴訟』1984年、203頁。

果、被害者個々人の「水俣病である」という情報を排除するのである。

　千唐仁のなかで「この地域には水俣病患者はいない」、「身体の全く不自由な人はいない」という発言が繰り返されるときには、たいていが水俣病という病は「無為」と「活動の不可能性」によって捉えられている。

　だが、病を持つことが無為であるとは限らない。病を持っていても人は生きるために活動するし、活動することが生につながる。病を受け入れ、病に体を慣らすこともできる。病気を無為とすることは、「病人を世界や他人から孤立させ、共有できない孤独のなかに病人を閉じ込める」ことに他ならない(同上：266)。

　水俣病の症状は劇症型のように明確であるとは限らず、慢性型の症状は生

命への差し迫った危機を感じさせないが、身体機能にはさまざまな障害や痛みがつきまとい、養生しても治癒することがない。被害者は自らの病を「無為」に位置づけるのではなしに、被害者同志のグループの社会関係のなかで問題を共有する場を持ってきた。認定患者であっても、未認定患者であっても、日常生活においてはできる限り仕事をする。認定患者も第一次訴訟を起こし、補償協定締結までの運動を担った。未認定患者も第二次訴訟を提訴して解決に向けた運動を展開した。それは被害に対する抵抗の形であると同時に、病に対する抵抗の形と捉えられる[5]。

　「ニセ患者」という言説を強固にしている第二の根拠は、地域における水俣病被害の状況と関連している。千唐仁で聞かれた「おらよか若くて元気な人が認定になっている」という言説は、自己と他者との比較によって水俣病が語られていることを示している。そして、語り手は図7-3で示された2度目の自主検診受診者87名のなかの1人である。「ニセ患者」差別は、等しく被害が存在する地域のなかで、水俣病に対する立場を異にする人々の間で行われているのであるから、「ニセ患者」差別をする人の内部にはそれぞれに水俣病の認定基準がある。

　自分のほうが水俣病の原因である川魚を多食していた。だが自分は水俣病に認定されなかったし、認定されなかったという事実を受け入れている。同じ地域のなかでリスクを共有していた自分が水俣病でないならば、他の人も水俣病であるはずがない。このような見解のもとで、認定患者や二次訴訟原告が「水俣病である」という情報は否定されてゆくのである。再度、図7-3をみてみよう。ここには「ニセ患者」差別をする人の自覚症状も含まれているのだから、その症状は認定患者や原告患者よりも軽いといえないことがわかる。「おらより若くて元気な人が認定になっている」という言説は、単に不可視な症状への無理解というだけで説明ができないのである。

　このように、第二次訴訟第一陣判決は、未認定患者が水俣病被害を受けたことを社会的に認知させることに役立ったが、地域のなかで再潜在化した人々による「ニセ患者」差別を解消するようなものではなかった。「この地域

には水俣病患者はいない」、「痺れなんかは水俣病でなくてもあるし、自分にだってある」という言説は、「自らの水俣病の非決定」に変化がない限りにおいて修正されず、「ニセ患者」が存在するという主観的現実は維持される。裁判が提訴されるまでの年月と裁判の10年は、解決されない水俣病問題の年月を示している。その年月が地域での水俣病問題を複雑化したことが示唆される。

3 水俣病総合対策医療事業と解決協定

第3章で論じたように、「関川水俣病」は、新潟水俣病に比べて被害者が少ないために、関川水系水銀汚染健康被害調査が不十分であるにもかかわらず、「被害なし」という結論に終わってしまった。劇症型の患者がいなかったことも、「関川水俣病」が幻になった理由だった。個々の身体的レベルでは関川と阿賀野川とで同じような水俣病の症状があっても、被害の規模と深刻さとが発生した問題への反応を決定するために、対策がとられたりとられなかったりすることがわかる。

新潟水俣病と熊本水俣病との間でも、これに似た状況がみられた。1986年5月に環境庁は「水俣病特別医療事業」(以下、特別医療事業と略称)の内容を決定し、6月28日より施行した。適用地域は熊本県と鹿児島県だった。特別医療事業は認定申請を棄却され、かつ四肢の感覚障害がある者に対して医療費給付を行う制度で、再申請をした場合は適用を除外するという条件のもとで医療費を給付しようというものだった。棄却者が再申請するために未処分者が増加することを解消しようという意図があったため、未処分者が少ない新潟県が適用を除外されたのである[6]。被害者の会と共闘会議は、特別医療事業のあり方を新潟の患者を差別するものと批判した。

環境庁は水俣病の対策を中央公害審議会に諮問し、中央公害審議会は、1991年11月に、水俣病ではないが四肢の感覚障害を持つ水俣病発生地区の患者に対し、医療費の給付の他に療養手当を支給することを答申した。被害者

の会や共闘会議は、新潟県の被害者を、特別医療事業のように差別しないで取り扱うよう、環境庁と新潟県に働きかけた。また、新潟県内市町村に対して上述のような内容の意見書採択の運動を展開するなどした。結果、第一陣判決が出された3カ月後の1992年6月から実施された「水俣病総合対策医療事業」(以下、総合対策医療事業と略称)は、熊本県、鹿児島県、新潟県の3県で実施されることになった。

総合対策医療事業の「対象者は、認定制度上は『水俣病でない者』とされ、認定申請はできないという位置づけ」だった(舩橋1999：224)。また、医療手帳交付申請を行う際の検査所見書を作成する知事指定医療機関は新潟大学付属病院のみで、長年、被害者らを診察してきた民間医療機関は除外された。総合対策医療事業の申請は1回限りであるなど、実施にあたっての問題点も指摘された。

だが、新潟県が熊本・鹿児島両県と同様に実施対象になったことの意味は大きかった。対象者には医療手帳が交付され、入院または月に2日以上通院した人には療養手当が支給された。入院の場合は月に22,000円、通院の場合は70歳以上には20,000円、70歳未満には16,000円の支給がされることになった。金額としては僅かだが、未認定患者原告がはじめて手にした具体的な成果でもあった。第一陣判決での補償金は、裁判が控訴されたため個々人に分配されていなかった。被害者の会の会費を収め、法廷に出向き、座り込みやビラまきをして獲得した療養手当であった。

この時期に、ある原告患者は、「最近、医療手帳をもらえる人が増えたんで良かった、心強い」と、総合対策医療事業が適用されたことの意味を語ってくれた[7]。総合対策医療事業には、申請が締め切られる1996年7月までに裁判原告を中心に799名が事業の対象者になった(**表7-3**)。内訳をみてみると、未認定患者原告231名のうち未申請者4名、不交付者1名を除く226名が医療事業の対象者である。非原告の対象者は573名で、原告患者の約2.5倍の人数にのぼっている。

ところで、関西訴訟を除く、熊本水俣病第三次訴訟、東京訴訟、福岡訴訟、

表7-3 行政認定・総合対策医療事業状況一覧表(1997年3月31日現在)

(人)

市町村	行政認定	棄却件数	棄却者数	医療事業対象者もしくは同等の者			患者総数
				原告	非原告	計	
豊 栄 市	171	196	170	41(1)	96	137	308
安 田 町	80	357	278	46	190	236	316
水 原 町	23	65	47	17	21	38	61
京 ヶ 瀬 村	1	9	7	0	5	5	6
新 発 田 市	0	1	1	0	0	0	0
笹 神 村	0	2	1	0	0	0	0
横 越 村	18	38	34	3	7	10	28
五 泉 市	10	18	15	4	11	15	25
新 津 市	6	7	5	0	4	4	10
亀 田 町	3	3	3	0	0	0	3
三 川 村	23	46	38	6(1)	7	13	36
鹿 瀬 町	3	19	17	3	4	7	10
上 川 村	3	9	7	4	1	5	8
津 川 町	25	50	42	4	13	17	42
その他県内	—	—	—	0	6	6	6
県　　　外	—	—	—	—	16	16	16
新 潟 市	324	491	399	98(3)	192	290	614
合　　計	690	1,311	1,064	226(5)	573	799	1,489

注)原告欄の( )内は未申請・不交付者数
出典)新潟水俣病共闘会議作成資料。

　京都訴訟、新潟水俣病第二次訴訟の原告と弁護団とで結成されていた全国連は、①医療費の支給、②年金または継続的給付の支給、③一時金の支払い、を柱とした救済を要求していた[8]。総合対策医療事業によって①と②が解決可能になったため、全国連は残る一時金の支払いを裁判所の和解交渉によって実現しようとしたが、政府が和解を拒否していたために暗礁に乗り上げていた。水俣病問題の政治解決の動きは、1994年6月の村山連立内閣の発足によって、はじまることになる。

　新潟では、政治決断の機運が高まってきていることなどを受けて、1994年8月3日に「国・昭和電工の解決引き延ばしを許さず、新潟水俣病の早期前面解決を求める宣言」を発し、県内の自治体に「新潟水俣病早期解決を求める要

請書」の署名と「新潟水俣病早期解決を求める意見書」の採択を求めて要請行動を行った。また、昭和電工との交渉、首相官邸前での座り込みなど、活発な被害者運動が展開された。1994年11月には高裁に和解勧告の上申書を提出したが、裁判所は政府の動きをみることにしたいという姿勢をとったため、新潟水俣病も政治解決の動向に結果的に歩調を合わせることになった。

　1995年11月、新潟水俣病被害者の会と共闘会議は、政府・与党の解決案[9]を受け入れることを合意し、12月11日に被害者の会と共闘会議が昭和電工とが解決協定書を締結した。協定書では「認定申請が棄却される人々であるが、水俣病の診断が蓋然性の程度の判断であり、公健法の認定申請の棄却は、メチル水銀の影響が全くないと判断したことを意味するものではないことなどに鑑みれば、救済を求めるに至ることは無理からぬ理由がある」として、新潟水俣病問題の最終的・全面的な解決を、①原告、非原告を問わず総合対策医療事業の対象者などに1人当たり260万円の一時金の支払い、②被害者の会への団体加算金として4億4千万円の支払い、③地域の再生・振興のため新潟県への2億5千万円の寄付、によって図ることを決めた。

　「水俣病であることを認めよ」という被害者の訴えは認められないなど、協定書には問題点も多かった[10]。そのため、新潟水俣病問題を曖昧な「政治決着」で終わらせることに抗議して、第一次訴訟から新潟水俣病の裁判に参加していた坂東克彦弁護団長は辞任を選んだ。新潟水俣病被害者の会が掲げていた解決の5原則に反するからだった（坂東2000：102-103）。

　だが、特別医療事業では新潟県が適用外とされた経緯がある。この時期に解決しなくては、新潟だけが解決から取り残されてしまうという焦燥感もあった。高齢化が進んできることもあり、早期解決を目標にしてきた被害者が、解決の先延ばしによって受ける負担も大きいという懸念もあった。被害者を支援し、運動を牽引してきた共闘会議は、この決断について、次のような総括をしている。

　「確かに『苦渋の決断』ではあった。しかし、被害者の早期解決の一致した

願いを前にし、今回の解決の機会を逃して、どのような解決があったというのであろうか。二割もの死者を出し、七〇歳を越える病苦の被害者に対して、この先、何年もの闘いに進み続けよ、と言うことができるであろうか。

　また、その先に一体、どの程度の勝利の見通しが用意されるのであろうか。そして、被害者の多くが亡くなってからの解決が、どうして勝利と言えるのであろうか。

　このように次々と沸き起こる疑問に自答しようとしたとき、一定の成果を勝ち取ったのに、なおかつ不充分であるとして、被害者に対し、さらに何年も闘い続けよ、などと責任をもって主張することは到底できない。

　極めて困難な中で闘い取った成果をみれば、今回の解決は、『苦渋の決断』ではあっても『責任ある決断』であったと信じている。」(中村1996：188)

「苦渋の決断」を被害者に迫った状況について、富樫貞夫は「政治的な解決が実現できるかどうかは、基本的にはその時々の政治状況によって決まる。政治状況は流動的であり、たとえ解決すべき問題があったとしても、政府・与党がつねに政治的な解決に乗り出すとは限らない。解決に乗り出すのは、関係者から政治的な解決が強く要請され、かつその機が熟しているとの判断があり、しかも解決の枠組みについて政府・与党が政治的に決断できる状況にある場合に限られるであろう」(富樫1999：8)と述べている。被害者の高齢化が進み、「生きているうちに救済を」と訴えざるを得ないなかで、この機を逃しては早期解決が遠のく。「政治決着」の内容以上の解決がもたらされる保証もない。そのようなぎりぎりの情況での「協定書」の締結であった。協定の締結により、新潟水俣病問題は終わりを迎える。翌1996年、第二次訴訟第一陣が東京高裁で(2月23日)、第二陣から第八陣が新潟地裁で(2月27日)、それぞれ和解した。

　和解後は、原告らが地域のなかで「ニセ患者」差別を受けることは少なくなった。先に述べた千唐仁でも、「ニセ患者」問題は解消されつつある。その

かわりに、地域では新たな対立が生まれた。これまでに原告らの運動に必ずしも協力的でなく、運動に批判的であったり、「ニセ患者」よばわりしていた周囲の人が解決の対象となり、一時金を取得するなどしたためである。自主検診運動が行われた千唐仁をはじめとする安田町では、非原告の一時金対象者が190名にのぼっている。この人数は新潟市の192名に次いで多い。自主検診運動や行政不服審査請求の運動の結果が、数値に示されている。

良いことも悪いこともあれば1日で地域に知れわたる。そのような地域のなかで、運動を続けてきた原告らの耳にも、誰が一時金の対象者になったかが聞こえてくる。「あなたたちが運動したおかげでもらえた」、と言う人もあれば、「県が勝手にくれた」と言う人もいる。一言、ねぎらいの言葉があれば喜びになるが、そうでないとぎくしゃくした関係が生まれる。認定患者が未認定患者に感じた亀裂が、今度は運動を担ってきた未認定患者と、運動をしないで一時金が支給された人との間に横たわることになった。紛争としての水俣病は終了したが、被害者の日常における水俣病は終わらなかったのである。

注

1) 認定申請制度による認定（行政認定）に対して、裁判で水俣病であると認められることを「司法認定」と呼ぶ。熊本水俣病第三次訴訟第一陣判決（1987年3月30日）は、原告未認定患者が水俣病であると「司法認定」したうえで、はじめて国と県の責任も認めた画期的な判決だった。
2) なお、鹿瀬町町議会では、陳情書に「阿賀野川の汚染魚を多食し」とあることが昭和電工の責任追求につながるという指摘がなされた。「鹿瀬町は何と言っても地元の昭和電工には本当に何千人という人、何万人、中東蒲原の人までお世話になった、今はまあそれこそ小さい新潟昭和になったけども、これだけのやつを今までに騒がないで、なぜ今日当たりこんなして騒がねばなんねんだか」という反対意見が出され、意見書は採択されなかった（鹿瀬町議会1991）。
3) 新潟水俣病第二次訴訟第一陣判決は、新潟高裁判決（1992：39-81）を参照のこと。
4) 安田町在住のUN氏への1993年12月11日のヒアリングによる。
5) たとえば次のような主張が参考になる。「一生懸命働くということが美徳とい

うか、リハビリ。[熊本の認定患者の]川本輝夫さんは、あんな元気な人は『ニセ患者』だ、と言われたけれども、あれは[熊本で水俣病患者を多数診察している]原田正純さんに言わせれば、『運動がリハビリ』なんだ。リハビリの形はみんなそれぞれあるんですね。」(1999年9月4日『大阪みなまた展』語り部コーナーでの旗野秀人氏の講演より)

6) 1985年度末での未処分者(未審査の者および処分保留の者)は熊本県が5,212名、鹿児島県が871名、新潟県は19名であった。
7) 1983年12月10日、千唐仁集会所での裁判原告HG氏の発言より。
8) この3点は既述した共闘会議の新しい補償協定案の補償内容と合致している。
9) 1995年9月29日、自由民主党、日本社会党、新党さきがけの連立内閣による「水俣病の解決について」によって、1人当たり260万円の一時金と団体加算金支払いなどが提示された。
10) 最終解決の問題点については、舩橋(1999:227-232)を参照のこと。

第8章　水俣病の「教訓化」と地域社会

　新潟水俣病の「解決」後に、新潟水俣病をいかに「教訓化」するかが課題となった。熊本水俣病に関する調査研究や写真・映像資料には膨大な蓄積があるが、新潟水俣病に関する研究・資料の蓄積は立ち遅れている。同じ水俣病であっても、新潟と熊本とでは被害規模や症状、被害者の職業や受害後の生活状況は異なっているし、新潟だけをみても認定か未認定かといった属性の違いで、被害者が受ける社会的被害は異なったものになる。被害は具体的な日常世界のなかで増幅されたり緩和されたりするからである。このような差異を前提にして被害の具体的状況が検討されない限り、新潟水俣病をそれ自体として「教訓化」することはできないだろう。本章では、新潟での水俣病の「教訓化」の具体として、水俣病資料館建設問題と、安田町を中心に独自に行われてきた阿賀野川の文化創造の運動を取り上げ、水俣病を「教訓化」する空間と時間の意味について考察する。そこから水俣病の「教訓化」が、社会性と日常性、過去性と現在性という二つの軸で捉えられることを指摘する。

第1節　水俣病の「教訓化」と水俣病資料館建設問題

1　水俣病「教訓化事業」と資料館建設

和解に伴って締結された被害者の会・共闘会議と昭和電工との「協定書」では、昭和電工が新潟県に地域の再生・振興のための2億5千万円を寄付し、被害者の会や共闘会議は新潟県が寄付を用いて行う「水俣病の教訓を活かした事業」の運営に参加・協力することが確認された。「教訓事業」の内容として「水俣病資料館」の建設が決まり、1996年12月の新潟県の県議会では、昭和電工からの2億5千万円の寄付金に資料館基本計画策定のための委員会の費用52万8千円を計上した総額2億5,052万円の予算案が可決された。新潟県は1996年度に基本計画を策定、1997年度に資料館の設計、1998年度に資料館建設着工、1999年度に完成するというタイム・テーブルで事業を進めることとした。

　新潟水俣病を「教訓化」するための資料館建設であるが、そのためにはまず新潟での水俣病が何であったかを明確にしなければならない。新潟県の資料館建設事業をめぐって発生した二つの問題は、行政が水俣病をいかに捉えてきたのか、多様な属性にある被害者が水俣病をいかなるものと捉えてきたかを明らかにすることとなった。資料館建設問題の第一は建設予定地をめぐる問題であり、第二は資料館が扱う水俣病の定義と内容に関わって生じた資料館建設反対の問題である。これらの問題は、社会的に捉えられる水俣病の被害者像が、実際の被害者の多様性と被害の複雑性から乖離したことと関連して生じてきた。水俣病はさまざまに定義づけられる。身体的被害という点をみても、行政が認める水俣病のカテゴリーと、司法が認める水俣病のカテゴリーは異なっている。さらに、水俣病の被害が生じた地域内でも、水俣病を捉えるまなざしは多様である。このような多様性を前提にするか否かは、資料館のコンセプト全体に関わる問題である。

　この節では、資料館建設問題を通して、被害を身体性に基礎づけることのみでは被害の総体が明らかにされず、むしろ被害者が具体的な空間と時間において経験してきた被害を捨象することにつながるという点について指摘したい。被害者の受害は、身近な自然である阿賀野川と生活との関わりとして捉えられ、当該地域の被害の顕在化の度合いは、生活を共有する場としての

地域に具体的に存する社会関係や人間関係によって異なる。そこで、被害の経験の多様性を、被害者の属性やアイデンティティ形成過程を通して考察する。

　次に、被害を身体からではなく地域から論じることで、水俣病を「公害問題の原点」や「環境問題の原点」という時代史的意義から解き放ち、同時代的問題として捉えうる視点を提示しようと試みる。過去の汚染に起因する水俣病は訴訟中心に問題が構築された。未認定患者問題にあたっては、過去の行政施策や医学的判断を問うことで〈加害－被害〉関係を確定しなくてはならなかったため、その分析も過去の検証と身体被害の確定に向けられる傾向が強かった。そのため、被害が現在的であるにもかかわらず、現在の環境問題とオーバーラップする問題としては十分に論じられてこなかった。

　だが、身体性を軸に水俣病被害を捉えることは、必ずしも視覚的でないだけでなく、認定制度によって申請を棄却され、認定審査会という医学的判断に照らして水俣病から除外された未認定患者の被害を不明瞭なままに留め置いてしまうことにつながる。未認定患者問題は被害の確定がいかに限定的なものであるかを示している。限定的な被害確定のあり方は、行政による環境被害の過小評価傾向と対策の遅れの原因にもなってきた。

　被害の限定は行政的なものにとどまらない。第7章で論じたように、被害の母体としての阿賀野川流域の地域住民は、認定制度を媒介にした〈認定－未認定〉という被害属性、裁判運動を担ったか否かによる被害者アイデンティティの強弱に差異があるため、同質的な被害者像で括ることができない。それにもかかわらず、水俣病問題の社会性は、被害者の個々の具体性を捨象しながら水俣病の表象を形成する。認定基準が被害者を限定するよりは広い範囲ではあるが、被害は社会的にもまた限定づけられてゆくのである。

　このような視点から、以下に資料館建設をめぐる二つの問題を論じてゆく。

2　資料館建設予定地をめぐる問題

未認定患者の運動の成果でもある資料館建設では、第一に、建設予定地が阿賀野川から離れていることが問題になった。新潟県は豊栄市が進めている「福島潟自然生態園整備事業」が、水辺の生態系の保全と自然環境の学習とをコンセプトとしていたことから、資料館建設候補地に福島潟自然生態園内を挙げたことが明らかになった(1996年9月10日)。これに対して、新潟大学の大熊孝教授(河川工学)は、共闘会議主催のシンポジウムで、「水俣病の発生と被害者の放置は、自然と人間の関係性、人間と人間との関係性を分断した近代社会の中から起きた」、「水俣病を克服するには近代精神の束縛から放れ、関係性の中で生きている実感やいきがいを感じるような生活を営まなければならないのではないか」という点から、阿賀野川から離れた資料館に疑問を提起した(新潟水俣病共闘会議1996：2)。安田町未認定患者の会の事務局だった旗野秀人は、「地元の人間からは、かかわってきた人間からは、福島潟なんて発想は出てこないはずなんですよ」[1]と語った。

　それでは、福島潟はどのような経緯で候補地に挙がったのか。新潟県の説明によると、次のようなものだった。①当初の建設候補予定地として共闘会議から要望があったのは、阿賀野川流域ではなく新潟県立自然科学館がある鳥屋野潟であり、その際に最も重視されたのが「集客力」だった。②阿賀野川流域も検討しないではなかったが、交通の便が悪く、集客力という点では問題がある。阿賀野川が見える場所も河川法の問題があり、適地が見つからなかった。③対して、福島潟自然生態園は、水俣病が水環境の保全に関連するという点でテーマの整合性があり、かつ高い集客力も見込まれるということで候補地になった。共闘会議からも後に第二候補地として福島潟が挙げられたので、問題はないと考えていた[2]。

　資料館建設地について共闘会議との合意があったとはいえ[3]、水俣病を支援してきた人々のなかから阿賀野川流域に水俣病資料館を建設するべきだ、という要求が出てきたことの意味は大きい。関係性や地域という視点から阿賀野川流域に資料館を建設するという視点と、利便性があり集客力のある地域に資料館を建設するという視点は、資料館の意義や目的をどのようなもの

として考えるかという点に関連している。前者は阿賀野川の日常世界において発生した被害を、被害の空間という具体性のなかで語ろうとするものである。後者は水俣病を脱空間化された普遍的メッセージとして、不特定多数に向けて語ろうとする。このことは、水俣病を現存するものとして語るか、「政治決着」という段階で終了した過去の問題として語るかの違いにつながる。

具体的な空間が持つ意味は大きい。被害者は阿賀野川と結びついた生活のなかで、阿賀野川を電力・工業用水供給源、排水放出先としか見做さない昭和電工によって、被害を被ることになった。水俣病とは、人々と阿賀野川との関係性を否定するものだった。現存する被害者にとっても、あるいは流域に生活する人々にとっても、水俣病は過去に属するものではなく、現在の行為を規定する意味を持っている。

これまでも論じてきたように、水俣病は過去の「川魚の喫食歴」に起因するが、水俣病被害に対する反応は一様ではない。水俣病の症状が自らの身体に表出したときに、被害者運動に関わり異議申し立てする者、症状があっても声をあげない者、なかば不安を感じながらも異議申し立てを行う者に対して「ニセ患者」差別というネガティヴな反応を引き起こした者と、さまざまな行為形態が地域では生まれた。それぞれの行為は水俣病に対する諸個人の意味付与から引き起こされているが、その意味付与も地域がおかれた固有の状況に関係している。水俣病問題の現在は、地域のなかの社会関係、住民と原因企業との関係、住民と行政との関係、あるいは水俣病問題への世論(社会的関心)の積み重ねによって形成されたものであり、水俣病は身体症状を超えてそのような履歴を反映する病となる。水俣病が起こる以前に営まれていた生業複合の生活世界は、多くの関係性の重なりとして成立していた。水俣病事件はそのような関係性を断ち切り、孤立させ、矮小化した。

阿賀野川は地域社会を離れた空間ではなく、人々と切り離された自然として時を刻んできたのではない。桑子敏雄は自然のなかに身体が配置された空間をみる。身体を持った人間が豊かな存在として描き出される空間を、桑子は「空間の履歴」と呼ぶ[4]。水俣病は、阿賀野川の「空間の豊かさ」を切断する

事件であり、被害の経験は地域社会と阿賀野川との関わりにも投錨されるものであった。阿賀野川が水銀に汚染されることで川は生活から離れ、それが地域の生活を変容させたという側面がみられた。阿賀野川が日常の風景から離れていったことで、被害もまたみえにくいものになった。被害を浮き彫りにするのが、日常の「用」の場として[5]阿賀野川が存在していた風景であるということは、水俣病を通して自然と人間の関わりがみえるということでもある。既述のような水俣病の支援者が資料館建設の場を問題にしたのは、阿賀野川という「空間の豊かさ」のなかに水俣病を埋め込むことで、被害と同時に自然との関わりを伝えようという意識の反映と捉えることができるのである。

したがって、資料館建設地をめぐる問題は、ほんの小さなボタンのかけちがいで生まれたのではない。新潟県の水俣病資料館の発想には「阿賀野川流域」という具体的な空間が抜け落ちていた。阿賀野川と被害者との関係性が捉えられず、水俣病を普遍的メッセージを伝える「資料」と捉えるにとどまっていたのである。新潟県の資料館に対する考え方がそれを表現する。

「資料といって、一番想定されているのが漁具。でもそれは、水俣病の資料とは、本来、違うわけですよね。裁判資料なんかだって、見たって面白くないでしょう。書庫に置いておくしかないでしょう。新聞資料も見出しを見せるだけですよね。雰囲気を見せるっていう意味ではいいのかもしれませんけれども。ただ、この水俣病問題っていうのも、それが宿命なんじゃないでしょうかね。普通の博物館ならモノがあるわけなんですよね。モノっていうのは、実体としての資料ですよね。水俣病っていうのは、モノというか文化財みたいなモノとしてあるわけじゃないでしょう。せいぜいが熊本の歴史考証館のネコ400号の小屋とかですが、新潟にはそういった類のものがないわけなんですね。じゃあ、何があるかというと、結局、新聞記事だとか報道写真だとか、そういう部分しかないのではないかと。」[6]

漁具は水俣病の資料にはなりえないとしたら、水俣病の資料とは、水俣病

という病そのものや、水俣病問題の経緯にしか辿り着かない。ここでの発想は資料館というハードのなかに、資料＝モノというハードを据えつけることである。そこでは水俣病問題が川と人との関係性から排除されている。

だが、新潟水俣病は阿賀野川流域という具体的な空間のなかで発生し、問題化されてきたのである。そのような被害者の「空間の配置」[7]こそが、水俣病とは何か、現存する被害とは何かを雄弁に語る。水俣病被害者から学びうるのは、水俣病の「悲惨」だけではない。漁具は単なる道具ではなく、被害を受けた人々と阿賀野川との関係、すなわち阿賀野川流域における人間と自然との関係性を物語る直接的な手掛かりである。自然と緊密に関係を保ってきた水俣病の被害者は、同時に、阿賀野川という豊かな空間の履歴を伝承しうる世代の人々でもあった。

川があたかも排水路のように直線化され、あるいはコンクリートで覆われ、川からまなざしが離れてきたことに抗い、再び川とつながろうという試みが各地でなされてきた。水辺に親しむ「親水権」の運動はその一例である。水俣病の被害者の川魚の喫食歴は、もしもそこに昭和電工がなければ、水俣病が発生していなければ、「貧困」ではなく「豊かさ」として捉えられるものではなかっただろうか。阿賀野川という「空間の豊かさ」、そこに身体を配置していた被害者の人間存在の豊かさを基盤に、水俣病を伝えようとする試みについては後述する。そこでは水俣病は過去の問題ではなく、現在の問題として捉え返されていることが示される。「歴史」としての水俣病問題は過去の被害に留め置かれるが、「履歴」としての水俣病問題は、まさに「いま」、「ここに」現存するのである。

3　資料館の名称をめぐる問題

資料館建設地をめぐる問題は、ソフトという点では、「新潟水俣病とは何か」という本質的な部分に関わるものではあったが、ハードとしての資料館建設にあたってはさほど支障のない問題だったともいえる。どちらも資料館

をつくろうという積極的な態度には違いなかったからである。

　しかし、福島潟が候補地になったことを契機にして、新しい問題が浮上してきた。1997年2月に、福島潟・新井郷川漁業協同組合が、「水俣病の資料館ができると魚が売れなくなる」という理由から、水俣病資料館の建設に反対を表明したのである。資料館建設地が福島潟自然生態園の中に決まった段階で、水俣病だけではなく水環境全般についての資料館という位置づけがされていたため、新潟県は資料館の名称については「水の学習館」などを考えていた。だが、共闘会議側は「水俣病」という名称を入れなければ、資料館の位置づけが曖昧なものになるとして、資料館の名称に「水俣病」を使うことを要望した。こうして、資料館の名称をめぐる問題が浮上し、建設着工は一時、ストップすることになった。

　福島潟・新井郷川漁協の反対が看過できない問題だったのは、漁業組合員に水俣病認定患者がいたからであった。もっと正確に述べると、水俣病認定患者の声が漁協の名を借りて噴出したのである。認定患者は被災者の会に属し、被災者の会は共闘会議に属していたが、被災者の会は、未認定患者の会である被害者の会や第二次訴訟の運動とは一線を画していた。資料館の名称をめぐる問題は、両者の間にあった溝を「対立」という形で明確なものにした。水俣病の資料館建設に反対する漁協の声は、被災者の会の声であることが示され、1997年10月に被災者の会は共闘会議を脱会した。

　このような動向に、同月、被害者の会と共闘会議は新潟県知事にあてた「要請書」を提出している。「要請書」では被災者の会の共闘会議からの脱会については触れずに、漁協の「水俣病色を薄めてほしい旨の申し入れ」が「水俣病に対する誤った知識や情報に基づいた偏見、差別」によるもので、資料館建設によって、これらの誤解や偏見を取り除くことが必要であると述べた。そのうえで、①環境啓発再生施設の名称に併せて、別称として「新潟水俣病資料館」という名称を用いること、②資料館の水俣病展示スペースは320㎡程度を確保すること、③資料館建設促進・充実のために、開館までの間、策定委員会に関わる機関を設置すること、④水俣病に対する偏見や差別をなくすため

の措置を講じること、の四点を要望した[8]。

　しかしながら、認定患者の資料館に「水俣病」という文字を用いないでほしい、認定患者の写真を用いないでほしいという要望は強く、最終的には新潟県知事が被災者の会と面談し、①資料館に水俣病の文字は入れない、②被災者の会の会員の写真展示については会の了解を得る、という見解を示した。

　被災者の会が水俣病の資料館建設に反対した理由は、第一に、「水俣病を忘れたい」、「そっとしておいてほしい」という心情からだという。水俣病の資料館が出来ると再び差別が生じ、資料館がある限り差別は孫子の代まで続くことになるというのである。未認定患者による第二次訴訟がはじまってからは、水俣病問題の焦点は未認定患者問題へと移行し、認定患者が運動の表に立つことはなくなった。差別は未認定患者へと向けられ、認定患者への差別が目立たなくなった。認定患者は、公害被害者運動とは無関係なところで日常を送っていた。自分たちの水俣病問題は終了している、という感覚が強かったのである。

　第二に、水俣病とは認定患者の病であり、未認定患者は水俣病ではないという主張である。認定患者は、自分たちが認定されたときに、多くの水俣病差別を感じていた。そのような差別的言動をした人が、未認定患者のなかにもいるという認識を持つ人もあった。なぜ自分たちが共闘会議に会費を払い続け、未認定患者の裁判を支援しなければならないのか、という不満もあった。もとより認定患者のすべての人が第一次訴訟や補償協定締結までの運動を担ったわけではないし、足しげく通ってきては面倒をみてくれる昭和電工のほうが共闘会議よりもつながりが深いという人もいる。共闘会議を経由するのではなく、昭和電工を経由して、被害者の会の動向についての情報を得ることも多かった。そのような状況から、資料館の建設は被害者の会の事業であって、自分たちとは関係ないものと考える人もあった。何よりも水俣病とは認定患者を指し示すもので、未認定患者は水俣病ではない。それゆえ、未認定患者がイニシアティヴをとって行う資料館には「水俣病」という文字を使わないでほしいと訴えたのである。

被災者の会の第一の見解は、水俣病がどのようなものとして認知されてきたかという点に深く関わっている。水俣病が差別と結びつくという認識は、表象としての「水俣病」に関係している。近代の負の遺産である「水俣病」は、自然環境を破壊し、汚染することで利益をあげてきた産業のあり方、そのような産業を擁護し、汚染や被害防止に何ら有効な施策を講じることなかった行政を批判するものだった。被害の深刻さを認識し、同様の被害を二度と繰り返さないために、水俣病の「悲惨」が語られる。
　だが、「悲惨」の強調が差別を生み出すことも事実だった。水俣病の「悲惨」が持つメッセージは社会的に重要な役割を果たす。被害者がそのようなメッセージを伝える役割を自覚する場合もあるのだが、被災者の会の人々はそのような役割を積極的に担うことを拒んだ。「水俣病」というラベルを付与しようという圧力に抵抗したのである。この立場は、ポジティヴに解釈するならば、「水俣病」という負の象徴として生きるのではなく、自分の人生を自分のために生きることを優先させる立場であろう。「水俣病」の表象とその持つメッセージ性に対し、被災者の会は、資料館建設反対という形で疑問を投げかけたとみることができる。
　第二の見解は、水俣病の「政治決着」が未認定患者を水俣病とは認めなかったということを反映している。資料館は「水俣病の教訓」を伝えることに目的があるが、ここでの「水俣病」とは未認定患者にとっての水俣病ではない。それは、新潟県が水俣病を認定患者の身体症状、または水俣病という病と捉える、以下のような見解にも示される。

　「県の立場としては、やっぱり水俣病ということは、定義としていけば、認定患者さんが該当するような症状をお持ちの方、もしくは症状自体が水俣病といわざるを得ないんですよね。ということは、今も認定制度がありますから、当然、申請が出てくれば、今までとられてきている基準でもって、水俣病であるかどうかを判断してもらうというか、審査会にかけて、答申を受けて、処分をせねばならないという立場にありますんで、そこは

やっぱり崩せない状況かと思います。ただ、資料館をつくろうという経緯にあるのは、水俣病未認定患者の人々ですから、その方々のお考えとか主張などを、その中にどう組み込んでいくかということは、もう工夫するしかないんですね。」[9]

「水俣病」とは「認定患者の症状」、水俣病の「症状そのもの」である。未認定患者は、「水俣病」の周辺に位置するが、「水俣病」そのものではない。水俣病の認定基準が、資料館で扱う水俣病の基準になっているのである。このように限定的に水俣病を捉える視点は、認定患者が未認定患者の水俣病を否定する態度と同質のものである。未認定患者運動の結果である資料館が、実は未認定患者を暗黙裡に排除する資料館だという矛盾が、資料館の名称問題に現れたのである。

未認定患者の暗黙裡の排除は、認定制度の持つ問題や行政責任を曖昧にするということの帰結でもある。水俣病の教訓をいかに伝えてゆくかという新聞のインタビューに、新潟県は以下のように回答している(『新潟日報』1999年8月10日)。

「二度と水俣病のような公害を発生させてはならないと、将来に伝えることは大事だ。平山知事も九五年の解決時コメントで述べている。ただ教訓の内容について、新潟水俣病共闘会議は『行政の責任を明らかにしないと教訓は導けない』と言っているようだが、教訓事業は九五年の政治的解決を契機に始まったことを押さえておかないといけない。」
「政治的解決に向けた被害者の決断には敬意を表するが、県としては政治的解決の枠組みを前提に考えざるを得ない。そういう制約を共闘会議には理解してもらわねばならない。行政責任の有無については、教訓事業の中で決定できるものではない。」

上記のインタビューで、資料館の性格は、①水俣病のような公害を発生さ

せてはならないと将来に伝える、②教訓の内容は「政治的解決」(最終解決)を前提とする、③そのため、教訓事業は行政責任の有無を決定できない、という3点で語られている。

　新潟県の水俣病を教訓化する視点は、ひとことで言うと、過去から現在という単線的な時間軸のなかに位置づけられている。その内容は、水俣病問題から多様な教訓を引き出すのではなく、「政治的解決」に拘束されたものである。だが、被災者の会の反応がそうであるように、過去を語るということは、常に現在から読み解かれる過去を語ることである。現在を問うまなざしがなければ、水俣病問題が「教訓」として省みられることはない。

　さらに、確かに水俣病のような公害を繰り返さないことは重要であるが、水俣病のような産業公害は、資料館建設以前に既に発生させてはならないと了解されている。深刻な被害を及ぼす恐れのある環境汚染は、身体に重大な被害が発生する以前に、何らかの対策が必要であるということも常識的なものとなっている。新潟水俣病の問題は、「政治的解決」までに30年を要したが、その間に確実に環境に対する思想や倫理は進展してきた。「水俣病のような公害」が「深刻な身体被害をもたらす公害」という意味であれば、いまさら「教訓化」するまでもないのである。それにもかかわらず、「水俣病のような公害」を発生させないことが重要なのは、既に発生した環境汚染に対処するための施策や制度、社会のあり方についての問題点を学び、を再検討するためだからではないだろうか。なぜ新潟水俣病の「解決」までに30年もの歳月を要したのか、なぜ「解決」は政治的なものにならざるを得なかったか、「解決」後に残された問題は何か、被害者の被害にとって本当に「解決」がありうるのか、といった問いにあるのではないだろうか。

　新潟水俣病の「政治的解決」の内容は過去に拘束され、現在的な思想や倫理を反映してはいない。30年の間に公害は身近な問題ではなくなり、また社会の関心も別のタイプの環境問題へと移行した。現段階では、企業にとっても、行政にとっても、環境問題は看過しうるものではない。予見しうる身体被害の防御という点でも、明瞭な身体被害のみを問題にする時期ではないのであ

る。そのようななかで、「環境問題の原点」とされる水俣病が、現在の環境問題につながるような視点になりえていないことは、第二次訴訟最終準備書面のなかで語られた、「私は最近、政府が地球環境問題を声高にいっているのが不思議でなりません。自国の、足元の公害問題を切り捨てておいて、どうして地球環境が守れるというのでしょうか。熊本で三四年、新潟で二五年たった水俣病を解決できないで、地球環境問題を語る資格はないと思います」という被害者の声に凝縮されるだろう。

　水俣病は「認定患者の症状」や「水俣病という病そのもの」にのみ見いだされるのではない。水俣病とは、阿賀野川流域の地域に等しくもたらされた問題であり、企業や行政と密接に関係を持ち、新たな水銀汚染防止技術を確立する動機づけになった事件である。そして水俣病問題は、私たちの多くが見つめるなかで起こった同時代的な事件であり環境保全の価値と理念とを構築しようという流れと平行して推移してきた問題でもある[10]。

　このような観点からみると、資料館の性格は「政治的解決」に規定される、という見解は、水俣病を一つの解釈枠組みに押し込めることに他ならない。そこでの資料館は、水俣病ではなく「解決協定」のモニュメントやメモリアルとしての意味を持つのみである。加えて、資料館は行政責任を問うものではないとしたら、行政にとっての「教訓」を導き出すことはできないだろう。

　そうであるならば、水俣病の「教訓化」とは、事件の同時代性という側面から水俣病を現在のなかに蘇らせること、水俣病を参照不可欠な現在的な問題として捉えうるような、新しい視点を獲得することにあるのではないだろうか。なお、環境庁は1999年に資料館建設に事業費を計上し、資料館建設は昭和電工、県予算、国の予算、総額10億円規模で進められることになった。遅れていた資料館建設は2000年度に着工され、2001年に「新潟県立環境と人間のふれあい館」として開館した。

4　資料館建設問題にみる被害者への役割期待

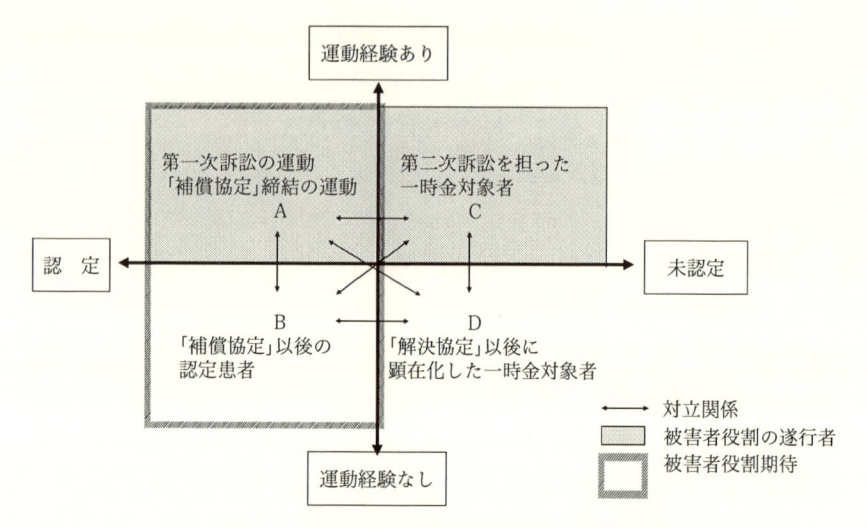

```
                   運動経験あり

    ┌─────────────────────────────┐
    │ 第一次訴訟の運動  │ 第二次訴訟を担った │
    │ 「補償協定」締結の運動│ 一時金対象者    │
    │       A       │      C       │
認 定├───────────────┼──────────────┤未認定
    │       B       │      D       │
    │ 「補償協定」以後の │ 「解決協定」以後に │
    │ 認定患者       │ 顕在化した一時金対象者│
    └─────────────────────────────┘

                   運動経験なし
```

⟵⟶ 対立関係
▨ 被害者役割の遂行者
☐ 被害者役割期待

図8-1　被害者の属性と被害者運動における役割

　資料館建設は未認定患者の運動の成果である。他方で、資料館の建設では、水俣病の被害の中心的存在は認定患者とされ、未認定患者を水俣病被害の周辺的存在に位置づける方向で進められてきた。**図8-1**は、認定患者と未認定患者が被害者運動で果たした役割と、資料館建設において期待された認定患者への役割期待とが、分離している状況を図式化したものである。

　図8-1にしたがって説明してゆこう。共闘会議のリーダーシップのもとで行われてきた新潟水俣病の運動は、被災者の会が共闘会議を脱会するまで、一つの組織による一貫した運動という形態をとっていた。新潟水俣病の被害者は、運動展開に伴って、認定患者A→認定患者B→未認定患者C→未認定患者Dの順に顕在化してきた。このうち、新潟水俣病を社会問題化する役割を果たしてきたのは、認定患者と未認定患者の一部である。

　第一次訴訟の原告になった認定患者や、第一次訴訟判決後の補償協定締結までの運動を担った認定患者のなかでもリーダー的役割を果たしてきた人々は、被害者運動の役割や社会性について十分に認知していた(認定患者A)。だが、認定患者の運動は継続的に行われていたわけではなく、補償協定締結後

には大枠では終了している。認定患者としても水俣病の運動は終わったという意識が強い。補償協定後に認定された被害者の大半は、運動の経験が全くなく、社会的に被害を訴える役割を自覚する契機を持たずにきた人々である（認定患者B）。

認定患者に代わって運動の全面に出てくるのが未認定患者である（C、D）。未認定患者による第二次訴訟原告の組織化の過程で、一度は顕在化した被害者が再度潜在化すると（D）、未認定患者問題は第二次訴訟原告の問題であるという限定をされるようになる。第二次訴訟を担った未認定患者は、水俣病を認定制度との関連で問題化し、被害を社会に訴える役割を果たしてきた。それに対して、再潜在化した未認定患者のなかには水俣病であることを否定してきた人々も含まれているが、このような人々も解決協定以後に一時金対象者になった。顕在化した時期に受けた検診や、認定申請の資料、自主検診資料などがあったためである。

このように、被害者のなかで水俣病を社会に訴える役割を認識し、遂行してきたのは認定患者Aと未認定患者Cに属する人々であるが、資料館建設時点で被害者としての役割期待に応える意思があったのは未認定患者Cであった。

だが、新潟県が資料館の展示内容として意図しているのは、認定患者という属性を有している認定患者Aと認定患者Bであり、資料館建設に主体的に関わってゆく意思のある未認定患者Cではなかった。新潟県の認定患者への役割期待が認定患者の存在性と乖離したのは、資料館建設が未認定患者運動の成果であるにもかかわらず、その中心的内容は既に運動を終えたと認識していた認定患者に関連するものだったからだった。水俣病をめぐる差別が認定患者から未認定患者へと移行しており、未認定患者の運動が行われている間、認定患者は共闘会議への会費支払い等、資金面で協力していたとはいえ、両者の間には溝があった。認定患者が資料館建設でみせた反応は、新潟水俣病の被害者が均質な存在でないこと、被害が複雑な相貌をみせていることを示している。

このような状況のなかで水俣病を伝えるには、身体症状としての水俣病を被害のステレオタイプとし、水俣病の表象を伝えるだけでは足りない。未認定患者は身体被害が可視的ではない。可視的でない身体被害は水俣病の表象からはじき出されてしまう。認定患者も、認定という属性がなければ、未認定患者と同様に水俣病の表象を持たない。社会的に語られ、伝えられる水俣病被害像と、現実の新潟水俣病の被害者の身体症状は乖離していた。この乖離を出発点にして、いま一度、新潟水俣病を問いなおすことが、新潟水俣病を「教訓化」するということではないだろうか。そこでは、身体被害から水俣病を論じるだけでなく、地域の歴史や文化、日常生活のなかで水俣病を捉えることが重要になるだろう。そこに、認定か未認定かという区分や属性に囚われることのない被害が、あるがままに示されるからである。地域の風景やそこに刻まれた記憶、被害者であると同時に生活者でもある人々の「語り」と「物語」に着目することで、地域の日常生活の営みのもとに被害が「教訓化」されてゆく。次節では、実際に阿賀野川流域で試みられている「物語」の創出過程を概述し、水俣病の表象に頼らない水俣病の「教訓化」、すなわち地域の日常から被害を伝えるということの意味を考察してゆきたい。

注
1) 1999年6月4日のヒアリングによる。
2) 1999年6月3日、新潟県生活衛生課公害保健係でのヒアリングによる。ただし、共闘会議が集客力に固執し、阿賀野川流域での資料館建設に難色を示していたというのではない。共闘会議は被害者救済を目的にしていたため、それと連動した形で資料館建設に参加・協力するが、事業主体はあくまで新潟県である。共闘会議は被害者の会と話し合いをしながら意見を提示するのみであり、阿賀野川流域に資料館を建設するという新しい意見を拒むものではなかった。また、実際、共闘会議の意向が、資料館建設計画が進展するなかで常に重視されていたわけでもなかった。
3) 共闘会議は資料館設置の場所が重要であるという認識のもと、「県立自然科学館・県立図書館に隣接したところ」、もしくは「将来、県の『環境センター』の設立を前提に、その予定地に、センター別館として水俣病資料館を先に建設する」とい

第8章　水俣病の「教訓化」と地域社会　273

う案を提示していた（古泉1996:194-195）。
4) 桑子敏雄は身体が配置された「空間の履歴」の豊かさが人間の存在にとって本質的な意味をつくると指摘し、「歴史は履歴から再構成される。歴史は過去に属するが、履歴は現在に属している。歴史とは履歴の由来を語るものである。ひとの人生の豊かさとは、ひとの履歴の豊かさであり、それはそのひとの配置によって与えられる。配置のなかに多くの意味があり、解釈があることによって、ひとは豊かな空間での配置を持つ豊かな存在になる」と述べる（桑子1999:31）。
5) 「用」については中村（1982:212-214）に負っている。
6) 1999年6月3日、新潟県生活衛生課公害保健係でのヒアリングによる。
7) 「空間の配置」については桑子（1999）による。
8) 「要請書」は熊本県水俣市における行政の主体的な水俣病関連施策の推進を例に、新潟県が同様の役割を担うことを要請している。因みに、新潟県の水俣病発生時における被害実態の把握や被害拡大防止の施策は熊本県の対応との比較で高い評価を得てきたが（第2章参照）、1990年代になってからは、水俣市の水俣病関連施策と比較すると貧弱といわざるを得ないだろう。このことは、単に新潟県行政が水俣病問題に無関心であったというだけでなく、新潟水俣病の人文・社会的研究の立ち遅れとも関連していると思われる。深井純一は、熊本水俣病の研究が熊本大学の原田正純らや地元に定住した支援者らによって途切れることなく続けられたのに対して、新潟では初期に問題解明に尽力した研究者が転任したり逝去したこと、また被害者支援団体のリーダーが訴訟に忙殺されたこと、新潟水俣病研究会が地道な調査をしたとはいえ人文・社会科学の研究者の参加がなかったことが新潟水俣病の調査研究の立ち遅れをもたらしたと指摘している（深井1999:187-189）。同時に、このような状況は、新潟水俣病の運動が統一性を確保してきたことの帰結としても示唆されている。すなわち、新潟では、患者団体の分裂を回避するために、他の"支援団体"の介入や定住を排除してきたのであり（同上:208-209）、そのことが調査研究の層を薄くしていたということである。
9) 1999年6月3日、新潟県生活衛生課公害保健係でのヒアリングによる。
10 モリスは「同時代的なこととして、私たちの多くが見つめる中で起こった」問題について、社会がいかに記憶してゆくかという点を重視している（Morris,M.1998:7）。問題は時代ごとに解釈され、また解釈しなおされることで、現在的な視点を獲得するだろうことは、水俣病問題においても同じだろうと考える。

第2節　地域における水俣病の「教訓化」に向けて

1　水俣病の語られ方と語り方

　資料館建設は水俣病教訓化の「事業」として進められているが、被害者の意向が必ずしも十全に反映される方向で動いているわけではない。このようななかで、「水俣病の教訓化」を資料館建設事業だけに委ねずに、独自に模索する動きもみられている。被害者の会は水俣病の「解決」後に、新潟水俣環境賞や作文コンクールなどの事業を実施しはじめた。共闘会議はこれまで裁判運動の一環として行ってきた「新潟水俣病現地調査」を、新潟水俣病を伝えるための調査として継続し、1999年からは新たに「新潟水俣病から学ぶ市民の会」をつくり、水俣病に関する市民講座を開催した。

　新潟水俣病を語り継ぐという試みは、このような行政的もしくは組織的な取り組みにとどまらない。第6章で論じた阿賀野川中流域の安田町では、新潟県や共闘会議の取り組みとは異なるレベルで、既に多様な運動が展開されてきた。それらは一見すると整合的な活動にはみえず、脈絡のない断片的な事柄のように思われる。だが、そこには阿賀野川流域地域の日常性の伝達という視点が貫かれている。本節では、被害者が阿賀野川と深い関係性を持った河川文化の担い手であるという位置づけのもとに、水俣病を地域として捉えなおそうという試みを安田町の動きから見いだしてゆく。筆者は、そこに水俣病未認定患者運動と同時平行的に成熟してきた「思想」があるのではないかと考えるからである。また、それら多様な活動が、地域内外の複数のネットワークを用いることで、政治的・社会的な色彩を帯びているがゆえに、それぞれの立場性によって対立した見解をもたらす水俣病問題を、「水俣病」という言葉を抜きに「教訓化」するものであることを論じる。

　さて、第6章で述べたように、安田町では独自の未認定患者運動が展開さ

第8章　水俣病の「教訓化」と地域社会

れてきた。集団検診を実現する運動や行政不服審査請求の運動を積み重ねの結果、裁判提訴が決定したときに、安田町で運動を支援してきた旗野秀人は既に裁判が終わったときのことを心配していたと述べる。地域ぐるみで行ってきた集団検診実現運動や行政不服審査請求の運動は、裁判とは根本的に質の異なる運動であった。「患者が行政不服を選んだのは、お金がかからない方法で比較的簡単にだれにでもやれる」からであり、その運動は「弁護士も専門家もつかない素人集団の運動」だった（旗野1998a：16-17）。裁判は弁護士をはじめ専門家が多く参加し、裁判の提訴により運動は組織的で規模の大きなものとなる。そのような裁判運動を終えて、被害者が地域のなかに戻ってきたときに、居心地よく迎えてあげられるような地域を用意していたいという考えは、「身の丈にあった運動」を模索することにつながっていった。それは、水俣病問題に関わり合うなかで出会った、阿賀野川の人々が持っている日常世界をそのままに伝えたいという「思い」でもあった。

　地域の未認定患者運動が、「水俣病の教訓」を伝えてゆく運動の模索へと結実してゆく過程を、1980年頃まで遡ってみてゆくことにしよう。

　この頃、安田町で行われていた行政不服審査請求の運動は、なかなか水俣病の「認定」という結果に結びつかなかった。そのような焦燥感のなかで、「水俣病を考える会」の丸山徹らによる聞き書き『あがの岸辺にて』（遠藤他1981）がまとめられた。『あがの岸辺にて』は、阿賀野川流域に暮らす人々の生業や生活、そこに脈々と波うっている「自然知」を、語り言葉そのままにまとめた証言集である。「村や人の姿を川の流れに沿っておしえて下さい」という趣旨で聞き書きした証言集には、直接には水俣病が語られていない。だが、旗野は、「高度な学識と豊富な経験をもった専門家がいう水俣病に対して私たちがいい続けてきた水俣病とは、正に『あがの岸辺にて』の内容そのもの」（旗野1986：27）と位置づけた。地域のなかの水俣病の被害は、地域の人々の日常のなかに埋め込まれており、それをまるごと理解しないと水俣病がみえないというのが、その理由であった。この視点は受け入れられ、ガリ版刷りの聞き書きは雑誌に掲載され、次のような評価を得ている。

「『あがの岸辺にて』は、新潟水俣病とそれをもたらすにいたった近代日本の産業化過程を鋭く撃った聞書きである。が、そうした図式をこえて私たち読者を解き放ってくれる力をこの『あがの岸辺にて』がもっているのは、公害の犠牲になった人びとみずからが川との生活史を十全に語るなかで新潟水俣病がとらえられているからではないか。

そして、この『生活者の地平』から物事をとらえていく視点は、極度に具体性を欠いた生活世界で毎日を送り、個々の経験や記憶でさえ抹消されかねない状態の私たちにとってこそ重要な視点のはずだ。」(市橋1986：28)

急速な重化学工業化による高度経済成長過程の負の側面として発生した新潟水俣病問題は、当時の時代背景のもとで社会的影響力を持った。だが、産業構造が変化し、経済成長の負の側面という図式がその時代の社会の問題構造を捉える枠組みとしての有効性を逓減させた段階で、新潟水俣病の経験や記憶は遠くに追いやられることになった。『あがの岸辺にて』が発表された時点では既に第二次訴訟が行われていたが、もはや第一次訴訟ほどには社会的な関心が寄せられなかった。第二次訴訟が行われていた1980年代から1990年代の争点であった、公害とは異なる新しいタイプの環境問題を捉えるには、明確な〈加害－被害〉に基づいた図式はもはや不十分なものだったからでもある。

対して、昭和電工の直接的な加害を明確化し、未認定という属性によって補償を困難にしてきた国の間接的加害の違法性を問うための裁判は、〈加害－被害〉図式を確定させる場である。そこでの被害者は被害者としてのみ存在し、水俣病による身体被害、経験された社会的被害を強調する。裁判は日常とは異なる言葉、異なる空間で行われ、被害者であると同時に地域の生活者であるという視点は捨象される。

しかし、日常における水俣病は〈加害－被害〉図式を越えた事象である。日常のなかでは、認定患者であっても未認定患者であっても、水俣病はひとつ

の事実として受け入れなくてはならない。不十分を補う工夫をし、体調と相談しながら仕事や家事をこなし、苦痛のみではない日常を暮らしている。法や制度、医学的な知見で語られる水俣病だけでなく、被害者が生活者としての言葉と空間で表現できるような「身の丈の水俣病」を見据えてゆくことも重要である。旗野は、水俣病を日常の世界において論じること、地域に居住する者が地域生活者として主体的に水俣病問題に関わることに意義を見いだし、次のように語っていた。

「自分の日常生活を抜きにして、水俣を語ることはできません。洗剤を阿賀にたれ流して、何が公害反対でありましょうか。本当にのろい進行状況ではありますが、数人でせっけんや安全食品の購入、千唐仁の人たちが作る無農薬野菜なども、やり始めました。子供たちにいかに水俣を阿賀を伝えてゆくか、私は暮しをとおして伝えてゆきたいと思うこの頃です。」(旗野 1985：46)

水俣病の運動とは直接的には無関係に思える活動も、生活者の視点で捉えると水俣病の運動とつながっていく。水環境の保全や、食品の安全性を重視しようという事は、裁判係争中にはさほど注目されなかったが、注目すべき試みである。

たとえば、千唐仁では野菜の有機栽培を行っているグループがある。水俣病を意識してはじめられた活動ではないが、裁判原告になった人とそうでない人とが共同で行っている活動である。グループで栽培した野菜は、はじめは隣町の水原小学校の給食用に出していた。有機栽培の野菜は、「安全な食品」ではあるが、ジャガイモなどは粒がまちまちで調理に手間がかかる。「品物は商人よりも悪いありますろ。でも、消毒は一回もしません。どこでもジャガイモ消毒しますろ、おらたち、そんなこと全然しません。穴のあいているのもあるし、そういうのは目でとらんばないでしょ。だから、給食センターの人に嫌われますの。面倒くそうて。」そのようなときに、安田の町議

会議員が「なんで地域にいながら安田に出さのうて、よそに出すんだ」と言ってくれたのが契機になって、安田の幼稚園、小学校、中学校の給食用に用いられるようになった[1]。

　水俣病の運動をしている人も、そうでない人も、共同して食品の安全性を意識した活動を行い、しかもそれが学校給食という形で町のなかに受け入れられている。直接的には水俣病とは関係ないが、地元でとれる安全な食品を地元で消費するという安田町のあり方は、まさに理想的な形である。安田町では明和会が組織されるなど保守的な側面が強くみられたが、水俣病を意識したならば、それが「水俣病の教訓化」ともいえる事柄を既に実施してきたともいえる。

2　表象が示す被害者像と実際の被害者との差異

　水俣病を語らずに、水俣病を伝えることの重要性は、新潟水俣病と関わる中で旗野が痛切に感じていた問題を省察することから導き出された、ひとつの結論だった。これまでに築き上げられてきた水俣病の表象は、劇症型患者や胎児性水俣病患者のような身体被害の可視性を基礎にして水俣病の「悲惨」を物語るが、そのような表象を有する被害者は、実際に活動の中心になっている新潟水俣病第二次訴訟原告のなかにはいない。そもそも劇症型患者は熊本に比較して少数であり、胎児性水俣病患者は僅かに1名が認定されているにすぎない。水俣病の「悲惨」は、逆に、新潟の運動にとっては重荷になってきたというのである。

　「私が最初、感じたのは、水俣の患者はとても重症でとても可哀相だ。でも新潟の、あるいは私が住んでいる安田町の患者は『ニセ患者である』という反応です。あんな熊本みたいな、『熊本みたいな』というのは、実はユージン・スミスの写真であったり、土本典昭の映画だったり、石牟礼さんの世界であったりするんですけれど、それに比べると、新潟の人たちは、安

田町の人達は症状が軽いということです。『俺なんか、おめえさんよりも魚食っているし、おめえさんより切ない』と、いわゆる水俣病かどうかという専門家からされる差別よりも、もっときつい差別を、いつも暮らしている人達からされているわけです。」[2]

「熊本みたいな」という水俣病像は、寝込んでしまう、激しい痙攣、胎児性水俣病などの可視的症状に代表される。これらは、実際には、熊本水俣病の一部の劇症型患者や胎児性水俣病患者から形成された表象であり、第2章で論じたような初期の新潟水俣病患者の症状と部分的に重なっていた。このような水俣病の表象が、新潟や安田町の患者を逆に水俣病ではないものと排除してゆく。

だが、他の中毒事件がそうであるように、水俣病もまた身体というフィルターを媒介するため症状には多様性があるし、水俣病の症状の特徴として挙げられる感覚障害(痺れ、感覚麻痺)は不可視の症状である。表象としての水俣病の可視性と異なり、不可視の症状に対しては周囲からの理解を得にくい。一般に病人が期待されている役割は、治療と養生によって病を克服することであるが、安田町の被害者は慢性型水俣病の症状であり、治療や投薬によって治癒するものではない。

「人間って、いくら大変でも、24時間せつながってては生きていけないんですね。だから、いくら大変でも歌を歌ったり、いくら動けなくても仕事をする。畑に出て仕事をしたり、帰ってくると動けなくなったり。あるいは酒でごまかしたり。それがその人間が『生きていく』ことだと…(略)…気づいたんですね。

水俣病の運動の話をすると、そういうところは見えてこないんですね。より重症な患者ほど、それ(水俣病)らしく見えてくる。そうでない患者さんたちの被害、『見えないところを見えるように伝える術』って、どうすればいいんだろってことが自分にも問われはじめてきて、『日常そのもの、

そっくり完全な術』はないものかと考えていました。」(旗野1999：22)

　見えない被害を伝える、日常をそのままに伝えることが、前述の聞き書き『あがの岸辺にて』の試みであった。旗野の阿賀野川の日常への執着は、「貧困」や「悲惨」ではないところに存在する、阿賀野川の日常の「豊かさ」への執着でもある。この視点は、1983年に熊本水俣病の映画『無辜なる海』の自主上演のために旗野氏のもとを訪れた佐藤真監督によって具現される[3]。それが阿賀野川の人々を描いた映画、『阿賀に生きる』である。阿賀野川のほとりで誇らしげに日常を送る人々が、他方で新潟水俣病を経験していることのアンバランスを映し出した「笑いのある」ドキュメンタリーである。

　そこでの水俣病は、阿賀野川のカワスジにある魅力的な世界に埋め込まれた、ひとつの出来事として捉えられた。「われわれにとって日常生活は、愛を、恐れを、死を、さまざまな経験を生きることだからである。大きな物語〔大事件〕や小さな物語〔日常茶飯事的な挿話〕に塗りこめられながらも、しかし日常生活とは、嘘のない生の〈歴史〉のことであるとともに、生のさなか、〈歴史〉のもとで生起するさまざまな日常茶飯事のことでもある」(E.Morin 1984=1990：507-508) という指摘がある。旗野にとっての水俣病は、「夫婦の事、船頭の自慢話、漁の自慢話、子どもや教育のこと、いろんなことが川筋の人達の暮らしのなかにあるわけなんです。そこに起きた事件が、たまたま水俣病事件だっただけなんです」(旗野1999：22) と説明されるのである。

　『阿賀に生きる』は3組の老夫婦を中心にしているが、そのシーンのなかに、体の自由がきかずに伏せている老女が自らの「病人みたい」な姿の撮影を笑って拒む場面がある[4]。そこに描写されているのは、病を抱えながら病を否定し、「生きる力」に変える日常である。「病」や「痛み」を文化的な側面から捉えたモリスは、医療が取り除けない慢性的な病に治癒的効果がある資源として「笑い」を挙げた(Morris,D.B. 1991=1998：133)。水俣病の被害者は、日常的に経験される水俣病の症状と折り合いながら暮らしている。日々の生活の営みは、水俣病という病への抵抗や被害への抵抗をも含んだ、人々の「日常の力」とし

て理解できる。「日常の力」とは、水俣病に認定されていようが棄却されていようが、裁判に関係していようがいまいが、地域の人々であろうと水俣病から遠いところにいる人々であろうと、共感可能な世界に他ならない。阿賀野川の日常は具体的でありながら、同時に普遍的な力を持つのである。

　ところで、未認定患者問題の早期解決を要請したのは「生きているうちに救済を」だった。患者の死は、『阿賀に生きる』の主人公でもあった3組の老夫婦にも次々と訪れた。「『阿賀に生きる』は、この三家族の生のギリギリの最後の輝きをフィルムに収めていた」(佐藤1997：136)が、その「輝き」は映画のなかにのみとどまるものではなかった。「出来事は単独であると同時に集合的・社会的であり、それゆえ、語られた言葉は個人の経験と切断することができないままに集合的な経験としても開かれてゆく」(崎山1998：71)のであり、映画の「輝き」は阿賀野川の日常の「輝き」として、外部の人を阿賀野川へと引き寄せた。

　1993年5月、映画のなかの一組の老夫婦と、千唐仁の未認定患者運動のリーダーだったEI氏の追悼集会が旗野の企画・運営で開かれ、これまで被害者運動に関わりを持たなかった人も参加した。追悼集会は毎年5月の行事として開催され、『阿賀に生きる』の上映や、講演などが行われてきた。絵本作家で、日の出町のゴミ処分場問題にも取り組んでいた田島征三、水俣や土呂久を撮影してきた写真家の芥川仁、新潟県の児童文学作家である杉みき子、著名な哲学者で群馬県上野村の村民でもある内山節らが、5月の安田町を訪れて講演した。新潟県は資料館建設にあたって、阿賀野川流域を交通の不便な場所と捉えたが、電車の駅もない安田町に文化人や学者が訪れ、新潟県内だけでなく関西や東京、ときには九州からも参加者が集まった。

　水俣病が発生し、運動が始まり、『阿賀に生きる』がつくられるという経過のなかで、「『老人らしく』『水俣病患者らしく』が最も苦手であり、自分らしく生きること、死ぬことをいちばん良く承知している、いわゆる『いちがいこき』のかたまりのような人たち」(旗野1998b：49)が、被害者としてだけでなく、生活者としての誇りを語りうるような場が徐々に形成された。安田町で展開

される被害者運動は、さまざまな活動を通してネットワークを広げ、あたかも阿賀野川の文化発信地であるかのような様相を持ちはじめた。

このようなネットワークと交わるところで、新たに安田町の歴史文化の再発見と創造とが行われた。1993年、安田町出身の吉田東伍の特別展が「安田歴史地理研究会」主催で行われた。『大日本地名辭書』を書き上げた日本歴史地理学のパイオニアは、自然、風土、文化というキーワードのもと、阿賀野川流域の暮らしと結びつけて語られた[5]。

水俣病そのものを語らずに日常を語る。そうすることで、日常のなかにどうしても入り込んでしまう水俣病がみえてくる。それは阿賀野川の風土のなかに水俣病を埋め込むことでもある。旗野は、「これまでかかわってきた安田町の未認定患者運動は文化運動ではなかったか」と述べる。未認定患者運動を通して語ってきたこと、映画製作への協力や追悼集会のなかで伝えてきたことは、互いの顔の見える地域で日常を送り、ときに差別を受けてきた人々が、新潟水俣病運動を通して語ってきた水俣病被害の根拠は、漁撈や砂利採取と阿賀野川との関係、川魚の種類や生態、豊漁の時の近所への「お裾分け」であり、阿賀野川と密接な関係のなかで育ってきた文化そのものだったともいえる。『阿賀に生きる』に結晶しているのは、未認定患者運動が照らし出してきた文化でもあった。

旗野が聞き書き『あがの岸辺にて』に寄せた視点は、映画『阿賀に生きる』で展開され、次に1995年12月12日、被害者の会と共闘会議が昭和電工と解決協定を結んだ翌日から開催された「それぞれの阿賀展」へとつながっていった[6]。

文化運動という形をとることで、被害者は水俣病患者というだけでなく、阿賀野川の文化の担い手という社会的意味を獲得する。苦しみを語るだけでなく、笑い、歌い、自慢話に花を咲かせてよい。新潟水俣病は確かに「悲惨」な事件であり、「悲惨」から学ぶことも多い。しかし、水俣病の被害をはね返すような被害者の日常の力強さ、生きる営みに学ぶことも多い。旗野は、後者を基軸に据えた運動のあり方を、阿賀の「ルネッサンス」運動と呼んだ(『朝日新聞』1997年10月22日)。

3 次世代への水俣病の伝承

　教科書的知識としての「水俣病」は、熊本水俣病の場合には、小・中学生による「水俣病差別」へとつながることもあった。最近では、1997年、中学校のスポーツの交流試合で、水俣市の生徒に他県の生徒が「水俣病になるなよ」などと言ったケースがあり、校長の「人権教育をしてきたつもりだったが、水俣病を表面的にしか理解させきれていないと痛感した」という言葉が新聞に載った(『朝日新聞』1997年6月7日)。教育現場で水俣病を伝えることの難しさが示唆される。被害が生じた地域で水俣病を伝えることはなおさらの困難があるだろう。

　こうした困難にもかかわらず、1994年、千唐仁や小浮などカワスジの子供たちが通う大和小学校で、地域のなかの新潟水俣病を題材にした授業が行われた。5、6年生の社会科授業の一環として行われた「新潟水俣病を知る会」という体験授業である。講師として旗野と第二次訴訟の原告であったSS氏が招かれ、『阿賀に生きる』がビデオ上映された。地域の問題として新潟水俣病が取り上げられたことは画期的だった。しかも、この授業を受けた生徒たちの感想文には、水俣病患者の目に見えない被害だけではなく、映画の舞台であり、自分たちが暮らすカワスジの歴史や文化に対する理解が示されていた。生徒たちは教科書の「水俣病」を抜け出して、身近に住む人々の具体的な水俣病被害とともに、方言のおもしろさ、風を読む船頭の知識の深さ、千唐仁にある虫地蔵の由来など、自分たちが知っている地域のなかの水俣病を理解した。さらに、水俣病の授業は小学校だけで完結しなかった。子供たちはテレビ局や新聞記者が授業の取材に訪れたことに興奮を覚えつつ、授業を家に持ち帰った。

　子供たちの感想文を覗いてみると、この授業の意味が明確になる。水面に白く蓋をするように魚が浮き、阿賀野川の魚が全滅したといわれる1959年の昭和電工のカーバイト流出事故について、「あとでお母さんに聞いたら、うち

の死んだおじいちゃんもちょっとその魚をもらって食べたことがあるそうです。そのせいかどうかわかりませんが、手がしびれると言っていました」(旗野編1995：65)、という話が重ねられている。水俣病をタブーと捉えるのではなく、むしろ「私のおじいちゃんも確か水俣病でした、お金も、もらっていたと思います」(同上：47)と、家族の証言を加えている。水俣病問題に関心を持ち、「お話を聞いてから目がニュースの方へ行くようになりました。私のおばあちゃんは、自分は水俣病にかかっていると言うようなことを言っていました。おばあちゃんの話を聞いているうちに、私は、自分の生まれる前の話だけどすごく自分に身近な病気だと思えるようになってきました」(同上：31)と社会問題を理解する。子供たちは、身近なところにある水俣病をごく自然に受け入れ、見えない被害を見て取る。「水俣病はみんな寝こむぐらい重い病気だと思っていましたが、案外ふつうの人と同じような暮らしもできる病気で少しほっとしたような感じがしました」(同上：36)、「ふつうの人みたいに、元気に暮しているのはいいけど、仕事をする時は、あまりむりをしないでほしい」(同上：45)と述べる。

　感想文から、地域のなかではタブーであった水俣病を、子供たちが大人たちに語り、大人たちが子供たちに語りはじめたことがわかる。「新潟水俣病を知る会」は、『阿賀に生きる』を通して、子供たちに川と人との深い関係性を教え、水俣病を語ってはいけないものではなく、語ってもよいものにする契機をつくった。裁判で主張される「人権」という抽象概念からではなく、等しく阿賀野川流域で暮らしているという日常を通して、被害を把握させたのである。

　大和小学校での新潟水俣病の授業は、マスコミの注目を浴び、高い評価が与えられた。同様の授業が他の小学校でも試みられた。豊栄市立岡方第一小学校の生徒は、校内に「水俣病資料館」を開設した。地元で新潟水俣病の授業を行ってゆこうという雰囲気が広がり、被害者が授業に招かれる機会は増えていった[7]。

　安田町では、1995年、阿賀野川の支流でもある「都辺田川で現場ウォッチン

グを通して自然との触れ合い、河川の汚れ、川辺の植物、水中の生物など、専門の先生方をお招きして故郷の自然を学び、体験をしてもらい日常生活を通して身の回りの自然との関わり方に関心を深め、自然の恵みを知り、故郷の自然を愛する想いを養ってもらえれば」、という目的で「川とふれあう会」が開催された(「川とふれあう会」実行委員会編1995:3)[8]。安田町町長も駆けつけ、PTAの参加・協力のもとで行われた会に、水俣病という言葉は用いられない。だが、「専門の先生方」のなかには、映画「阿賀に生きる製作委員会」の代表を務めた新潟大学の大熊孝、映画スタッフの1人であった山崎修がいた。阿賀野川の文化の創造という土俵で、子供たち、その親、安田町の町民、そして安田町行政も、それぞれの立場から阿賀野川の日常に関わりを持つことができた。「地域の掃除も水俣病の運動も同じく大切」という旗野が、被害者とともにつくってきたのは、安田町のなかに水俣病運動があってもよいし、水俣病運動とは安田町の文化運動に他ならないという視点であった。

しかし、新潟水俣病は、「政治的解決」後に、地域のなかに新しい亀裂を生み出した。解決一時金を得る安田町の対象者は236人で、その多くはかつて安田町で地元で集団検診を実現させる会が行った自主検診を受診した人々でもあった。水俣病の被害者運動に関わりを持ち、後に遠ざかっていった人々の反発や妬みにもかかわらず裁判に足を運び、毎月の会費を収めて運動してきた原告は、何の運動もせずに、悪口を言い続けた(と感じられる)人が同じ一時金の対象となったことに複雑な心境を示した。「運動をした人としなかった人とで差をつけるべきだった」、「近所の人に、あんたたちのおかげでもらえたんだよ、と言われて嬉しかったけど、何にも言わないで隠している人がいる」、「あそこの衆もお金をもらった」と、地域内部で水俣病をめぐる新たな亀裂が生まれた。水俣病問題は「政治的解決」によって終わったが、地域のなかでは終わっていないのである。

地域のなかで水俣病を考えてゆくには、どうしたらよいか。地域の人々がそれぞれに水俣病を語り、伝えてゆく方法は何か。1998年4月の千唐仁での「お地蔵さん」の建立は、そのような「思い」を実現したものだった[9]。

もともと、「お地蔵さん」に縁がなかったわけではなかった。熊本の川本輝夫の「お地蔵さん」を建てたいという思いに、旗野は知り合いだった安田町の石工・漆山昌志に話を持ちかけ、阿賀野川の石で「お地蔵さん」をつくり1994年に熊本に送った[10]。「阿賀の岸から不知火へ」と刻まれた字は、『阿賀に生きる』の題字を書いた書家で安田町在住の小山素雲のものだった。千唐仁に建立された「お地蔵さん」は、今度は不知火の石でつくられ、「不知火から阿賀の岸へ」と彫り込まれた。

「お地蔵さんっていうのはとっても穏やかで、とっても地味な存在なんですが、でも、とっても過激なんです[11]。というのは、一旦、そこに座っちゃうと絶対動かないんですね。たとえば、道路がかかったりして動かす場合もありますけれど、絶対何か起こるんですね、祟りが。それは川本さんから教えてもらったようなことでもあるんですけどもね。…(略)…そこに一回祀られると延々とそこから動かないで、ずっと次の世代、次の世代に教えて下さる代物になるんですね。要するに、子供が『背中に書いてある「不知火から阿賀へ」ってどういう意味なんだね、ばあちゃん』って聞くと、『ああ、そういえばうちのばあちゃんが、じいちゃんが丈夫な時に、熊本まで石拾いに行ったっていう地蔵さんらしいぞ。あの頃はな、実は水俣病っていうのがあってな』というふうに、地蔵さんがある限り延々とですね、伝えてくださる。」(旗野1999：36)

「お地蔵さん」は千唐仁の 恙（つつがむし）虫地蔵の横に建立され、千唐仁の地蔵祭の日に開眼した。不知火の石でつくった「お地蔵さん」は、千唐仁の年配の女性たちに「やっぱり念仏あげねばならんかね」と念仏を唱えてもらい、手縫いの頭巾をかぶせてもらった。地蔵開眼後の千唐仁集会所でのお祝いでは、区長が集会所の使用料を「村の祝い事だから」と返してくれた。『水俣ん衆』が騒ぐから村は困る、勝手なことをして――そう言われ、肩身の狭い思いをしてきた患者たち。その患者の会の行事が、村人にともに祝われ、村の行事として

初めて認められた」(小尾1999：94)のである。千唐仁の「お地蔵さん」は、水俣病を語らずして、水俣病を伝えるものとなった。

4　被害者運動という地域づくり運動

　安田町の未認定患者を中心に行われてきた「文化運動としての水俣病運動」は、ひとことで言うと、「水俣病被害者運動という地域づくり運動」として捉えられる。地域での「水俣病の教訓化」とは、被害を受けたそれぞれの地域が、それぞれに水俣病を捉えなおす視点を獲得するに他ならない。

　水俣病は地域のなかに幾重もの差異を生み出し、差異は差別へとつながってきた。熊本の水俣市では、行政と市民が一体となって、水俣病の発生によって分断された人と人との関係を再びつなぎなおそうという「もやい直し」が行われているが、いくつもの市町村にまたがった阿賀野川流域では、そのような運動がそれぞれの市町村で行われなくてはならないのだろう。だが、顕在化した被害者の有無や水俣病運動の有無など、市町村によっては水俣病をそれぞれの市町村の「共通の記憶」にすることが難しい状況もある。認定患者や解決の対象者が少なければ少ないほど、水俣病は阿賀野川流域の一部の地域、一部の人々にのみ関係する問題だという意識も出てくるだろうし、新潟県がイニシアティヴをとって資料館建設をしているのだから「水俣病の教訓化」とは資料館建設を意味するのであり、市町村が行うことではないという意識も強い。

　新潟水俣病問題の社会性は、資料館建設予定地問題に示されるように、被害が発生した阿賀野川流域という具体的な空間を欠いても伝達可能であると見なされる。水俣病を「教訓化」するにあたっての展示内容も、被害規模を示す数値や被害者運動の経緯がわかる客観化された資料を想定していた。「教訓化」の内容は、被害の社会性と問題の過去性を伝達することが念頭におかれていた。だが、被害経験や被害の顕在化過程の多様性、さらに被害の日常性と現在性は、具体的な空間を離れて伝達することが困難である。地域の風

土や暮らし方の風景など、被害者の日常世界とその精神性を母胎にした「教訓化」こそが、より多くの思想的実践を示唆しうるのではないだろうか。

そのためには、水俣病の被害を被害として伝えるだけではなく、日常をそっくりそのまま伝えることが重要になる。それは水俣病が発生する以前の川と人のつながり、失われた日常の風景と現存する日常の風景とを伝えることである。地域の日常に目を向け、そこにある水と人との関係性を再認識することこそ、「水俣病の教訓」となりうるのである。

たとえば、安田町小松の地域を縫って流れる山水道[12)]で、住民が「水があると潤いがある」と語る言葉は、住民が山水道のために江浚いをし、管理するという営みの重要性を物語る。上水道普及によって山水道の重要性は小さくなってきたが、なおも山水道は小松の風景の「潤い」を保っている。阿賀野川に流れ込む山水道に、住民が感じている「思い」が明確に地域の誇りとして認識され、水銀に汚染された阿賀野川の記憶が呼び起こされたとき、「水俣病の教訓」は生まれるだろう。「水俣病の教訓化」とは、水俣病を含めた地域の日常を見つめ、そこに新しい地域の「物語」を創造することでもあるのではないだろうか。

水原町の稗ケ川原場では、まさにこうした「物語」を聞くことができる。分田砂利協同組合の組合員でもあり、第二次訴訟の原告でもあったKH氏は、近年、稗ケ川原場の地先に「育ってきた」見事な砂利河原について、「ここの砂利が欲しいという企業があるが絶対に売らない」と述べ、阿賀野川と川魚と漁撈とを水俣病に結びつけた、次のような「物語」を語る。

「孫達をつれて、夜、暗くなると、砂利河原に鮎を釣りにいく。鮎の習性っていうのは、夜は岸辺にきて休む。そうしているところに投網をかぶせる。捕れるには捕れるんだけど、小さいんですよ。何でそうなんかっていうとさ、刺網いれるとわかるんだよね。夜に刺網いれて、朝にあげると、網の目がつまってしまう。その物体は何かというと、生活排水じゃないかと思うんですよ。家庭排水。そういうのが、流域の市町村全部から、最終的

にはこの阿賀野川に流れ落ちるわけさ。そいつが川を汚しているから、昔のような水藻が全滅しているわけさ。その水藻を食べて鮎がいるわけだから、鮎は餓死状態。漁協は鮎を放流しているけど、あんまり大きくならない。食べるものがないんだから、太れるわけないから。だから、これからの世代は、川をきれいにするにはどうするか、考えて欲しいわけさ。水は低いところに流れるのが原則だから、これは止むを得ない。きれいな水を流すということを心掛けて欲しい、私はそう考えているわけです。浄化槽を完備していかなければならない。川がきれいにならなかったら、せっかく楽しみにしている魚も大きくならない。大きくならなければ、捕っても面白くない。鮎には鮎の体型がありますから、鮎の体型に達していないのを捕っても面白くない。今はね、産業経済がもたらした公害といっしょに、全ての川をきれいにすることを考えて欲しい。行政にばかり頼っていても駄目。みんなで川を守っていかないと。水俣病をあらゆる事の教訓に考えて欲しい。」[13]

「水俣病の教訓化」とは、水俣病の深刻な身体被害を伝えるだけでなく、自然環境を良好なものに保ち、あるいは良好なものにしようという意識と行為を認識することである。水俣病の資料館を建設するにあたって、新潟県は水俣病のような公害を二度と起こさないことを第一のコンセプトとし、福島潟に建設することから水環境について学習することを資料館のもう一つのコンセプトとしたが[14]、稗ヶ川原場の「物語」は、二つのコンセプトが密接に関係していることを示している。しかもそれは行政だけではなく、住民によっても行われる必要があると主張されている。住民による環境保全をめざした地域づくり運動を各地で進めてゆくことが、「水俣病の教訓」として捉えられているのである。

「水俣病の教訓」がこのようなものだとすると、法や行政がこれまでにいかに水俣病を「教訓化」してこなかったかがみえてくる。身体的被害の発生可能性や環境汚染の危惧から、これまで多くの住民運動や環境保護運動が行われ

たが、法も行政も被害の未然防御についてはなかなか有効な手だてを打ち出せなかった。水俣病の病像を狭く捉え、問題の解決を遅らせ、自然環境保護関連の立法にみせた消極的な態度は、公害、自然環境の問題を一つの線でつなげるような倫理、思想の形成を促すこともなかった。「なぜ日本で環境倫理が生まれなかったか」という問いは(桑子1999：113-114)、水俣病の問題が解決されぬまま放置されてきた過程と無関係ではないように思われる。公害、環境問題に対する社会的関心が強くなり、問題解決が迫られてはじめてとられる「対処療法」は、水俣病が発生したときも「政治的解決」が行われたときも変わることはなかった。このような状況を前に、多くの運動は、思想や倫理を構築する以前に、次々に発生する問題に対処するためにいかに世論喚起し、社会問題化するかという戦略を考えざるを得なかった。稗ケ川原場の「物語」は、社会問題化してはじめて「対処療法」がなされるということを、日常の言葉で鋭く批判しているといえる。

　川は川として、山は山として絶対的な価値を持っている。地域の自然や風土は、治水も治山も、栽培する作物も飼育する家畜も、その自然なり土地なりに最適を聞いてみるのが最良で、科学万能主義に陥ってはならない、という主張がある。「雨も、雪も、風も、寒さも、さては、山も河も、なにも自然という自然に悪いものは一つもない筈であります。善悪はただ人間界だけの問題であります。『溺れた水は、また一面浮かばせる水でもあった』筈でございます」(矢澤編1979：45)という主張に似て、安田町の被害者から聞かれるのは、「山川宝の風土」である。それぞれの地域で語られる言葉は、小さな町の多様な暮らしの風景を次々に呼び起こし、経験された自らの暮らしを優位づけた。

　山裾の人は山水の恵みを語り、別の地域では阿賀の伏流水が出る井戸を誇らしげに語る。舟を操る人は、阿賀野川の水を直接に沸かして飲むお茶の味を「格別」と語る。春の1カ月を共有林に入り、柴刈りに過ごす人は、大水の後の焚き物拾いをするカワスジの生活に「危険」を感じ取る。逆に、流れ着く焚き物拾いに興じてきたカワスジの人は、山を登り下りする柴担ぎの生活に「難儀」を感じる。陸(岡)に田畑をつくる人は河川敷耕作を「貧しさ」に結びつ

けるが、河川敷に田畑を持つ人は土地が肥沃で作物が良く育つと胸を張る。地域の自慢話として、そのような「語り」ができる世代は少数になりつつある。暮らしは確かに変化した。地域の基層文化ともいえる風土は、都市的生活様式の変化とともに、徐々に標準化されてきた。安田町という一つの町をみても多様だった暮らしの風景は、人々が語る「かつて」を手掛かりに手繰り寄せなければ、そうとは気づかずに見過ごしてしまいそうである。人々の「語り」には、苦労あり、喜びありとさまざまだが、共通しているのは、そこに現在を相対化しうるような語り手の思想が宿っているということだろう。

　水俣病を「教訓化」するということは、被害者の声から「豊かさとは何か」を多様な立場や視点から読み取り、学ぶことである。たとえば、阿賀野川で水銀汚染魚の代表でもあるウグイについて、被害者はしばしば「貧しさ」ゆえに多食してきたと語り、他方で「美味しい魚」であったと控えめに語る。ウグイを食することを「貧しさ」ではなく「美味しい魚」と語る言葉のなかにも、阿賀野川の文化は宿っている。民俗学の佐治靖は、ウグイは「『毀誉褒貶相半ばする魚』と評されるように、猫でさえ見向きしない下魚として軽く扱う土地もあれば、調理法を駆使して代々大切に味わってきた土地もある」、「民俗呼称の多様さと合わせ、こうしたウグイに対する評価の地域的な差異は、少々見方を変えれば、ウグイという川魚が民俗文化の地域性や地域差を検討するうえで有効な手がかり」になる（佐治1998：150）と述べる。このような視点に沿って、ウグイを「貧しさ」ではなく食文化の「豊かさ」として捉えたときに、たとえば新潟水俣病が阿賀野川の人々の文化に与えた影響がみえてくるのではないだろうか。

　水俣病が何であるかを伝えるときに、認定患者の身体症状や被害の規模という視覚化できる指標を用いることは重要である。だが、阿賀野川流域で被害を受けながら、それでも阿賀野川とともに暮らす人々が、「汚染された身体」や「汚染された地域」というラベルの貼りつけを必ずしも望まないという事実は、わかりやすい事象としてのみ水俣病を捉えようとすることへの批判でもあるのではないだろうか。これに対し、筆者がこの章を通して析出した

のは、水俣病を伝える「もう一つの方法」についてである。同じ地域のなかで均質な食生活を営んできた人々の日常と、水俣病をめぐって異なる立場におかれた人々のそれぞれの水俣病を学ぶことで、新潟水俣病の影響が総体として浮かび上がってくる。被害者は被害者であると同時に生活者であり、阿賀野川はいまも生活の風景である。阿賀野川と人々との関係は、水俣病の発生によって消滅してしまったわけではなく、脈々と続いてきている。そのような営みの「豊かさ」のなかに、筆者は、新潟水俣病を地域として、そして同時代を生きる者としての「共通の記憶」にする可能性を見いだしたい。

注
1) 千唐仁在住のNMさんへの1999年6月3日のヒアリングによる。
2) 1999年9月4日の「大阪みなまた展」の語り部コーナーでの、旗野秀人の講演による。
3) 1988年にクランクイン、1992年3月31日の新潟水俣病第一陣判決が出た直後の4月に完成した『阿賀に生きる』は、佐藤真監督をはじめとする映画スタッフの、阿賀野川のほとりの「阿賀の家」での3年の暮らしから生まれたドキュメンタリー映画である。この映画が製作されるまでの経緯を、佐藤は、次のように記している。「『無辜なる海』の自主上映で東北・北海道を旅していた時にしばしば体験したのは、『水俣病が悲惨なことは、映画を観ずとも自明のことなんだから、わざわざ映画を観に行く必要はない』といった言葉に代表される、水俣病問題や反公害運動に対する嫌悪感であった。…(略)…遠くの水俣病の問題を考えるより、もっと身近な地元の問題に目をむけねばならないという、きわめて正当な批判の前に、私は反論する言葉を失わざるをえなかった」、「旗野秀人とはじめて会った夜に、大酒を飲んだ。水俣での暮らしのこと、上映の旅で感じてきたことを話すと、新潟もそっくり同じだといわれた」、「旗野秀人は、新潟水俣病の病像よりも、阿賀野川の川とともにある暮らしをそっくり残そうとしてきた。暮らしの思想とそれを体現する人々をそのまま撮れれば、立派な映画になる。旗野は何度となく私をそう挑発した。私はその時、はじめて本格的に映画をやってみたいと思った。」(佐藤1997:27-29)
4) このシーンのシナリオは次のようなものである。「54 ベッドに寝たままのバアさん。その表情のアップ。…(略)…『いやいや、だめ。撮りなさんなてば。寝てたとこなんて撮るもんでねぇ。病人みたいで。』——口だけは達者なキソさんであ

る。」(映画『阿賀に生きる』スタッフ著、村井勇編1992:163)

5) 吉田東伍の治水の思想が『阿賀に生きる』の映像にある住民のまなざしと重なるという次のような指摘がなされている。「東伍の治水に対する思想がパネルにして掲げてあった。／『元来水の領分であったところを、遠慮なしに侵略するから、水のほうでもつい反抗してあふれ、水害を大ならしむるということは当たり前で、つまり言えば、人間のほうから水の領分を侵略するから、水も時々わが旧領を取り返そうということになるのであろうと思います。』／私は、すぐに佐藤真監督の映画『阿賀に生きる』のワンシーンとオーバーラップさせていた。暴れ川として知られる阿賀野川が暴風雨の中、増水を心配する村人が堤防にたたずむ。阿賀野川をダシの風が通り抜け村人たちを煽られる。／私はこの映像に、風水の水脈をつきぬけていく龍蛇の姿を見たのであった。東伍が治水ということを考える前に、すでに川や水は生き物で、決して殺すことができない、殺してはいけないものだということを知っていたのだろう。」(日本ナショナルトラスト編1998:75) なお、文中にある「ダシの風」とは、「阿賀野川の峡谷に起り、安田の地其風口にあたるを以て」安田ダシとも言われ、「春夏の頃殊に多く、連日止まらざる事あり」という強風である(吉田1907:2090)。この風が原因で安田町は過去に幾度も大火を経験した。安田町指定文化財の「火除土手」は、火災よけにつくられたものである。『阿賀に生きる』でも「安田名物」としてダシの風が出てくる。ダシの風は身体に刻み込まれた土地の記憶でもある。安田町出身者がつくった『新潟だしの風会』の会報に、次のような思い出話がある。「云ふに言われぬ物淋しい思いにかられます。其の時、何の気もなく見上げた寄宿舎の窓の側の『しだれ柳』の枝が少しも動いて居りません。『あゝそうだ!! だしの風が無いのだ。』と其の時気がつきました。それでこんなにも静かなのだと解りました。それで、家への第一便に、長岡には、だしの風が吹かのうで(吹かないで)何だか心細ふで切ないと、三銭切手を貼った手紙を出しました。」(貴船1973:1) ダシの風と暮らす安田町では、千唐仁のような船頭集落の人々はもちろん、田畑をつくる人々も風を読んでいた。田畑に防風林(タグロ・ハタグロ)を設け、強風時には稲刈りのタイミングに気づかい、作物の種類も風の影響の少ない根菜類を選んで栽培するなど(安田町史編さん委員会1997b:69-70)、ダシの風と生業との関わりは強い。

6) 旗野は『それぞれの阿賀展』について次のように語った。「新潟水俣病は公表三十年を迎えた。しかも、土壇場にきてこの企画展に合わせるかのように終止符が打たれた。いや、正確に言えば患者にとっては終止符ではなく句読点にすぎないだろう。なぜならば裁判や直接交渉が終わって何らかのお金が出たとしても患者の苦悩はこれからも続き、終わりはないのである。阿賀流域でこの先も共に暮らしていく一人として、新たな(文化)運動を真摯に考えなければならなかった」、

「エールのかたちはいろいろあっていいはず。三十年目にして無念の句読点を打った患者の方へこの企画展がいくらかの応援歌になれたらと思う。」(『新潟日報』1995年12月12日)

7) しかしながら、2000年段階でも、新潟県内で「公害授業」を行うときに、新潟ではなく熊本の水俣病がテーマとして取り上げられることはまだまだ多い。

8) 川の生物を観察するなどして川の自然度を子供たちが調査した。会の様子は、「川とふれあう会」実行委員会編(1995)を参照のこと。

9) この経緯について、旗野は次のように語る。「運動をやればやるほど、川本さんも良く言っておられましたが、共同体の崩壊っていうかが目立ってくるんです。今まで魚いっぱいとれるとお裾分けしたり、畑の野菜がとれるとお裾分けしたり。それが裁判やって、『こんなに一生懸命やっているのに、あの人はこっそり260万円もらった』とかですね、この事件によって生まれてきた差別構造とかがあるわけです。みんな一生懸命、運動を支えてきたわけだけれど、それとはもうちょっと違う、根深く複雑なことが、いくら和解しても残っちゃうんですね。そういったときに、私はようやっと、地蔵さんだと思ったんですね。去年、たまたま正月早々に、石屋さんの漆山さんとカメラマンの村井〔勇〕さんと酒飲みしている時に、『おれやっぱり地蔵さんつくりたい、しかも水俣の石でつくりたい』って言ったら、三人とも、飲んだ勢いで、『よし、これから水俣に石をとりに行こう』という事になって、2月に三泊四日で患者さんと石を探しに行きました。」(「おおさか水俣展」語り部コーナーでの1995年9月5日、旗野の講演より)

10) 熊本に「お地蔵さん」を贈る経緯は、次のように語られた。「水俣病東京展の打ち合わせが終わった後で、朝方くらいまで飲んだんですが、そのとき川本さんから『旗野さん、地蔵さんつくりたいんだけど、地蔵さんっていくらくらいかね』って相談受けたんですね。『何すんね』って聞いたら、『水俣に八十八箇所、地蔵さんつくりたい』。安田町というのは、阿賀の川筋なもんですから、良質の御影石がとれたり、職人の町だから石屋さんもたくさんおられます。私も子供の保護者会で漆山さんという石工さんを知っていまして。若いけれど、腕がいい。お地蔵さんなんかも良く彫る人で、飲み友達です。その彼の顔が頭に浮かんだものですから、『川本さん、わかった。新潟から贈るから心配ないよ』ということで、彼の彫ったお地蔵さんを贈ったわけです。」(同上の旗野の講演より)

11) 熊本県からは、何度か、新潟から贈られた百間の「お地蔵さん」をどうにかしてほしいという申し入れが川本にあったというが、やたらに動かすとバチがあたるということで、結局、県もそれ以上は何もしなかったという。また、水俣病のドキュメンタリー映画を多数撮影した土本典昭は、熊本で新潟の水俣病がわかる唯一の具体的なモノが「お地蔵さん」であり、しかも百間の排水口にあるというのは

「凄いこと」だ、と述べたという(同上の旗野の講演より)。
12) 小松では、山に溜をつくり、山水を各戸にひいている。これが山水道で、この水を利用して池や野菜などを洗うための槽がある家も多い。山水道は細い水路を辿って常に流れており、池や槽から溢れた水は、家々の間を縫うように掘られた排水用の水路へと流れてゆく。砂が流れ込むために、溜の掃除や水路の江浚いが当番で行当われたり、水害で溜などに被害があったときには全戸で修復にあたるなど、山水道の管理は地域でなされている。小松で上水道が完備したのは1967年であった(安田町1967)。だが、山水はたいへん良質な飲料水である。廃校になった小松の小学校脇のゲートボール場の山水の水路には、湯飲み茶碗がおかれ、2000年現在も山水道が喉の渇きを潤していることがわかる。
13) 1999年9月11日、共闘会議主催の新潟水俣病現地調査、安田・千唐仁公民館での被害者交流会でのKH氏の発言より。
14) 新潟水俣病資料館は、新潟県の策定委員会の位置づけでは「新潟水俣病の問題に関する知識と経験を伝え、これを教訓として発展させ、水の視点から環境を考え、環境を大切にする意識を育んで、公害の根絶と環境保全の重要性を啓発することを目的」にしている(川上1998:10)。

第9章 〈制度と表象の水俣病〉から〈地域と日常の水俣病〉理解へ

　終章では、これまでに論じてきたことを踏まえて、社会問題の構築過程で形成され、認定基準の厳格化をめぐる問題を争うなかで強化されてきた水俣病の表象について省察する。水俣病の社会的性格は被害者に被害者アイデンティティを要求した。被害者はその役割期待に沿って、加害への〈抵抗〉をしてきた。だが、被害の強調とそれによる表象の強化は、被害者の苦痛を増幅させる側面もあった。病は社会的に性格づけられ、読み解かれる。水俣病の表象は〈加害－被害〉図式に関係しており、被害では捉えられない地域の日常生活について捨象してきた。だが、今日の関心事でもある良好な生活環境の保全や創造という点では、むしろ被害者の阿賀野川との関係性を学ぶことに水俣病の経験を現在に生かす視点があるのではないか。このような考えに則って、水俣病の表象に全面的に依拠することのない「教訓化」の意義について考える。

1　社会的な病としての水俣病

　これまでに論じてきたように、水俣病は認定制度によって被害の範囲が限定され、あたかも認定という事実によってはじめて水俣病が実在するかのように、社会的にも被害の範囲が限定された。認定申請棄却処分に疑問の声をあげ、抗議しない限り、被害は被害として顕在化することがなかった。だが、未認定患者に対する「ニセ患者」差別が生まれたことから明らかなように、被

害者が水俣病の表象によって水俣病から排除される傾向もみられた。「水俣病とは何か」ということに関する社会的了解が、被害者を被害者として認めない状況を生み出してきたといえる。ここでもう一度、社会的・抽象的空間での水俣病の意味について考察し、新潟水俣病の未認定患者問題を問い返してみよう。

　これまで水俣病は、人間の身体に対する近代社会の悪しき介入という隠喩を発する病であった。水俣病は、それぞれの患者が受けた被害の状況がいかに多様であるとしても、いくつかの定式化された像に集約されて語られてきた。それは色彩を欠いたモノクロの世界であったり、変形した身体、近代社会が犯した罪への叫びであった。水俣病は、公害と環境破壊とを告発するシンボルである。水俣病を見るまなざしは、個人的に経験される症状の苦痛のなかに、加害の結果として明確な被害の形を捉えてゆこうとするまなざしでもある。そのため、水俣病被害者と被害者運動には、社会的なメッセージを発する主体としての役割期待があった。個人的に経験された水俣病の苦痛が語られることで、水俣病の社会的性格は確認され、了解され、納得されてきた。

　翻って、新潟水俣病ではどうだっただろうか。新潟水俣病の第一次訴訟は、熊本水俣病の被害を社会問題化したということ、公害被害者運動の嚆矢であるということで注目を集めた。この時点では、新潟には独自のメッセージが十分に存在していた。だが、未認定患者運動については、必ずしも独自のメッセージが存在していたとはいえない。さらに、どちらの場合にも、水俣病問題は熊本を中心にして論じられ、新潟はその周辺部の問題であるかのような印象を拭えないし、新潟の未認定患者問題になるとなおさら周辺的な問題のように感じられるだろう。

　これは、第一に、新潟水俣病の未認定患者に期待された水俣病の表象を見いだすことができなかったことと関係しているだろう。阿賀野川流域では、「職業」としての漁業に従事する人も少なく、水俣病の可視的な症状を持たず、家族に劇症型患者がいたという人も少ないため、被害がわかりやすい形では

見えてこない。被害のあり方は被害者を取り巻く状況によって規定されるということを捨象すれば、新潟の水俣病も熊本の水俣病も同じ水俣病である。新潟の水俣病を論じなくても、熊本の水俣病を論じることで、水俣病を語ることができる。そこにおいて、新潟水俣病の不可視な被害を示してゆく困難はあえて重視されてこなかったともいえるだろう。

　不可視な被害は、被害のリスクを共有しており、かつまた後に「解決協定」の一時金対象者になる人の言説のなかにも存在する。水俣病は熊本と阿賀野川下流域の一部地域の問題であり、中流域や上流域に水俣病患者はいないという言説は、被害者運動への参加の有無が被害の有無を自己決定しているという複雑性を考慮に入れない限り、差別という〈被害－加害〉関係にみえてくる。実は、差別する側の人にもまた水俣病被害があるという点はみえてこない。

　病は個人的なものでありながら、常に社会的なものとして構成されてゆく。「病を見る」行為には社会的な記号が介在していると指摘されている。病が社会的に構築されるレベルで、健康な〈我々〉と不健康な〈患者〉とを境界づけるために〈患者〉のイメージが構築される。そこで〈我々〉は病を他者として遠ざけ、ひとたび〈患者〉の立場におかれると、自分自身が社会的につくりだされた〈患者〉のイメージを自己同一化するがごとく振る舞うことになる。〈患者〉は、社会が病に対して持つ否定的意味を、多かれ少なかれ引き受けるのである(Gilman, S.L. 1988=1997：13-27)。

　同様に、〈我々〉もまた、水俣病被害者に対する一定のイメージを有しており、被害者に対する役割期待を持っている。被害を否定する被害者や、被害者らしい行為を否定する被害者を前提にしてはいない。〈我々〉が水俣病を見る方法、すなわち「まなざし」によって水俣病の被害領域は社会的に構築される。そしてまた被害者は、被害者として振る舞うことで、はじめて社会的に被害者として了解されるのである。

　第二に、新潟水俣病の未認定患者問題がより周辺的になるのは、水俣病の有する隠喩に関係している。水俣病の社会問題化が、その時代の社会状況を

反映するメッセージを強く示したことが、逆に未認定患者問題への関心の薄さにつながってきた。

　病が社会的な隠喩を持っているという主張は繰り返しなされてきた。ソンダクは「昔から病気は社会が腐敗し不正を行なっていることを告発する隠喩」だったが、近代をはさんで、その隠喩は単に個人と社会との不均衡を示すのではなく、社会が個人を抑圧するものになったと論じた(Sontag,S.1978=1982：108-110)。病への抑圧は、病を持つ個人を不可視なものにする。抑圧された不可視を可視なものにするのは、抑圧を問題化しようとする当事者の訴えである[1]。水俣病問題が顕在化する過程には、水俣病への差別や恐れに抗して被害を訴えた患者の存在が重要だったことは言うまでもない。

　水俣病は、日本が高度成長を遂げて経済的繁栄を手にしようという、まさにその時代の経済第一主義の矛盾を凝縮した病として社会問題化されてきた。水俣病は利潤追求の企業活動によって発生・拡大し、加害企業は見舞金契約という公序良俗に反した方法で被害を封じ込められた。被害発生に際して適切かつ早急に対応し、被害の拡大防止や再発防止に努めなければならない立場にあった国や県の無策は、第二の水俣病を新潟で発生させた。四大公害訴訟にあげられた新潟水俣病第一次訴訟、熊本水俣病訴訟の判決が確定し、水俣病患者の補償問題が一段落すると、水俣病問題は終わったかのように思われた。

　確かに、既に水俣病だという「認定」を受けた患者は補償された。だが、さまざまな理由によって認定申請が遅れた未認定患者は補償の対象外とされてしまった。被害の実態を把握し、被害者の補償を迅速に進めるべき国は、逆に認定基準を過剰に厳格化させ、被害者の認定申請を棄却した。企業は「認定」されない患者に対する補償責任はないという姿勢をとった。認定申請しても棄却される未認定患者問題は、棄却された被害者の訴えによって顕在化した。

　経済第一主義の社会が引き起こした水俣病問題は、行政のマイナスの介入により未認定患者問題として長期化することになった。裁判の場であれ、被

害者運動の場であれ、未認定患者が水俣病の被害を訴え続けるというのは、水俣病を自らのものとして確認し、自己同一化してゆく過程でもあった。そして「認定申請をすること、すなわち水俣病患者のアイデンティティを求めることは、個人的な次元の闘いを政治の次元に移す上で必要なことだった。しかし、水俣病患者のアイデンティティを授認するのはお上であり、認定をめぐる政治はお上が設定した土俵の上で進行することになる。しかも、水俣病患者と認定されれば、この患者アイデンティティは、固定化されて、ステレオタイプを呼び寄せ、市民社会の周縁に差別化されて編入されることによって、かえってシステム社会の統合を強化する役割を担ってしまう」(栗原 1996：27-28)ことになった。

　未認定患者問題は、〈我々〉にとって、水俣病が社会に起因する病であることを再認識させる契機であると筆者は考える。水俣病の被害者は、水俣病が社会の矛盾そのものであるという位置づけゆえに、さらに水俣病が有する表象ゆえに、「否定すべきもの」を自らのアイデンティティとして形成し、保持しなくてはならなかった。運動や裁判による顕在化行動は、「否定すべきもの」によって「抑圧」されてきた被害者が、被害者としてのアイデンティティを獲得するための〈抵抗〉の形であった。そのようなアイデンティティは認定によって他者にも確認可能なものになる。

　だが、未認定患者の場合、自らが被った被害が「否定すべきもの」と認められないことに〈抵抗〉し、さらに「否定すべきもの」としての存在に〈抵抗〉するという、二重の〈抵抗〉を続けなくてはならなかった。たとえば、第7章で論じたように、未認定患者運動は、水俣病差別と「ニセ患者」差別という差別の二重性に対して〈抵抗〉してきたのである。

2　新潟水俣病の「教訓化」と認定制度

　多かれ少なかれ水俣病被害者の「犠牲」のうえに、社会は変化した。全国的に反公害運動が渦巻いていた時期、〈我々〉は境界線の向こうに〈患者〉をおい

た。〈患者〉の身体的被害は、〈我々〉が決して越えてはならない境界を警告した。そして境界線は〈我々〉のすぐそばに存在するのだと教えてくれた。だが、そのように捉えられる社会は過去であり、現在ではない。〈加害－被害〉関係が複雑化・重層化し、〈加害－被害〉が見えにくくなっている現在の自然環境や生活環境の問題を社会問題化してゆく視角を、公害問題の経験から導き出そうとする論調は目立たず、むしろ公害問題は社会的意識から急速に遠のいたように思われる。この意味で、既に水俣病は歴史上の事件になってしまっている。

　水俣病公式確認から40年にあたる1996年、関西訴訟と行政処分取消訴訟を除く、すべての全国連（水俣病被害者・弁護団全国連絡会議）関係の水俣病訴訟が政府の解決案を受け入れて和解した。その年の秋、「水俣・東京展」が品川駅前の特設会場で開催された。「水俣・東京展」には次のような意図があった。「思いおこせば、壮絶な病苦と疎外、それゆえの貧困の極みにありながら、果敢に声を上げていった方々のやさしさと巨きさによって、私たちは支えられ援けられてきたのではなかったでしょうか。そうした方々の言葉にあらためて耳を傾け水俣病を問い直すことは、私たちがこれから先、どのように生きていくかを考える上で少なからず果実をもたらすことでしょう。水俣病に関するすべての表現、研究、記録をひもとき、状況に照らしてこれらを再構築し、今を生きるすべての人びとに伝えたいのです。」（水俣・東京展実行委員会 1996：5、強調は本文）

　水俣病へのさまざまな「思い」が作り上げた「水俣・東京展」に、新潟水俣病のスペースはほとんどなかった。新潟はここでも周辺に位置づけられていた。そして、確実に過去に属しつつある水俣病を過去のものとせず、現在へのメッセージにしようという試みを読み解く「まなざし」もさまざまであった。

　谷川健一は、「水俣・東京展」について、「全体がすごく暗い」、支援運動は「告発姿勢がほとんど」だが、被害者は苦しくともどこかに「光明を見いだしたいと思っている」、「水俣病は癒されなきゃいけないと思った」と感想を述べている。だが、ユージン・スミスのTさんの写真は例外で、「ものいわぬ白

鳥の王女のような高貴な姿」だという（赤坂・谷川・山折1998：92）。ここには、水俣病の表象や隠喩によって水俣病を「教訓化」する姿勢への外部の反応が示されている。

谷川が「高貴な姿」を見たＴさんの写真がどれであったかは定かではないが、展示されたユージン・スミス（1918-1978）の写真に、母が子を抱いて入浴している、あまりにも有名な一枚があった。見る者を捉えて放さないこの写真は、水俣病を告発する運動に大きな力を与えてきた。その子はもう他界してしまっている。Ｔさんである。

「水俣・東京展」からしばらくして、ユージンとともに水俣を取材し、この一枚を撮影する現場に立ち会ったアイリーン・スミスは、役目を終わらせて「ゆっくり休ませてあげたい」という子の父の願いにこたえ[2]、次のような観点から、今後の写真の使用を断る旨の書面を両親に渡している。

「第一次訴訟は1973年３月原告全面勝訴でしたが、悲しいことに、1977年12月、21才の若さでＴさんはこの世を去られました。しかし、Ｔさんの写真は、その後も水俣病の象徴として、様々な場で展示、出版され、多くの人々に感銘を与えました。このことに関して、ご家族の中には、『公害撲滅のため』という思いと、『もうＴを休ませてあげたい』という心の葛藤があったとお聞きしました。

一般的に写真は、写した側に著作権が帰属しますが、写された側には肖像権があり、人権、気持ちが尊重されなければならないと私は考えています。1998年６月７日…（略）…ご両親と会い、この写真の新たな展示、出版等を行わないことを約束しました。」（水俣ほたるの家1999, No.10、ただし名前はイニシャルにした）

写真は水俣病の問題を告発する社会的な力を与えたし、子の父も母もまたこの写真の力を知っていた。だが、子の父と母にとって、この写真は闘いのための写真であり、「癒し」の写真ではなかった。〈我々〉に生きる力を与えて

くれる「癒し」の一枚は、子の父と母の「癒し」と一致するわけではなかった。アイリーンは家族の「癒し」を優先させた。

このエピソードは、新潟での水俣病の資料館建設に対する被災者の会の資料・写真展示の拒否と同一の地平で論じることはできないが、共通する側面があることは否めない。どちらも、被害者から社会的な教訓を引き出すことが、被害者にとって苦痛と感じられることがあるという事実を物語るからである。

ある時期に必要だった表現、問題を訴える原動力になった〈抵抗〉の表現が、別の時期には違和感を持って受け止められたり、〈抵抗〉する人々の〈抵抗〉のベクトルとは異なる方向性を持つことがある。水俣病問題が政治的に決着した時点で、裁判に収斂されるような形での運動は終わりを迎えた。裁判や政治的な解決のための過程で大きな力になった表現形態は、社会問題の構築過程で水俣病の表象を形成する役割を担ってきたがゆえに、その時期の紛争状況を反映している。終わりは始まりであり、表現者は苦悩しながら始まりを模索しつつある。

たとえば、被害を被害として、病を病として記録するのではなく、熊本のある胎児性水俣病患者を「女神のような少女」として撮影し、また別の少女の成長を家族の「慈しみ」として撮影してきた写真家の桑原史成氏は、この転換の時期を次のように語っている。

「第一次の水俣病訴訟とその後の幾つかの裁判で水俣病の補償は、ひとまず解決したといえる。また水俣の人たちの意識も大きく変わった。

『写真ばよか！』――これ以上は撮ってほしくない、という強い意思表示は個人の権利の当然の主張である。それに加え、患者の出た家族や親戚の縁談に際して切実な差別をあることを真摯に受け止めなければ成らない。

水俣病を撮影した記録者として後世に伝えなければならないという、私の『責務』と、過酷な写真を末代まで残されることに疎ましさを抱かれる患者家族の方々とのはざまで苦悩しなければならない時代をむかえた。」（桑

原1999：5)

　こうした苦悩は、一部の表現者だけではなく、新潟水俣病問題を「共通の記憶」として「教訓化」しようとする段階の〈我々〉に求められる苦悩でもある。個人的にも社会的にも、従来とは異なる形で水俣病を表現する方法が求められる時期になった。そのひとつの方向が「癒し」なのかもしれない。だが、いうまでもなく被害者の症状に終わりはなく、被害者自体が「癒し」の対象になるのではない。

　「癒し」とは、病的状態から健康状態に至る精神のベクトルを意味するが、それは被害者個人の身体や精神ではなく、社会的な表象それ自体に求められているのではないだろうか。水俣病の身体的被害や社会的被害を、ときにはプライバシーをさらけだして語らなくては加害責任を問えないというのは、ひどく病的な事柄である。第7章でみたように、未認定患者が裁判に加わっていることを知られたくない、マスコミには出たくない、という反応は、当然の反応でもある。他方で、被害者運動が被害者の〈抵抗〉を執拗に求め、必要としてきたのは、被害を身体に固定して捉える認定制度があり、企業の加害責任が水俣病の認定によってはじめて確認される状況を批判するためだった。現在ならば、たとえ健康被害が不可視であっても、企業が汚染者であるという事実、汚染原因であるという事実だけで、大きな社会的・倫理的な問題が生じなければならないのは当然のことでなくてはならない。企業の社会的責任論についての議論が進み、環境汚染自体が問題であることが議論されて久しいが、水俣病問題は、過去の法律や社会状況のなかに留め置かれてきた。問題の長期化は、被害者問題を現時点から再構築し、捉えることを妨げてきた。水俣病の「癒し」は、水俣病が「癒されなかった」過程を抜きに論じることはできない。

　少なくとも新潟県が資料館建設の際に括弧に入れた問題、つまり、認定制度が生み出した未認定患者という存在について、未認定患者が政府解決案を受諾した理由について省察することなしに、新潟水俣病が「癒される」ことは

決してない。そして、批判抜きにある出来事から教訓を導き出すことはできない。

3　水俣病の表象に対する批判的考察

　新潟水俣病を社会問題化するうえで有効だった水俣病の表象は、未認定患者問題では逆に被害者の顕在化を妨げ(第3章参照)、被害者の再潜在化を促し、〈ニセ患者〉差別を引き起こした(第7章参照)。水俣病の表象はなぜこのような帰結をもたらしたのだろうか。被爆者問題では既に表象の功罪について指摘されてきている。水俣病の表象を批判的に捉え、被害者への役割期待が何であるかを明瞭にするために、被爆者問題を参照しながら論じてゆこう。
　〈ヒロシマ・ナガサキ〉と同様に、水俣病は記号化された〈ミナマタ〉でもある。どちらも「人類の教訓」として、その記憶を風化させないことが重要だと主張されてきている。そして、どちらも制度をめぐる問題を抱えてきた。そうした記号が示すのは戦争と公害の愚かさであり、反戦および核兵器廃絶と環境保全への願いである。この二つはあながち無関係な事柄ではなく、環境安全保障の主張、戦争は最大の環境破壊というテーゼとして、現在では密接に関連する概念となっていることは詳述するまでもない。
　記号化された〈ミナマタ〉も〈ヒロシマ・ナガサキ〉も、何より先に「悲惨」と「死への恐怖」を呼び起こす。どちらも人間の尊厳を踏みにじる出来事であり、二度と繰り返してはならない「否定すべきもの」の表象である。
　それでは、「否定すべきもの」の経験を背負って生きる人々の存在とはどのようなものだろうか。石田忠は、被爆者の「ビオグラフィ」(伝記)を収集し、個人的に経験された原爆体験を個人が引き受けてゆく過程を、〈漂流〉と〈抵抗〉という概念を用いて明らかにした。原爆は人を非人間化して、〈生〉の肉体的、社会的諸条件を奪う。被爆者は不安に身を委ねて〈漂流〉し、ときに生きる意味を喪失することもある。だが、被爆という事実に〈抵抗〉し、そこにアイデンティティをおいて、生きるための思想を形成しようとする被爆者も存在す

第9章 〈制度と表象の水俣病〉から〈地域と日常の水俣病〉理解へ　307

る。そうした被爆者が、人間の尊厳を示すということを石田は重視している（石田1973：21-35）。

　生きるということは日々の生活に追われたり、何かで気持ちを紛らわせたりしながら、苦痛や不安から遠ざかることである。それも「否定すべきもの」の経験に対する、ひとつの自己了解の形である。だが、出来事の証言者となり、自らが被った出来事の意味を語り出すとき、証言者は〈漂流〉する存在から〈抵抗〉する存在へと自らを移行させている。そうした〈抵抗〉は生きる力として社会に訴える思想になるのである。証言者は、否定すべき出来事を言語化するという行為を通して〈抵抗〉する。それは個人的な経験でありながら、社会的な経験として力を持つ。そこに石田の優れた分析がある。

　もちろん、原爆と水俣病とではその経験の受け止め方(石田の言葉を用いるならば「思想化」)には大きな違いがあるだろう。被爆体験は「その一瞬」からはじまるが、水俣病被害は日常の暮らしのなかで「徐々に」身体不調として自覚化もしくは他覚化されてゆくものである場合が多い。また、被爆体験は「瞬時の強烈な他者の死」によって特徴づけられるが、水俣病被害はそうした体験を伴わないことも多い。

　だが、どちらも外部から不意打ち的にもたらされた「不治の病」である。そうであれば水俣病であることを否定したり、否定しえない場合には生の不安にさいなまれるという状況を〈漂流〉、自ら水俣病を引き受けて生の思想をする語ることを〈抵抗〉として論じることは可能である。

　たとえば、水俣病は死の病だと考えていたAさんは、水俣病に認定されたときに死を宣告されたと思った。そのショックは言い表すことができないほどで、立ち直るまでに3年の月日を要した。そうして「よし、何十億もある人間に負けていられるかってね、気迫で通り越した」経験を有している[3]。このような言葉の一端にさえ、Aさんの生活史のなかに〈漂流〉から〈抵抗〉の軌跡があったろうことが理解できる。ただし、Aさんの〈抵抗〉は、個人的なものであり、被害者運動や運動の社会性と異なるところにあった。

　石田が着目した被害者の〈漂流〉から〈抵抗〉への過程は、アイデンティティ

として被害者であることを受け入れ、告発する主体となる過程であった。「ある一つの社会的世界への社会化の失敗がもう一つの社会的世界への社会化の成功をもたらしうる」(Berger, P.L. Luckmann, T. 1967 =1977 : 282)という指摘があるが、被害者は被害者運動というもう一つの社会的世界での告発主体としての振る舞いが期待されてきたのである。

　他方で、このような期待は別の側面を有してきた。〈抵抗〉する被害者は、「被害者の言葉の力」によって、被害の原因になった出来事を社会に伝え、あるいは社会に確認させる主体であるが、そこで語られた言葉に依拠して、社会は出来事の意味を捉え、表象を形成する。表象は出来事の物語性が強い部分を切り取ったところに形成されるのである。そのような表象が差別を生み出したり、苦痛をもたらしたりするジレンマも、既に〈ヒロシマ・ナガサキ〉で指摘されている。

　「原爆被害者援護と原水爆禁止のために原爆被害の惨状と被爆者の後遺障害を強調することが、その反面で、被爆者に対する差別を生じさせ被爆者の苦悩を深めさせるという結果をもたらしてきた。このため、被爆者と彼らを支援する人びととはジレンマに陥っている。このことを最も早く指摘したのは、中野清一教授(社会学・当時広島大学)であり、昭和三五年に、被爆青年グループ機関誌『あゆみ』(第一三号)に、次のように書いている。
　　第一のジレンマは、原水爆禁止の世論を高めるために被害の惨状を強調した場合、国民が絶望感に陥ったり被爆者を差別するなどの逆効果が生じることである。第二のジレンマは、被害者の惨状を強調すると、被爆者自身が不安や苦痛を感じ、絶望感・自信喪失などに陥ることである。マス・コミのセンセーショナリズムは、国民と被爆者の断層を深め、被爆者と支援者をジレンマに陥れている。」(山手1986 : 247)

　水俣病も同様のジレンマを抱えてきたが、この点は多く語られてこなかった。被害者が自分の生活史のなかから「被害の苦痛」を語ると、その経験だけ

第9章 〈制度と表象の水俣病〉から〈地域と日常の水俣病〉理解へ　309

が強調され、それが彼／彼女のすべてではないにもかかわらず、彼／彼女の存在を規定するようになる。「被害の苦痛」は、運動として被害を訴えるうえで重要であるから、繰り返して語られるよう暗黙裡に要請される。被害者は、「被害の苦痛」を繰り返し追体験し、「被害の苦痛」こそが彼／彼女の本質であるかのような扱いを受けることになる。水俣病という表象は、被害者の行動を規定し、そこから逸脱するような存在のあり方を排除しようとする。彼／彼女の存在は、水俣病という表象のコンテキストのなかでのみ解釈され、多様な被害者のあり方や被害の多様性は、たとえ十分に語られていたとしても捨象されることになる。

　ゴッフマン（Goffman, E. 1963=1970：118）が述べるように、「個人が世間に流布するイメッジをもつ場合、そのイメッジは彼に関して真実である事実から、ほんのいくつかを選択して来て、構成されたものと思われ、それらのわずかの事実は水増しされて、劇的でニューズにする値打のあるような見かけまで持つに至り、彼の全体像として通用することになる。その結果、特別な形のスティグマ付与（stigmatization）が起きる。個人が一定のきまった仕方で行き来している人びとを前にして日常生活で刻む像は、彼について世間に流布しているイメッジによって作り出された虚像的要求（好意的であると否かにかかわらず）によって矮小化され、汚損されることもでてくる」のである。

　同様に、被害者の日常世界における水俣病差別、「ニセ患者」差別も、「世間に流布しているイメッジ」によって生成され、強化されたものだった。新潟水俣病の訴訟運動は、被害者がそうした状況に〈抵抗〉する存在であることに依拠してきた。資料館建設問題では、認定患者が持続的に〈抵抗〉する存在であるという役割期待を持っていた。認定患者の写真・資料の資料館展示拒否は、そのような期待の拒否であった。

　他方で、第8章でみた安田町の未認定患者を中心にした文化運動、地域づくり運動としての水俣病の伝達は、むしろ石田が述べるような〈漂流〉と〈抵抗〉とを包み込む運動である。そこでの運動は、生きるための思想が〈抵抗〉する被害者にのみではなく、日常の営みのなかに根を下ろす潜在した被害者に

も確かに存在することを示している。それは、証言を拒む被害者、〈漂流〉しているようにみえる被害者が、実は日常の営みを通して〈抵抗〉していることを示す運動であると筆者は考える。

4 水俣病を「教訓化」する主体の考察

　ところで、なぜ水俣病を「教訓化」する必要があるのか。誰が水俣病の「教訓化」の主体なのか。ひとつの回答として、ある集団や個人が、自分たちの経験と行為に社会的な意義を見いだす欲求があるという説明が可能だろう。資料館建設をはじめ、新潟水俣病の「教訓化」事業は、第二次訴訟提訴後の被害者運動の成果である。そのため、被害者運動に精力を傾けた未認定患者と支援者団体が、資料館建設に意欲を持ち、期待を寄せるのは当然である。
　だが、新潟水俣病の「教訓化」は、未認定患者と支援者団体の欲求だけでは達成されない。新潟水俣病の「教訓化」は、被害者に経験された水俣病が何であったかを、その経験の外部にある者が知り、それによって行為を修正してゆく過程を伴うことで可能になる。新潟水俣病を「教訓化」する必要とその主体は、被害者の側にではなくその外部にある行政や社会システム、その成員としての〈我々〉の側にある。「教訓化」への期待は、未認定患者が投げかけてきた問いやメッセージを〈我々〉がいかに読み取るのか、という点にかかっているのである。
　現代の病はかつての伝染病のように、共同体がその成員を守るという社会的システムを作動させた頃とは異なって、個別的な事象となっているという指摘があるが(Herzlich, C./Pierret, J. 1991=1992：151)、水俣病の場合は前者の性格が強い。水俣病が個人的な事象にとどまるものでないことは、社会的な病としての水俣病の性格に示されている。
　共同体がその成員を守る場合に作動する社会システムは、病の拡散を封じ込めることと、社会的不安やパニックを除去することである。伝染病では、患者の隔離や社会的抑圧がなされる一方で、患者の外側では衛生の徹底や伝

染経路への注意喚起という方法がとられた。隔離され、あるいは抑圧された患者は、伝染可能性がなくなっても社会的諸関係から切断され、遠ざけられてきた。水俣病では、認定制度によって患者を救済しながら、同時に患者を抑圧し、被害を封じ込めることで社会的不安を逓減させ、社会的、技術的対処によって被害の発生・拡大経路を絶つという方法がとられてきた。それゆえ、未認定患者運動の問いやメッセージは、社会システムが被害者を抑圧し、被害を封じ込めることで守られてきた〈我々〉や、ときにそのような社会システムの発動に加担してきた〈我々〉にも向けられているのではないだろうか。

　明確な危機はそれに対処する進歩の力を生み出すが、危機は退行という方式で収束されることもあると述べたのはモランだった。モランによると、進歩的な対処はシステムに高度の複合性をもたらすが、退行的な対処はもともとシステムが持っていた複合性と柔軟性を失わせ、原始的で硬直的な構造を強化する。そして、進歩と退歩はある事象の異なるレベルにおいて同時に存在することもある(Morin, E. 1984=1990：198-201)。

　公害関連法の制定、自治体の公害防止協定締結など一連の公害対策によって守られてきた〈我々〉は、「第三水俣病」発生の際に、〈我々〉と〈患者〉の間に設けられた境界が不明瞭になることで、"水銀パニック"に陥った。政府は業界にカセイソーダ製造の製法転換を促すとともに、疑わしい被害を否定するという方法でパニックを鎮静化させ、認定基準はこの問題をひとつの契機に過度に厳格化された(第3章、第4章参照)。このような過程は、水俣病問題が〈我々〉の側に進歩的な対処をもたらし、被害者の側に退歩的な対処をもたらしたことを明らかにする。

　さらに、行政認定による水俣病問題への対処にも、この進歩と退歩の二面性を見いだすことができる。行政認定は、一方で被害に対する加害責任を明確にし、補償を円滑にするシステムとして機能した。だが他方で、行政認定は、認定基準を厳格化し、システムを硬直化させることによって急増する認定申請の問題に対処し、〈社会問題としての水俣病〉を終息させようとした。認定制度というシステムは、水俣病であることを認定するシステムとしてだ

けではなく、水俣病であっても認定しないというメタ・システムとして機能しはじめた。〈被害者にとっての水俣病〉の問題は解決されないままに放置された。未認定患者問題は、認定制度のメタ・システムとしての機能が生み出した問題であり、第二次訴訟は未認定患者もまた水俣病であることを認めるよう訴えるものだった。加害企業や、被害の拡大を防止すべき国(および熊本県)の責任の所在の有無、〈被害−加害〉関係を確定させずに被害を放置することになった認定制度そのものを問うことでもあった。

だが、この問題の解決はシステムの硬直性を強化する退歩的なものであった。未認定患者問題は、訴訟原告に「生きているうちに救済を」と言わしめるほど長期化することで、和解案の受け入れをめぐって「苦渋の選択」をさせることが可能になった。1996年には関西訴訟を除くすべての訴訟が「和解」して訴訟が取り下げられた。未認定患者は「水俣病ではないが救済を求めるのも無理ない理由がある」と曖昧に位置づけられ、政治的に決着をみた。それは企業の加害責任だけでなく、国(および熊本県)の責任の所在、認定制度の問題も、曖昧なままで決着したということを意味する。

「水俣病は終わらない」という表現は、被害者にとっての水俣病が終わらないということだけを意味しているのではない。この退歩的対処という事実に、〈我々〉が属する社会自体が未だ〈抵抗〉するに十分な言葉を持ちえていないということを指摘したものだと筆者は考える。未認定患者の運動や裁判が示してきた〈抵抗〉とは異なるレベルで、社会が自らにとっての水俣病を証言しえていないという点に、新潟水俣病を「教訓化」してゆく意義が存在する。社会として〈抵抗〉の思想をいかに獲得してゆくかが問われているのである。

5 新潟水俣病の「教訓化」と地域社会との関係

水俣病問題が「最終解決」するにあたって、これまで運動の中心的役割を占めてきた諸団体の活動もひとつの終わりを迎え、未認定患者運動の軌跡をまとめた書物も出版されはじめた。そこでは水俣病を語り継いでいくことが今

第9章 〈制度と表象の水俣病〉から〈地域と日常の水俣病〉理解へ

後の課題だと締めくくられている(新潟水俣病共闘会議1996、水俣病被害者・弁護団全国連絡会議1997、水俣病患者連合1998、矢吹1999など)。

　では、新潟水俣病を「教訓化」するにはどのような方途があるのだろうか。本書は地域社会のあり方を重視してきた。新潟水俣病の「教訓化」にあたっても地域社会の具体性を抜きに議論することができないというのが筆者の主張である。この点を、熊本水俣病の例との比較で明晰にしておこう。

　熊本県水俣市で、水俣病を語り継ぎ、証言する主体として想起されているのは、被害者や支援者だけではない。新しい主体が念頭におかれている。水俣病被害者に最も近い社会的現実であるところの地域社会に属する人々である。水俣病が「政治的解決」というひとつの終わり方を模索していたとき、水俣市ではひとつの始まりを模索しはじめていた。水俣病によって「崩壊」した地域社会を再生するための「もやい直し」である。水俣市において、水俣病問題の「政治的解決」は、地域社会による新たな〈抵抗〉の胎動とともにやってきたのである。

　「被害者が差別を受けることなく地域社会で暮らせるようになって、初めて被害者救済が終わることになる。それまでは本当の意味での患者救済は終わらない」(水俣病患者連合1998：306)という主張は、水俣市における被害者の立場を振り返ると、切実なものである。水俣病は発生当初、共同体のなかで伝染病と認識された。水俣市で「奇病」が発生した1956年、「奇病」で入院していた患者が隔離病棟に移された(原田1972：16)。患者はかつての伝染病のように、共同体から注意深く〈隔離〉されることになった。

　初期の「奇病」の段階だけではない。水俣病は「チッソ城下町の水俣市民」にとって、自らの存在基盤を脅かすものと見做された。チッソと運命共同体であるという意識のもとで、被害を否定する力が水俣市には働いていた。それはチッソが見舞金契約で被害に蓋をかぶせようとし、国が認定基準を厳格化して問題を収束させようとしたのと同じベクトルであった。一般市民は長期間にわたり被害を〈隔離〉した。〈隔離〉は無関心という方法によって無意識的になされることもあったし、逆に被害者を白眼視し、差別するという方法で

意識的になされることもあった。それは自らが水俣市民であるがゆえに避けられない〈ミナマタ〉という記号から身を守るため、〈ミナマタ〉ではない水俣市民としての〈我々〉のアイデンティティを保持するためでもあった。

水俣市民の〈我々〉意識は、〈ミナマタ〉を矮小化しようとした。水俣病患者に対する市民の敵対意識は、この矮小化の過程で顕在化している。それは、チッソ城下町だった水俣市というコミュニティが崩壊することへの危機感からくるものであったし、〈ミナマタ〉と同一視される水俣病でない水俣市民、水俣病でない水俣市出身者にとっての問題でもあった。水俣市出身であること自体が差別の対象になったからである。次の記述は示唆的である。

「よそに行くと『どこの出身ですか？』と聞かれる。『水俣です』と答えると、『ああ、あの水俣病の』と決まっていわれる。

水俣に、市で経営している国民宿舎水天荘があり、そこで働いている人たちの経験からのお客の反応はというと、

『水俣は海ばっかりと思っていた。この魚はどこのですか？ 食べられるんですか？』

海ばっかりだったらどこに住むんだろう？ 冗談だと思うがどうも本気で聞いているらしい。ある若者がスピード違反で捕まった。何で飛ばしたかというと、息を止めて早く通り過ぎようとしたためだ。水俣駅に列車が止まると窓を閉める人がいたり、水俣出身というだけで見合いの話は壊れ、水俣からの修学旅行生の泊まった宿のシーツは消毒される。」(吉本1995：11)

〈ミナマタ〉という記号に対するマイナスの反応は、共に水俣市に暮らす「水俣市民」でありながら、〈市民＝我々〉から〈水俣病患者〉を排除する方向に働いてきた。水俣市で繰り返された水俣病の病名変更運動は、〈ミナマタ〉排除の例である[4]。そのような水俣市民が自己を語りはじめた。他者の水俣病ではなく、自らにとっての水俣病を証言しはじめた。自らの地域の名が「否定

すべきもの」として刻まれた〈ミナマタ〉に対し、水俣市民として[5]〈抵抗〉する思想を生成しはじめた。それが被害者と市民との関係性を再構築する「もやい直し」である。

　水俣市民の「対立からもやい直しへ」という方向転換は、水俣病に対する退行的〈抵抗〉を自省し、水俣病を経験したという負の経験を、水俣市の価値へと転換しようとする営みと捉えることができる。地域社会の再生という視点は、これまでの裁判中心の水俣病運動にとっては、運動のフレームの外にあった。だが、「政治的解決」後の水俣病問題は、「もやい直し」という新しい地域運動を、新たなフレームとして形成している。ミナマタを公害の原点、環境破壊の戒めとして象徴するのではなく、公害と環境破壊に〈抵抗〉する「環境再生都市」として象徴させようとする試みは、病の持つ隠喩そのものを転換する意味を持つ。

　のみならず、水俣市における方向転換は、水俣病を終わらせるのではなく、「終わらない水俣病」を模索するものであろう。「水俣病は終わらない」という言葉は、社会が何を水俣病から学びとるのか、地域社会として水俣病の経験をいかに証言し、水俣病の発生で「崩壊」したてしまった地域の諸関係を再生していくのか、という未来への問いでもあるからである。

　翻って、新潟の状況はいかなるものだろうか。新潟水俣病は、加害企業である昭和電工の立地する鹿瀬町から新潟市まで、阿賀野川流域約60kmにわたって患者が発生している。そのため、水俣市という行政区域に住む人々が意識せざるを得なかった〈ミナマタ〉を、阿賀野川の流れる市町村が同様に有しているわけではなかった。水俣市とは異なり、阿賀野川流域市町村は自動的に〈ミナマタ〉を呼び起こすことはない。〈ミナマタ〉の負のイメージは水俣病を語らなければ生じない。このようななかで、新潟で水俣病を〈証言〉する動機づけは弱いものになっている。

　さらに、熊本では未認定患者だけでなく、認定患者を含めて幅広く水俣病を〈証言〉する主体が存在してきたが、新潟の状況は異なっていた。認定患者の〈証言〉は認定患者の補償問題が終わって以降、途切れたからである。第一

次訴訟や補償協定締結までの時期は、水俣病の加害責任を明確にするために水俣病を社会問題化する必要があり、認定患者は水俣病の表象を背負った。だが、自分たちの社会問題化された水俣病の表象を認定患者は拒んだ。水俣病の表象を背負い続けることが、自分たちを含めた社会にとって有意義なものと認識されるのではなく、むしろ社会が自分たちの存在を〈消費する〉過程であるかのように捉えらたようにも思われる。水俣病を語りたくないという態度もまた、水俣病問題の事実である。

　このような状況を踏まえて本書では、新潟水俣病の「教訓化」に向けて、以下のような三点を明らかにしてきた。

　第一に、被害者を水俣病の表象に押し込めることへの批判的視座である。現代において病はその人のアイデンティティのひとつであり、他者にとっては属性のひとつとして示される。病人のイメージは社会的につくられるが、病人は病人としてではなく、自らを解釈して、ごく普通の生活者として生きようとする。こうした態度は、女性が「産む性」としての定義づけを拒否することがもはや逸脱ではなく、障害者が障害者としてではなく普通の生活を望むことが不思議ではないように、当然のこととして理解することができる。病だけでは語りきれない病人の存在を認めることはそれほど難しいことではない。その病が水俣病であっても同様だろう。被害者運動の各場面、たとえば集会や裁判の場で語られる水俣病とは、経験された日常生活のほんの断片にすぎない。被害を被害として語ることは、「ごく普通に」生きている営みを語ることではないからである。だが、生きるということは、水俣病患者としてだけではなく、夫として妻として、父として母として、家族のなかに役割を持つことである。生業を営み、あるいは勤めに出て生計を立てることである。親戚付き合いや近所付き合いをし、ムラでの共同作業を分担し、役割を遂行することである。被害者にとっての水俣病は、日々の生活、日常そのものでもある。このような日常から学ぶことによって、新潟水俣病の被害を総体として把握することができる。

　第二に、新潟水俣病を地域の時間軸のなかで捉える必要性である。水俣病

は行政区画としての市町村というよりはむしろ、被害者の発生が集中した集落において強く経験されている。最も日常的な社会的現実であるところの地域において、水俣病はどのような問題として捉えられたのか。また、水俣病の被害者は、集落においていかなる日常を生き、いかなる水俣病を経験してきたか。新潟水俣病の問題を時間軸に沿って論じるだけでは、このような点はみえてこない。水俣病一般ではなく、新潟水俣病をそれ自体として「教訓化」する意義は、突発的な出来事を時系列に論じることではなく、個人の生活史の集合として共有されている阿賀野川流域の各地域の時間感覚に着目すること、地域のなかで共有された意識のなかに水俣病を考察することにある。

　第三に、水俣病の隠喩の二面性を理解することである。水俣病の表象は多くの平凡な日常の出来事を捨象してきた。「豊かさをもたらした近代の負の側面が水俣病である」という表現は、近代の営みを称賛しつつ、水俣病に象徴されるような〈環境の病理〉を技術の発展という近代的価値によって克服するための隠喩である。また、新潟水俣病被害者の生業中心の魚を多食する自給自足の生活様式は、貨幣経済に依存した現在の生活様式とは異なっており、しばしば「貧しさ」ゆえの食生活として描かれてきた。ウグイやニゴイなどの川魚は、現在ではあまり食用に供されないだけに、「貧しさ」はより印象的なものとなった。川魚が好んで食べられない魚、美味しくない魚であるというイメージは、そのような魚を食べなければいけない「貧しさ」から説明され、阿賀野川流域の文化的な「豊かさ」という点は捨象された。水俣病の隠喩は、近代化以前を「貧しさ」によって特徴づける隠喩でもあった。だが、「豊かさ」とは何かを省察する視点は、近代の病理としての水俣病という隠喩からはみえてこない。さらに、「一度破壊された自然は元に戻らないばかりか、最悪の場合には人間の生命・健康をも害することになる」という教訓は、過去を自然環境の「豊かさ」、現在を自然環境の「貧しさ」とする隠喩となる。〈我々〉が繰り返してはいけない過ちの結果を、被害者へのまなざしとしてとどめる限り、このような隠喩は固定化され続ける。そのために、被害を受けた地域や自治体は、汚染された地域イメージの固定化を嫌い、水俣病を語ることに消

極的な姿勢を形成する。

　こうした点を踏まえて、多様な形で水俣病の「教訓化」を模索しているのが安田町の状況である。本書でみた、安田町の未認定患者の「水俣病らしくない」運動は、水俣病を地域の日常のなかから捉えなおそうという視点を持っている。地域の基層文化ともいえる阿賀野川の風土のなかで発生した、ひとつの出来事として水俣病を捉えようとする試みは、熊本県水俣市における「もやい直し」と同様に、地域のなかの対立や葛藤を超えて関係性を修復しようという試みである。

　筆者は、安田町の未認定患者運動から、「豊かさ」としての日常のなかに水俣病が照射され、そこで水俣病の表象に頼らない運動が可能になるという点を見いだした。安田町では、認定患者の有無や被害者の有無にかかわらず、安田町の人であるか他府県市町村の人であるかにかかわらず、多様な人々のネットワークをつないで運動が展開されてきている。水俣病を全面には出さないが水俣病を無視しえない運動を通して、新潟水俣病は地域において「教訓化」される契機を持つ。さまざまな試みの積み重ねのなかで、同じ地域の生活者として、よりよい地域を形成する意志に「水俣病」が埋め込まれたときに、新しい「物語」として水俣病が語られるに違いない。このような「物語」を見つけ出すことも、新潟水俣病問題と同時代に生きた〈我々〉にとっての、新潟水俣病の「教訓化」につながるのではないだろうか。

注
1) ハンセン氏病やHIVの問題化の例に示されるように、問題提起は当事者の自由な訴えによってなされるものではない。抑圧への抵抗は、「一握りの人達が、自分のプライバシーを投げ出し」て行った、「普通の社会生活をするため」の訴えでもある。このような点から、HIV問題では、病の犠牲者としてではなく、ひとつのファクターとして病を持っているという考えが、病の克服につながるのではないかという指摘もされてきている(斉藤洋1992：52-61)。
2) この写真についての両親の心境は、水俣ほたるの家(1999, No.10)に語られている。

3) 認定患者、YA氏への1993年12月12日のヒアリングによる。
4) 水俣病の病名変更運動については、水俣病を告発する会編(1986：30)、向井(2000)を参照のこと。
5) 水俣市における市民と患者の断絶について、市民の側からは、たとえば次のように語られている。「私達は世代は一緒ですが、かかわりのない世界に住んできていました。車なら10分もかからない地域、しかも自分たちの水俣市内に起こったことなのに、別世界のことと思っていました。／よく人から聞かれるたびに何も知らないものですから。『水俣病は特殊なものがあってですね。いろいろあったですたい…』と言って逃げていました。聞いた人も『そうですか』で、話は他の話題に移ります。／同じ地域に住んでいながら、私達が特別に知っていることは何もなく、他地方の人と全く同じでした。／何の感情もなしにテレビや新聞を見ていたのですね。」(マインド。編1996：77-78)

補論・出来事と〈私〉をつなぐ想像力のために

1 「歴史に学ぶ」ということ

　2001年、BSE（牛海綿状脳症）、いわゆる「狂牛病」[1]の日本での発生が報じられた。「狂牛病」にかかった牛の特定部位を食べることで、ヒトが神経変性疾患である新変異型クロイツフェルト・ヤコブ病にかかる恐れがあるという指摘に、衝撃が走った。既に1996年にイギリスで人体への感染可能性が示されていたが、「狂牛病」は「対岸の火事」にすぎず、社会問題化するには至らなかった。危険性が指摘されていたにもかかわらず、有効な対策がとられることなく、日本でのBSE発生をみたのである。

　2001年9月の『nature』誌（Vol.413：333）は、日本政府の「BSE」対策の遅れは、水俣病や薬害HIV問題の繰り返しであると論じた。「BSE」に対してだけではなく、水俣病は政府の対応が後手に回り、その結果、被害を拡大させてゆくことの比喩として用いられてきた。薬害HIVの社会問題化に際しても、ダイオキシンの社会問題化に際しても、水俣病の繰り返しであると言われた。

　「歴史に学べ」という言葉がある。小学校の教科書にも載っている水俣病であるが、繰り返し水俣病と似た構図の問題が指摘される状況は、水俣病の歴史に学んでいない状況を証明しているかのように思われる。

　人は歴史に学ぶことはできないのだろうか。この点について、動物行動学の日高敏隆は次のように述べている。

「前にテレビで動物行動学の第一人者であるコンラート・ローレンツと対談したことがあるのです。そのときにローレンツはひじょうにかんたんに、『われわれは歴史から学ばねばなりません』といったので、ぼくは意地悪く、『ではほんとうにわれわれは歴史から学ぶことができるんですか』といった。彼はしばらく考えて、『たしかにわれわれが歴史から学べることは、歴史から学べないといことです』と。」(日高2001：7)

「歴史は繰り返す」ことを「歴史から学ぶ」ということは単なる皮肉ではないし、歴史に失望することでもないだろう。歴史が繰り返すからこそ、私たちは謙虚に歴史から学び続けなくてはならないのである。そして、歴史から学ぶということは、過去の出来事を情報として刻むことだけを意味するのではない。それは、過去の出来事を現在に呼び起こし、続く行為につなげてゆくような力を得ることである。既に示されてきた出来事の文脈を現在的な視点から紡ぎなおし、いま生きている〈私〉と有機的に関連する事象として捉えてゆくことで、歴史は〈私〉がいかなる存在であるかを教え、いかに行動すべきかを要請する規範力となりうるだろう。

2 社会が認定する被害と社会的存在としての〈私〉

公害という言葉がいささか時代がかってみえる時期に、公害問題の代名詞ともいえる水俣病を主題とすることの意義は、ローカルなレベルでもグローバルなレベルでも少なからず自然環境の保全・保護が問題になっている時期に、「環境問題の原点」と呼ばれる水俣病問題から学ぶものは少なくないという点にある。

もっとも、日本の環境問題は公害の時代と現在では、大きな差異があると捉えられている。古川彰(1999：61-62)が簡潔に指摘するように、「工業化が主として産官主導で進み日本の高度経済成長を支えていた1960年代から70年代前半までの環境問題は、1)それぞれの問題の発生源が単一で、2)被害―加害

の関係が比較的明瞭で、3)被害が局地的であった。それに対し、さまざまな局面への工業化の進展にともなって発生源が多様化し、発生源を特定しにくい環境問題が多発し始める。この時期を境にして環境問題は、1)発生源が特定しにくく、2)被害―加害関係が不明瞭で、3)被害が広域化したという特徴を持っている」。

　物理的な汚染や破壊の過程を確定し、対処するという点では、このような指摘は的確である。公害問題に比べると、確かに、現在の環境問題は汚染や破壊の原因が複合的なだけに、問題の打開策や解決策を打ち出すのは困難になってきている。

　しかし、水俣病被害を受けた身体をめぐるポリティクスという点からすれば、必ずしも公害問題の加害源が単一で特定可能であり、明確な〈加害―被害〉関係を持っているとはいえない。古川(同上)が、上述の指摘に続けて「公害のように加害―被害関係が明瞭であるように見える場合でも、加害側、被害側のそれぞれの内部が均質であることは現実には非常に希であり、常識的推論としての加害―被害関係の見直しが常に要請されている」と論じるように、被害者とは誰か、加害者とは誰か、そして被害―加害関係のなかで〈私〉はどこに位置づけられるのかを問う視点は重要であろう。それは、今日の環境問題のなかでの〈私〉の位置づけを持つことにつながるからである。

　明確な〈被害―加害〉関係を前提にして水俣病から教訓を導き出すならば、あえて被害者運動の渦中に飛び込まない限り、〈私〉は〈被害―加害〉関係を確定しようとする運動の外側にいる傍観者でよい。水俣病から学び、続く行為に生かしてゆかねばならない主体は「企業」や「行政」であり、〈私〉自身は水俣病を学ぶことで修正しうる行為を想像しえない。

　だが、社会的存在である〈私〉もまた、〈被害―加害〉関係のなかに参与する主体である。「公害病は社会的なもので、医者ではなく、社会が認定するもの」だからである(宮本1992：11)。社会によって被害があると認められたところに被害が存在するということは、決して弱者ではない〈私〉が、弱者として水俣病被害者をカテゴライズする「まなざし」に関係している。

ルーマン(1986=1992：217)は、モラルのもとでは善と悪のような二価的なバイナリーコードが使用されるが、それは「コミュニケーションされる行為が注意もしくは不注意の証明、あるいは取消でもって制裁される」場合なのだと述べる。水俣病の長期にわたる裁判闘争はバイナリーコードを有用とし、そのコードは被害者を「悲惨さ」と「抵抗の主体形成」という二点を軸にした語り＝「モデル・ストーリー」(桜井2000)のなかで捉えてきた。

だが、そこで形成された被害の表象や被害者像が、闘争の場と時間を越えて影響力を持つようになることで、意図せざる結果として被害そのものを狭隘なものとして封じ込める力を持ったことに注意しなくてはならない。水俣病であることに気づかない水俣病患者、水俣病に対して寡黙になる水俣病患者、日常の振る舞いに水俣病被害を否定される水俣病患者の存在は、社会が形成してきた被害の表象や被害者像を維持し、強化することに加担している〈私〉の問題でもあるのだ。

3 水俣病と〈私〉をつなぐ問題群

「環境問題の原点」である水俣病は、その語りのなかに「ミナマタを繰り返さないために」という倫理的要請を含んでいる。環境問題の語りが「環境破壊を進めないように」という規範力を内在させているのと同様である。

こうした要請もしくは規範は、〈私〉の周囲に類似の問題が存在するのだという不安と共鳴したときに効力を発揮するが、多くの場合、倫理的に要請される主体や規範力によって拘束される主体は、〈私〉の外部に存在する「企業」や「行政」であったり、〈私〉を含んでいるが責任が曖昧な主体である〈私たち〉であったりする。そのような場合、歴史から学んだ知識が直接に〈私〉の行動に結びついたり、従来の行動を修正したりせず、他人事に終わってしまうことにもなる。

他人事ではなく問題を捉え、〈私〉が歴史を学ぶ主体になるためには、水俣病問題が内包してきた諸問題を自らに有機的に連関する問題として捉えなお

す試みが必要となる。

　たとえば、水俣病問題が内包する論点は、病や障害に対する社会の差別的な「まなざし」の問題、医学が持つ専門知識という権力装置のもとで弱者である患者に強いられてきた「苦痛への沈黙」の問題、善意かつ正義からとはいえ豊かな生の営みを捨象して「かわいそうな」社会的弱者を見いだし、強者の視点から弱者に見合った人々を救済しようとすることの問題など、多岐にわたっている。

　それら諸問題はいまを生きる〈私〉と無関係ではない。その慢性病の名が記載された健康診断書を提出したならば就職試験で被るだろう不利益、回復困難な慢性病にかかったときに生じるだろう職場での反応、妊娠時の検査で胎児に何らかの障害があると告げられたときの選択、医師の治療や医療過誤の疑問が生じてもなかなかその不信を声に出せないだろう状況、生活保護の受給対象者になることに後ろめたさを感じ、あるいは「欠損家族」とも呼ばれる母子家庭で育った子供が「かわいそうな」存在と規定される状況を、〈私〉は容易に想像できる。〈私〉は、そのような状況に直面したとき、いかなる態度をとるだろうか。抗議の声をあげて抵抗するだろうか、あるいはそのような状況に陥っていることを周囲に糊塗して普通の日常を継続しようとするだろうか。

　水俣病はある時代、ある地域で発生した事件だという点で、時間的・空間的に限定された問題である。だが、水俣病という事件をめぐる社会の反応は、別の時間と空間で起こる出来事に対する反応につながる側面が多々あるように思われる。

　劇症型水俣病で父を失い、自らも水俣病を発症した緒方正人は、被害者である自分と加害企業であるチッソの立場をその想像力で交換して、たまたま自分は被害者であったが、もしもチッソの立場にいたらどうだったかと自問した。そして、水俣病の認定申請を取り下げて、被害者、加害者という立場を超えて、人間としていかに行為すべきかを語りはじめた(緒方・辻1996)。また、新潟水俣病の未認定患者問題に取り組んできた旗野秀人は、どこか懐かしい、

一昔前の普通の暮らしがあった阿賀野川流域で、「たまたま水俣病が起こっただけ」なのだと述べている。

「たまたま」という偶然性に着目しよう。たまたま〈私〉は水俣病が発生した時期に、そこにいなかった。新潟水俣病の発生を受けて、新潟県は妊娠規制——堕胎を含む——の行政指導を行ったが、これは当時の状況では止むを得ない措置だったかもしれない。では、現在ならばどうだろうか。「差別をなくそう」というスローガンに疑問なく頷いている〈私〉は、胎児に障害があるという可能性に直面したとき、迷わずに「産む」という選択ができるだろうか。もしかすると、〈私〉は新潟水俣病と別の時間、別の空間でたまたま受けた羊水検査の結果を受けて、自主的な形で妊娠規制を行うかもしれない。あるいは「障害をもって生まれてくるのはかわいそう……(だから堕胎を選択する)」と考えるかもしれない。では、そのような〈私〉は、身近な家族が事故で障害を持ったときに、家族の生ではなく死が最良であると考えるのだろうか。

BSEが水俣病での政府の対応の遅れの繰り返しと指摘されたように、現在を生きる〈私〉は、水俣病と異なる時間と空間のなかで、水俣病問題が内包していた問題群と向き合っているのかもしれない。少なくとも、緒方正人が被害者でありながら加害者に身をおくという想像力を働かせたことを考えれば、ほんの僅かな想像力を働かせることで向き合うことは可能であろう。こうした問題群に向き合うことは、「政府が」、「企業が」ではなく、〈私〉が水俣病の歴史に学ぶということ、他人事ではない学びの過程として出来事を位置づけることでもあるのだ。出来事と〈私〉を有機的に連関しうる歴史＝物語を構築するうえで、水俣病はまだまだ多くの論点を提供してくれるに違いない。

注
1) 全国農業協同組合中央会などが組織する「BSE問題全国農業団体対策本部」の申し入れを受け、新聞、テレビ等マス・メディアは「狂牛病」という表現がもたらす社会的な反応(誤解や偏見)を避けるため「BSE」という表現を用いることとした。

引用文献

阿賀野川河川敷地擁護同盟, 1983, 『阿賀野川河川敷地同盟史』。
赤坂憲雄・谷川健一・山折哲雄, 1998, 「いま, 民俗学は可能か(座談会)」『創造の世界』No.106。
秋山義昭, 1985, 『国家補償法』ぎょうせい。
新井市議会, 1973, 『新井市議会会議録 昭和48年6月』。
新井市教育委員会・新井市学校教育研究会, 1993, 『ふるさと新井のあゆみ』。
有明町役場, 1973a, 『広報有明』No.98。
―――― 1973b, 『広報有明』No.99。
―――― 1973c, 『広報有明』No.101。
坂東克彦, 1973, 「昭和四八年七月二七~二八日 青年法律家協会学者弁護士合同部会第五回全国公害研究集会報告書(於大阪) 新潟水俣病判決から協定成立まで」。
―――― 1974, 「才三, 才四水俣病『白認定』―関川水俣病をめぐって―」(第6回全国公害研究集会, 昭和四九年八月二日~四日, 於北九州市戸畑市民会館)。
―――― 2000, 『新潟水俣病の三十年―ある弁護士の回想―』NHK出版。
Berger, P.L. and Luckmann, T., 1967, *The Social Construction of Reality: A Treatise in the Sociology of Knowledge,* Anchor Books edition. =1977, 山口節郎訳『日常世界の構成―アイデンティティと社会の弁証法―』新曜社。
Chartier, R., 1989, Le Mond comme represéntation, *Annales ESC,* No.6. = 1992, 二宮浩之訳「表象としての世界」『思想』No.812。
チッソ水俣病関西訴訟を支える会編, 1993, 『チッソ水俣病関西訴訟第一審結審原告患者・弁護士最終意見陳述集』(1993年6月21日於大阪地方裁判所)。
Corbin, A., 1988, *Le Territoire de Vide — L'Occident et le désir du rirage (1750-1840) —*, Aubier-Montaigre.=1992, 福井和美訳『浜辺の誕生―海と人間の

　　　　系譜学』藤原書店。
ダイセル化学工業株式会社社史編集委員会, 1981,『ダイセル化学工業60年史』。
荏原明則, 1995,「被害者救済制度」阿部泰隆・淡路剛久編『環境法』有斐閣。
枝並副二, 1965-66,『枝並文書』。
映画『阿賀に生きる』スタッフ著, 村井勇編, 1992,『焼いたサカナも泳ぎだす—映画「阿賀に生きる」製作記録—』影書房。
遠藤正美・木田啓一・小林輝・旗野秀人・丸山公男・丸山徹・持田和男, 1981,『あがの岸辺にて』。
Garfinkel, H. 他, 山田富秋・好井裕明・山崎敬一編訳, 1987,『エスノメソドロジー—社会学的思考の解体—』せりか書房。
Gilman, S .L., 1988, *Disease and Representation: Images of Illness from Madness to AIDS,* Cornell University Press. ＝1997, 本橋哲也訳『病気と表象—狂気からエイズにいたる病のイメージ—』ありな書房。
合田計子・高木隆太郎・藤野良美・柳田耕一・森田明博・米田正篤, 1973,「水俣病闘争はおもしろかった」『終末から』No.4。
Goffman, E., 1963, *Stigma: Notes on the Management of Spoiled Identity,* Prentice-Hall, Inc. ＝1970, 石黒毅訳『スティグマの社会学—烙印を押されたアイデンティティー』せりか書房。
原太一, 1974,「第三水俣病は"シロ"か?」『技術と人間』8月号。
原田正純, 1972,『水俣病』岩波新書。
――― 1986,「工業化・都市化と人間」淡路剛久編『開発と環境—第一次産業の公害をめぐって—』日本評論社。
――― 1992,『水俣の視図—弱者のための環境社会学—』立風書房。
――― 1994,『慢性水俣病・何が病像論なのか』実教出版。
――― 1996,「私と新潟水俣病」新潟水俣病被害者の会・新潟水俣病共闘会議編『阿賀よ忘れるな—新潟水俣病第二次闘争の記録』。
――― 2000,「医学における認定制度の政治学—水俣病の場合を中心に—」『思想』No.908。
長谷川公一, 1993,「環境問題と社会運動」飯島伸子編『環境社会学』有斐閣。
旗野秀人(起／所収), 1976,『1976年集団検診関係文書綴り』。
―――1985,「私と水俣病」『どんこん』No.3。
―――1986,「あがのからの手紙—『あがの岸辺にて』をつくって—」『新日本文学』No.41, Vol.11/12。

―――1986,「新潟水俣病聞き書き集『あがの岸辺にて』」『新日本文学』No.41, Vol.11/12。
―――1992,「『阿賀に生きる』人々」『月刊ちいきとうそう』No.255。
―――編, 1995,『追悼文集 阿賀の岸から』。
―――1998a,「『酒, うんめかった。仲間いてうんめかった』」『やしれとま』No.7。
―――1998b,「阿賀のほとりで その1『いちがいこき』」『ばらくて』Vol.1。
―――1999,「『阿賀に生きる』を生んだ人と文化」『映画「阿賀に生きる」の人と舞台(帯広畜産大学特別講義講義録)』。
Herzlich, C. and Pierret, J., 1991 (1984), *Nalades d'hier, malades d'aujourd'hui*, Payot. =1992, 小倉孝誠訳『〈病人〉の誕生』藤原書店。
日高六郎, 1978,「水俣から考えること(上)」『思想の科学』No.85。
日高敏隆, 2001,「地球環境学は, 人類の『未来可能性』に挑む(みんぱく・いんたびゅう)」『月刊みんぱく』8月号。
樋口幸二, 1996,「水原『未認定患者の会』の決意」新潟水俣病被害者の会・新潟水俣病共闘会議『阿賀よ忘れるな―新潟水俣病第二次闘争の記録―』。
北陸農政局阿賀野川用水農業水利事業所, 1984,『国営阿賀野川用水農業利水事業史』。
本田靖春, 1973,「知らぬまに名ざされた第三水俣病患者候補のこれから」『週刊現代』6月7日号。
堀田恭子, 2002,『新潟水俣病問題の受容と克服』東信堂。
星野和枝, 1990,「砂利採りが舟運の中心になる―中流域の砂利採取業の展開―」石田他編『AGA草紙②阿賀野川の舟運』阿賀に生きる製作委員会。
藤田正義編, 1989,『林昌寺史・新保村史』。
深井純一, 1985,「新潟水俣病行政の研究―熊本水俣病との比較―」『公害研究』Vol.15, No.1。
―――1999,『水俣病の政治経済学―産業史的背景と行政責任―』勁草書房。
福田アジオ他編, 1999,『日本民俗大辞典(上)』吉川弘文館。
舩橋晴俊, 1993,「社会制御としての環境政策」飯島伸子編著『環境社会学』有斐閣。
――― 1999,「未認定患者の長期放置と『最終解決』の問題点」飯島伸子・舩橋晴俊編『新潟水俣病問題―加害と被害の社会学―』東信堂。
――― 2000,「熊本水俣病の発生拡大過程における行政組織の無責任性のメカニズム」相関社会科学有志編『折原浩記念論文集 ヴェーバー・デュルケム・日本社会―社会学の古典と現代―』ハーベスト社。

古川彰, 1999,「環境問題の変化と環境社会学の研究課題」舩橋晴俊・古川彰編『環境社会学入門—環境問題研究の理論と技法—』文化書房博文社.
二塚信, 1979,「水俣病の疫学的研究—とくに患者発生状況とその生活背景—」有馬澄雄編『水俣病—20年の研究と今日の課題』青林舎.
市橋秀夫「『あがの岸辺にて』が語るもの」, 1986,『新日本文学』No.41, Vol.11/12.
五十嵐文夫, 1971,『新潟水俣病』合同出版.
飯島伸子, 1976,「わが国における健康破壊の実態」『社会学評論』Vol.26, No.3.
———— 1984＝1993a,『環境問題と被害者運動(改訂版)』学文社.
———— 1993b,「環境問題の社会史」飯島伸子編『環境社会学』有斐閣.
———— 1995,『環境社会学のすすめ』丸善ライブラリー.
———— 1999a,「新潟水俣病問題の歴史と概要」飯島伸子・舩橋晴俊編『新潟水俣病問題—加害と被害の社会学—』東信堂.
———— 1999b,「職業に関連する損失および被害の総体」飯島伸子・舩橋晴俊編『新潟水俣病問題—加害と被害の社会学—』東信堂.
飯島伸子・舩橋晴俊編, 1999,『新潟水俣病問題—加害と被害の社会学—』東信堂.
飯島孝, 1996,『技術の黙示録—翼をたため, 向きを変えるのだ—』技術と人間.
池見哲司, 1996,『水俣病闘争の軌跡—黒旗の下に—』緑風出版.
井上治典, 1994,「阿賀野川・水俣病事件第一次訴訟—因果関係の立証・過失・損害額—」森島昭夫・淡路剛久編『公害・環境判例百選』(別冊ジュリスト, No.126)有斐閣.
石田忠, 1973,『反原爆』未來社.
板垣雅夫, 1967(5/3)
上越市議会, 1973,『上越市会会議録』.
———— 1974,『上越市会会議録』.
ジュリスト, 1971,「患者等目録」『ジュリスト』(No.493).
梶原久子・内山英治, 1973,「日録・1973年魚汚染騒動」『公害研究』Vol.3, No.2.
環境庁環境保健部, 1992,『水俣病 その歴史と対策』.
鹿瀬町議会, 1966,『昭和41年 鹿瀬町議会会議録』.
———— 1991,『平成3年第4回鹿瀬町議会12月定例会会議録』.
川辺広男, 1982,「新潟で水銀汚染を追って(下)」『日本の科学者』Vol.17, No.10.
———— 1983,「新潟県の天然水銀汚染説を批判する—関川水系の水銀汚染をめぐる問題について—」『医学評論』No.73.
———— 1991,『水銀汚染を追って18年—新潟水俣病研究会からの報告—』川辺

医院付属環境医学研究室。
川上耕, 1998,「新潟における水俣病資料館の建設」『水情報』Vol.18, No.6。
「川とふれあう会」実行委員会編, 1995,『川とふれあう1995.7』青少年育成安田町民会議。
川本輝夫, 1986,「わが水俣病雑考」『思想の科学』No.78(6月臨時増刊)。
川本輝夫さんを偲ぶ会, 1999,『熱意とは事ある毎に意志を表明すること——川本輝夫さん追悼文集——』
川村正敏, 1971,「裁判をふり返って」青法協合同部会新潟支部『第三回全国公害研究集会 46.7.23〜25 新潟水俣病裁判の報告』。
川村正敏・小海要吉・坂東克彦, 1970,「新潟水俣病訴訟の報告」『労働法律旬報』No.752/753。
川名英之, 1987,『ドキュメント日本の公害1——公害の激化——』緑風出版。
——— 1988,『ドキュメント日本の公害2——環境庁——』緑風出版。
建設省北陸地方建設局阿賀野川工事事務所, 1988,『阿賀野川史』。
建設省北陸地方建設局高田工事事務所, 1982,『生まれかわる関川』。
建設省河川局監修・社団法人日本河川協会編, 1975,『日本河川水質年鑑』。
貴船キヨシ, 1973,「ご挨拶」『新潟だしの風会会報』No.4。
木野茂・山中由紀, 1996,『水俣まんだら——聞書・不知火海を離れた水俣病患者——』るな書房(=2001,『新・水俣まんだら』緑風出版)。
喜田村正次, 1969,「有機水銀中毒——新潟の水俣病——」『官公庁公害専門資料』Vol.4, No.1。
北野博一, 1969,「新潟水銀中毒事件の反省」『公衆衛生』Vol.33, No.2。
——— (インタビュー), 1971,「北野博一博士に聞く——新潟水俣病と取組んで——」『月刊いのち——労働災害・職業病——』No.61, Vol.6.1。
——— 1990a,「平成二年二月一三日北野博一証人調書(第五一回口頭弁論)」。
——— 1990b,「平成二年四月一七日北野博一証人調書(第五三回口頭弁論)」。
小林懋, 1971,「新潟水俣病の裁判提起までの闘い——被災者と民水対——」『月刊いのち——労働災害・職業病——』No.61, Vol.6.1。
公害研究, 1989,「小特集水俣病・有機水銀の安全性をめぐる最近の動向」『公害研究』Vol.19, No.2。
古泉正栄, 1996,「水俣病の教訓を生かす事業」新潟水俣病被害者の会・新潟水俣病共闘会議編『阿賀よ忘れるな——新潟水俣病第二次闘争の記録——』。
厚生省, 1967,『新潟水銀中毒事件特別研究報告書』。

熊倉克久・佐藤真, 1990,「通運の動脈だった阿賀野川―明治以降の舟運について―」石田他編『AGA草紙② 阿賀野川の舟運』阿賀に生きる製作委員会.
栗原彬, 1996,「差別の社会理論のために」栗原彬編『講座 差別の社会学1 差別の社会理論』弘文堂.
桑原史成, 1965,『水俣病』三一書房.
――― 1999,「水俣展に寄せて」清里フォトアートミュージアム・株式会社ポイント編『桑原史成―水俣―』.
桑子敏雄, 1999,『環境の哲学―日本思想を現代に活かす―』講談社学術文庫.
Luhmann, N., 1986, Ökologische Kommunikation: Kanndie moderne Gesellschaft sich auf ökologische Gefährderung einstellen? ＝1992, 土方昭訳『エコロジーの社会理論―現代社会はエコロジーの危機に対応できるか？(改訂版)』新泉社.
マインド。編, 1996,『みなまた―対立から，もやい直しへ―』.
毎日グラフ, 1967,「水銀の恐怖」『毎日グラフ』(2月12日号).
松田道雄・石牟礼道子, 1971,「〈対談〉公害―この苦海の淵に立ちて―」『潮』(12月号).
松井健, 1998a,「マイナー・サブシステンスの世界―民俗世界における労働・自然・身体―」篠原徹編『現代民俗学の視点 第1巻 民俗の技術』朝倉書店.
――― 1998b,『文化学の脱＝構築―琉球弧からの視座―』榕樹書林.
――― 2000,「マイナー・サブシステンス論」未来開拓大塚プロジェクト編『アジア・太平洋の環境・開発・文化』No.1.
――― 2001,「マイナー・サブシステンスと琉球の特殊動物」『国立歴史民族博物館研究報告』No.87.
Melucci, A., 1989, Nomads of the Present―Social Movements and Individual Needs in Contemporary Society, Hutchinson Radius. ＝1997, 山之内靖・貴堂嘉之・宮崎かすみ訳『現在に生きる遊牧民―新しい公共空間の創出に向けて』岩波書店.
水俣あれこれ in 大阪・大阪市大自主講座, 1992,『たんま―水俣病は終わっていない・関西からの叫び―』.
水俣病患者連合, 1998,『魚湧く海』葦書房.
水俣病被害者・弁護団全国連絡会議, 1997,『水俣病裁判―人間の尊厳をかけて―』かもがわ出版.
水俣病研究会, 1972,『認定制度への挑戦―水俣病にたいするチッソ・行政・医

　　　　　　　　　学の責任―』。
　　――――――　1996,『水俣病事件資料集［上巻］1926-1959』葦書房。
　　――――――編, 1999,「政治決着関係資料Ⅰ」水俣病研究会編『水俣病研究』No.1。
水俣病を告発する会編, 1986,『縮刷版「水俣」』葦書房。
水俣ほたるの家, 1998-1999,『水俣ほたるの家便り』No.5, 6, 7, 8, 10。
「水俣」'91 in 大阪実行委員会, 1991,「『水俣』'91 in 大阪―水俣病は終わっていな
　　　　い―」。
水俣・おおさか展開催会議, 1999a,「図録・『水俣病と関西』特別展」。
　　――――――　1999b,『水俣・おおさか展報告書』。
水俣・東京展実行委員会, 1996,『水俣・東京展』。
宮本憲一, 1991,「水俣病・新潟水俣病」半谷高久・岡部昭彦・秋山紀子編『人間
　　　　と自然の事典』化学同人。
　　――――　1992,『環境と開発』岩波書店。
水野肇, 1965,「水俣病の"犯人"を追って」『潮』(9月号)。
最上孝敬, 1983,『生業の民俗』岩崎美術社。
森茂, 1996,「地裁判決と昭和電工徹夜交渉」新潟水俣病被害者の会・新潟水俣病
　　　　共闘会議編『阿賀よ忘れるな―新潟水俣病第二次闘争の記録―』。
Morin, E., 1984, *Sociologie*, Fayard. ＝1990, 浜名優美・福井和美訳『出来事と危
　　　　機の社会学』法政大学出版会。
Morris, D.,B., 1991, *The Culture of Pain*, University of California Press. ＝1998,
　　　　渡邉勉・鈴木牧彦訳『痛みの文化史』紀伊国屋書店。
Morris, M., 中條献訳, 1998,「同化を越えて―アボリジニ性／メディア・ヒスト
　　　　リー／パブリック・メモリー―」『思想』No.890。
向井良人, 2000,『「水俣病」という烙印について―まなざしの力学―」熊本大学文
　　　　学会『文学部論叢』No.68。
永井・仙名記者, 1965,「死をはこぶ阿賀野川"新潟の水俣病"のナゾと恐怖」『週
　　　　刊朝日』(7月2日号)。
中郷村史編修会中郷村史編修会, 1978,『中郷村史』。
中村剛治郎, 1971,「新潟水俣病―独占体と地域社会―」『経済評論』(10月臨増)。
中村洋二郎, 1996,「早期解決を求める方針と闘いの経過」新潟水俣病被害者の
　　　　会・新潟水俣病共闘会議編『阿賀よ忘れるな―新潟水俣病第二次闘争の記
　　　　録―』。
中村良夫, 1982,『風景学入門』中公新書。

Nature, 2001, Japan's beef scandal, *Nature,* Vol.413.
日本弁護士連合会公害対策委員会, 1983,『「水俣よみがえれ」―水俣病実態調査報告書―』。
日本公衆衛生協会, 1974,『環境保健レポート, 環境と公害情報資料―いわゆる"第三水俣病"問題関連資料集―』No.32。
日本ナショナルトラスト編, 1998,『自然と文化([特集]風土を読む。吉田東伍)』No.58。
日本ソーダ工業会, 1982,『日本ソーダ工業百年史』。
新潟県, 1957-1963年度,『新潟県統計年鑑』。
―――― 1972,『昭和46年度 公害の状況に関する年次報告』。
―――― 1973,『昭和47年度 公害白書』。
―――― 1979,『阿賀野川水銀汚染総合調査報告書』。
新潟県衛生部, 1974,『昭和49年5月 関川水系水銀汚染健康被害調査結果報告書』。
新潟県教育委員会, 1986,『新潟県の民謡―新潟県民謡緊急調査報告書―』。
新潟高裁判決, 1992(平4.3.31),(『判例時報』No.1422所収)。
新潟水俣病弁護団, 1984,『新潟水俣病裁判 第二次訴訟』。
新潟水俣病被害者の会・新潟水俣病共闘会議, 1996,『阿賀よ忘れるな―新潟水俣病第二次闘争の記録―』。
新潟水俣病被害者を励ます会, 1994,『新潟水俣病被害者を励ます応援団ニュース』(8号)。
新潟水俣病研究会, 1986,『よみがえれ阿賀―新潟水俣病Q&A―』。
新潟水俣病共闘会議, 1984,『いまなぜ"みなまた"か―第二次新潟水俣病のたたかい―』。
―――――――――― 1990=1993,『新潟水俣病ガイドブック 阿賀の流れに』。
―――――――――― 1991,『新潟水俣病とたたかう』No.58。
―――――――――― 1996,『新潟水俣病とたたかう』No.77。
新潟水俣病共闘会議・新潟水俣病被災者の会, 1973,「第三水俣病の発生に関する声明」『いのち』No.81, Vol.7.9。
新潟水俣病資料集製作委員会, 1996,『新潟水俣病新聞・雑誌見出し集 1965-1996』。
新潟市衛生部公害課, 1974,『[昭和48年度]新潟市における公害 第7集』。
新潟地裁判決, 1971(昭46.9.29)(「いわゆる新潟水俣病損害賠償請求事件において, メチル水銀化合物を含有する工場廃水の放流とアルキル水銀中毒症

(いわゆる水俣病)発生との間に因果関係があるとされた事例」法務省訴訟局編集『行政判例集成 衛生・環境編18』)。
野辺明子, 1980, 「サリドマイド被害"非認定児"たちのゆくえ」『技術と人間』6月号。
野村好弘, 1993, 「公害被害者救済のあり方——公健法と公害防止事業事業者負担法を素材として——」『ジュリスト』No.1015。
農水省農地局, 1978, 『昭和53年度 関川水系農業利水実態調査書』。
小尾章子, 1999, 「昔むかし, この阿賀に」『母の友』No.550。
OECD, 1977, *Environmental Policies in Japan.* =1978, 国際環境問題研究会訳『日本の経験——環境政策は成功したか——』日本環境協会。
緒方正人・辻信一, 1996, 『常世の舟を漕ぎて——水俣病私史——』世織書房。
小倉考誠編, 1997, 『感性の歴史』藤原書店。
大石武一, 1982, 『尾瀬までの道——緑と軍縮を求めて——』サンケイ出版。
大石裕, 1990, 「社会運動と世論」社会運動論研究会編『社会運動論の統合をめざして』成文堂。
大石悠二, 1965, 「新潟・水俣病を追求する」『朝日ジャーナル』(8月8日号)。
大阪市立大学自主講座, 1996, 『押せば芽も出る花も咲く——がんばれ控訴審!チッソ水俣病関西訴訟——』。
大阪市立大学自主講座実行委員会, 1984, 『なぜ今, 水俣病関西訴訟を』。
Polanyi, M., 1962, *Personal Knowledge : Towards a Post-Critical Philosophy*, The University of Chicago Press, Corrected edition. =1985, 長尾史郎訳『個人的知識——脱批判哲学をめざして——』ハーベスト社。
斉藤洋(斉藤洋として引用), 1992, 「メモリアル・キルトに想いを託して」『世界』No.573。
斉藤恒, 1976, 「『関川病』について」『医学評論』No.54。
——— 1992, 「新潟水俣病第2次訴訟の争点」『医学評論』No.91。
——— (談), 1994, 「疾病としての新潟水俣病——斉藤恒さんに聞く——」『水情報』Vol.14, No.12。
——— 1996a, 『新潟水俣病』毎日新聞社。
——— 1996b, 「行政不服の闘いをふりかえって」新潟水俣病被害者の会・新潟水俣病共闘会議編『阿賀よ 忘れるな——新潟水俣病第二次闘争の記録——』。
斉藤恒・池田隆好・髙橋哲郎・山内久美子・髙橋安子, 1974, 「上越地区の水銀汚染と新潟水俣病の医療」『医学評論』No.46。

斉藤恒・荻野直路・旗野秀人, 1981,「新潟水俣病患者と認定の問題」『公害研究』Vol.10, No.3.

佐治靖, 1998,「ウグイ漁とナレズシ」篠原徹編『現代民俗学の視点 第1巻 民俗の技術』朝倉書店.

Sander.L.G., 1988, *Disease and Representation: Images of Illness from Madness to AIDS*, Ithaca and London, Cornell University Press. =1997, 橋本哲也訳『病気と表象―狂気からエイズにいたる病のイメージ―』ありな書房.

崎山政毅, 1998,「明かしえぬ秘密の《前》に―『私の名はリゴベルタ・メンチュウ』をめぐって―」『思想』No.890.

佐久間和治(話し手)星野和枝・弦巻英一(まとめ), 1990,「聞き書き『分田砂利協同組合』」石田他編『AGA草紙② 阿賀野川の舟運』阿賀に生きる製作委員会.

桜井厚, 2000,「語りたいこと聞きたいことの間で」好井裕明・桜井厚編『フィールドワークの経験』せりか書房.

桜田勝徳, 1959,「水上交通と民俗」大間知篤三他編『日本民俗大系 第5巻 生業と民俗』平凡社.

佐藤真, 1997,『日常という名の鏡―ドキュメンタリー映画の界隈―』凱風社.

関川水系漁業共同組合, 1972-1978,『昭和四七年十月起 水銀及びPCBの汚染による被害状況調査関係綴』.

関礼子, 1994,「新潟水俣病における地域の社会的被害―重層的差別の生成およびその要因としての制度, 基準の媒介―」『年報社会学論集』No.7.

――― 1995,「『関川水俣病』問題Ⅰ」『環境社会学研究』No.1.

――― 1998,「環境危機への技術的対応―水銀をめぐる技術転換・北海道イトムカ鉱業所の試み―」『技術と人間』3月号.

――― 1999a,「水俣病差別とニセ患者差別―未認定患者への差別と認定制度の介在―」飯島伸子・舩橋晴俊編『新潟水俣病問題―加害と被害の社会学―』東信堂.

――― 1999b,「どんな自然を守るのか―山と海との自然保護―」鬼頭秀一編『環境の豊かさをもとめて―理念と運動―』昭和堂.

――― 2001,「環境権の思想と運動―〈抵抗する環境権〉から〈参加と自治の環境権〉へ―」長谷川公一編『環境運動と政策のダイナミズム(講座・環境社会学4)』有斐閣.

――― 2002,「汚染・環境問題」岩上真珠・川崎賢一・藤村正之・要田洋江編

『ソーシャルワーカーの社会学』有斐閣。
―――　2003(刊行予定),「生業活動と『かかわり』の自然空間―曖昧で不安定な河川空間をめぐって―」。
篠原徹, 1995,『海と山の民俗自然誌』吉川弘文館。
白木博次, 1998,『冒される日本人の脳―ある神経病理学者の遺言―』藤原書店。
白木健一, 1975,「遅発性水俣病について―新潟水俣病の長期追跡から―」『科学』Vol.45, No.12。
白木健一・広田紘一・神林敬一郎・椿忠雄, 1972,「新潟水俣病の疫学と臨床―とくに第2回一斉検診と臨床症状の推移について―」『神経進歩』Vol.16, No.5。
週刊朝日, 1974,「科学　幻だった『第三水俣病』」『週刊朝日』(6月6日号)。
週刊女性, 1967,「第二の水俣病・新潟水銀中毒事件の傷あと　婚約は破棄されむしばまれたからだ(水銀中毒)だけが残った」『週刊女性』(5月6日号)。
週刊新潮, 1974,「幻だった『第三水俣病』―全員シロ発表までの空騒ぎの"教訓"」『週刊新潮』(6月6日号)。
週刊新潮, 1995,「特集『ニセ』水俣病患者　二百六十万円賠償までの四十年」『週刊新潮』(11月16日号)。
Sontag, S., 1978, *Illness as Metaphor*, Farrar, Straus and Giroux.＝1982, 富山太佳夫訳『隠喩としての病』みすず書房。
―――, 1988, *AID Sand Its Metaphors*, Farrar, Straus and Giroux.＝1992, 富山太佳夫訳『隠喩としての病エイズとその病』みすず書房。
菅豊, 1998,「深い遊び―マイナー・サブシステンスの伝承論―」篠原徹編『現代民俗学の視点　第1巻　民俗の技術』1998年, 243-246頁。
砂田明追悼碑建立委員会, 1998,『起ちなはれ―砂田明の世界―』
高見優他編, 1992,「新潟水俣病年表」五十嵐他編『AGA草紙④　阿賀野川と新潟水俣病』阿賀に生きる製作委員会。
高野秀男, 1996,「被害者の会・共闘会議の運動のあゆみ」新潟水俣病被害者の会・新潟水俣病共闘会議編『阿賀よ忘れるな―新潟水俣病第二次闘争の記録―』。
武内忠男(代表), 1974,「10年後の水俣病に関する疫学的, 臨床医学的ならびに病理学的研究(第2年度)」日本公衆衛生協会『環境保健レポート　環境と公害情報資料　いわゆる"第三水俣病"問題関連資料集』。
―――1992,「水俣病におけるガリレオ裁判―水俣病研究史の報告―」『公害研

究』Vol.21, No.3。
武内忠男・衞藤光明, 1979, 「水俣病の病理各論」有馬澄雄編『水俣病―20年の研究と今日の課題―』。
滝沢行雄, 1970, 『しのびよる公害―新潟水俣病―』野島出版。
────── 1973, 「『第三水俣病』の検討」『公害研究』Vol.3, No.1。
寺田喜男, 1984, 「関川水系の水利用についての考察」新潟県社会科教育研究会『郷土新潟県の歴史と風土』。
富樫貞夫, 1972, 「公害は償えない―やはり企業に益する無過失賠償法案―」『展望』No.126。
────── 1999, 「水俣病未認定患者の『救済』―政治解決が意味するもの―」水俣病研究会編『水俣病研究』No.1。
富田八郎, 1969, 『水俣病』水俣病を告発する会。
鳥越皓之, 1991, 「方法としての環境史」鳥越皓之・嘉田由紀子編『水と人の環境史―琵琶湖報告書― [増補版]』御茶の水書房。
椿忠雄, 1968, 「阿賀野川沿岸の有機水銀中毒―新潟大学における研究―」『臨床神経学』Vol.8, No.9。
────── (談), 1971, 「インタビュー 判決の日椿忠雄教授に聞く―新潟水俣病の判決を聞いて―」『月刊いのち』Vol.1, No.61。
────── 1972, 「新潟水俣病の追跡」『科学』Vol.42, No.10。
────── 1979, 「新潟水俣病の臨床疫学」有馬澄雄編『水俣病―20年の研究と今日の課題―』青林舎。
津田敏秀・馬場園明・三野善央・谷原真一・小河孝則, 1995, 「交錯要因と因果関係―とくに環境問題をめぐって―」『環境と公害』Vol.24, No.3。
津田敏秀・馬場園明・三野善央・松岡宏明・山本英二, 1996, 「医学における因果関係の推論―疫学での歴史的流れ―」『日本衛生学雑誌』Vol.51, No.2。
津田敏秀・三野善央・山本英二・松岡宏明・馬場園明・茂見潤・宮井正彌, 1997a, 「続 医学における因果関係の推論―阿賀野川流域における水俣病の発生動態―暴露の実態と患者の認定」に関するコメント」『日本衛生学雑誌』Vol.52, No.2。
津田敏秀・三野善央・松岡宏明・山本英二・馬場園明, 1997b, 「水俣病の40年目の『解決』に根拠を与えた2論文」『環境と公害』Vol.26, No.3。
塚田日誌刊行委員会, 1977, 『枯れ死の里より』技術と人間。
内村瞭治, 1977, 「水銀法転換はなぜおこなわれないのか」『公害研究』Vol.7, No.2。

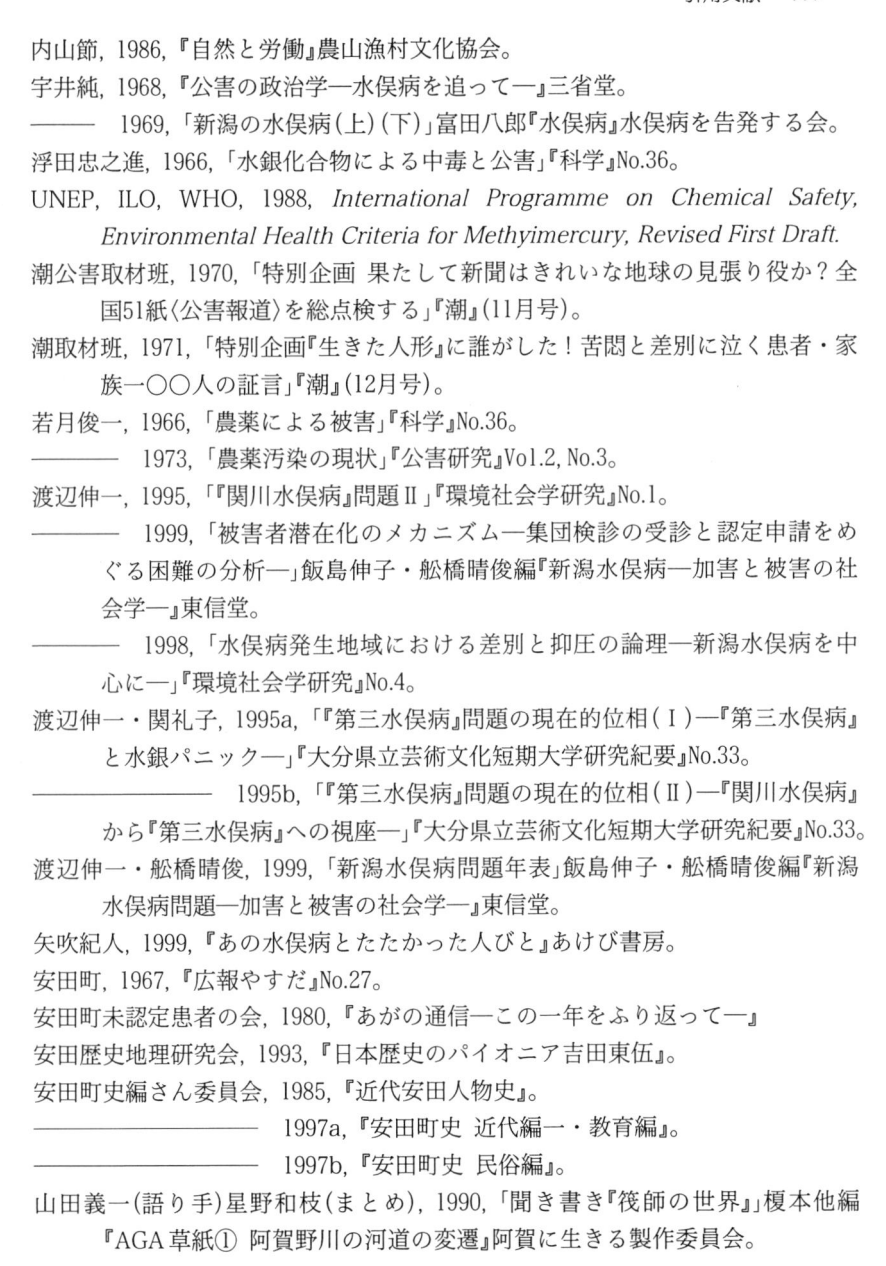

内山節, 1986, 『自然と労働』農山漁村文化協会。
宇井純, 1968, 『公害の政治学——水俣病を追って——』三省堂。
——— 1969, 「新潟の水俣病(上)(下)」富田八郎『水俣病』水俣病を告発する会。
浮田忠之進, 1966, 「水銀化合物による中毒と公害」『科学』No.36。
UNEP, ILO, WHO, 1988, *International Programme on Chemical Safety, Environmental Health Criteria for Methyimercury, Revised First Draft.*
潮公害取材班, 1970, 「特別企画 果たして新聞はきれいな地球の見張り役か？全国51紙〈公害報道〉を総点検する」『潮』(11月号)。
潮取材班, 1971, 「特別企画『生きた人形』に誰がした！苦悶と差別に泣く患者・家族一〇〇人の証言」『潮』(12月号)。
若月俊一, 1966, 「農薬による被害」『科学』No.36。
——— 1973, 「農薬汚染の現状」『公害研究』Vol.2, No.3。
渡辺伸一, 1995, 「『関川水俣病』問題Ⅱ」『環境社会学研究』No.1。
——— 1999, 「被害者潜在化のメカニズム——集団検診の受診と認定申請をめぐる困難の分析——」飯島伸子・舩橋晴俊編『新潟水俣病——加害と被害の社会学——』東信堂。
——— 1998, 「水俣病発生地域における差別と抑圧の論理——新潟水俣病を中心に——」『環境社会学研究』No.4。
渡辺伸一・関礼子, 1995a, 「『第三水俣病』問題の現在的位相(Ⅰ)——『第三水俣病』と水銀パニック——」『大分県立芸術文化短期大学研究紀要』No.33。
——— 1995b, 「『第三水俣病』問題の現在的位相(Ⅱ)——『関川水俣病』から『第三水俣病』への視座——」『大分県立芸術文化短期大学研究紀要』No.33。
渡辺伸一・舩橋晴俊, 1999, 「新潟水俣病問題年表」飯島伸子・舩橋晴俊編『新潟水俣病問題——加害と被害の社会学——』東信堂。
矢吹紀人, 1999, 『あの水俣病とたたかった人びと』あけび書房。
安田町, 1967, 『広報やすだ』No.27。
安田町未認定患者の会, 1980, 『あがの通信——この一年をふり返って——』
安田歴史地理研究会, 1993, 『日本歴史のパイオニア吉田東伍』。
安田町史編さん委員会, 1985, 『近代安田人物史』。
——— 1997a, 『安田町史 近代編一・教育編』。
——— 1997b, 『安田町史 民俗編』。
山田義一(語り手)星野和枝(まとめ), 1990, 「聞き書き『筏師の世界』」榎本他編『AGA草紙① 阿賀野川の河道の変遷』阿賀に生きる製作委員会。

山口喜代治(話し手)佐藤真(聞き手)星野和枝(まとめ),1991,「聞き書き『漁協私史』」石田他編『AGA草紙③ 阿賀野川の川漁』阿賀に生きる製作委員会。
山口誠哉,1991,『有明海第三水俣病』国際環境科学研究所。
山中由紀,1998,「水俣病『解決策』受諾と拒絶の岐路」『技術と人間』8-9月号。
ヤングレディ,1965,「現地ルポルタージュ水俣病!! 子供が生まれたら奇形児かもしれないという怖れ!! 国から"避妊してほしい"と言われた新潟市民の不安と怒り」『ヤングレディ』(8月9日号)。
山手茂,1986,「原爆被害者問題」磯村英一・一番ケ瀬康子・原田伴彦編『講座 差別と人権 第5巻 心身障害者』雄山閣。
山崎久雄,1962,「阿賀野川水運と津川町」新潟県教育委員会『新潟県文化財年報 第四 阿賀―東蒲原郡学術総合調査報告書―』。
矢澤大二編,1979,『三澤勝衛著作集3 風土論(Ⅱ)』みすず書房。
吉田東伍,1907,『大日本地名辭書 中巻(第2版)』冨山房。
吉本哲郎,1995,『わたしの地元学―水俣からの発信―』NECクリエイティブ。
吉岡満男,1965,「新潟の水俣病現地ルポ『避妊せよ』とショッキングな警告」『サンデー毎日』(8月15日号)。

あとがき

　水俣病は小学校の教科書にも載っている事件である。既に持っている知識から水俣病のイメージを描き、水俣病を語る視点(＝ストーリー)がどのようなものであるかを予見することは、さほど難しくない。水俣病がいかに人権を侵害する悲惨な出来事であったか、加害源企業および行政(国)によって水俣病の被害がいかに生み出されたか、いかなる過程を辿って問題解決がなされたか(なされるべきか)を述べて、水俣病を繰り返さないために何が必要かを語る視点である。新潟水俣病の未認定患者の調査をはじめる際に、私はこの筋書きを念頭において阿賀野川流域を訪れた。1991年のことである。

　以来、10年以上が経過した。調査のなかで多くの人々に出会った。ほとんどは「被害者の役割」を認識し、被害を語り、被害を語ることの社会的意義を語ってくれる、模範的な人々であったが、なかには「被害者」であるはずなのに被害を否定したり、あたかも水俣病が他人事であるかのように語ったり、加害企業に同情的な立場を示す人さえいた。また、回を重ねて話を聞くうちに、「被害者としての役割」で語りかけてくれた人々が、ひとりの魅力ある人間として生活を語り、人生を語ってくれるようになった。

　そうした多くの出会いと時間のなかで、当初、抱いていた新潟水俣病についての視点は徐々に覆された。地域社会で生きる人々に経験された水俣病は、汚染原因である企業と、被害を放置・拡大させた行政(国)との関係だけでなく、水俣病がいかなるものとして認識されていたかという被害者自身の視点に大きく関係していることに気づきはじめた。そこから、新たな視点が生まれた。水俣病被害者を救済するための制度、水俣病の被害を伝達する表象は

何を水俣病としたのか、制度としての水俣病、表象としての水俣病は、実際に被害を受けた地域社会のなかでいかに受け止められたか、という本書の課題がそれである。

　この視点から新潟水俣病の未認定患者問題を分析するにあたって、水俣病が個人ではなく地域社会によって経験された被害であるという、当然ではあるが無視されがちな事実は重要であった。本書で論じたように、水俣病は漁業を営む人が被害を受けるという印象が強いが、農山漁村の暮らしが生業複合によって成立しているという点からすると、職業や漁業組合加入の有無という属性は、さほど問題にならない。熊本の水俣病が漁業を主たる生業とする地域で多発したのに対し、新潟水俣病は漁業を副次的な生業か、またはマイナー・サブシステンスとする阿賀野川流域地域で多発したからである。さらに、地域ごとの被害集積の度合いは、地域社会のなかで被害者運動がいかに展開されたかという点に関係しているのであって、水俣病被害の濃淡を直接に反映しているものではなかったからである。

　もちろん、これらの事実への着目も、阿賀野川流域の人々との出会いなくしてはありえなかった。その意味で、もしも本書が水俣病研究の進展の一助となることがあれば、それは阿賀野川流域の人々との調査という名のコミュニケーションによる共同作業の成果である。安田町の旗野秀人氏をはじめ、名前を出すのは差し控えるが、調査にご協力いただき、本書にまとめあげた新潟水俣病研究を育て、鍛え上げてくださった阿賀野川流域のすべての方々に誰よりもまず厚くお礼申し上げたい。他方で、調査にご協力くださった阿賀野川流域の方々にとって不適切と感じられることがあれば、それは筆者の力不足であると真摯に受け止めたい。

　さて、本書のテーマである新潟水俣病未認定患者に関する研究は、1991年から1992年にかけて東京都立大学飯島伸子研究室と法政大学舩橋晴俊研究室とで実施した、新潟水俣病未認定患者、共闘会議など被害者支援組織、新潟県、関連市町村、漁業協同組合への聞き取り調査、および未認定患者100人への統計調査を端緒としている。筆者は、東京都立大学の飯島伸子先生（当時）

あとがき　343

と法政大学の舩橋晴俊先生のご指導のもと、当時はまだ私と同様に院生であった田淵六郎氏(現在名古屋大学)、堀田恭子氏(現在長崎大学)、渡辺伸一氏(現在奈良教育大学)とともに新潟水俣病未認定患者の共同調査に参加した。そして、この調査への参加を契機に、2002年現在に至るまで、主に阿賀野川中流域で継続的にヒアリングを主とした調査を行ってきている。また、1995年から1997年にかけては、熊本県有明町の「第三水俣病」と新潟県関川流域の「関川水俣病」の問題を渡辺伸一氏、木戸病院検診センター所長の斉藤恒先生とともにヒアリング調査を実施する機会を得ている。

　本書を出版するにあたって、この間の調査でお世話になった関係各機関・関係者の方々、調査に協力していただいた阿賀野川流域のみなさんに心よりお礼申し上げたい。また、共同調査メンバーをはじめ、大きな刺激を与えてくださった「水俣病事件史研究会」や学問的な視野を広げてくださった国立歴史民俗博物館の共同研究「アジア地域の環境とその民族学的プラクシス」(代表・篠原徹)のみなさんにも感謝したい。

　本書は平成9年度科学研究費補助金特別研究員奨励費 (8168)、平成11年度科学研究費奨励研究(A)(11710090)の成果でもある、東京都立大学学位論文(2001年2月)に加筆・修正したものである。出版にあたっては平成14年度科学研究費補助金研究成果公開促進費による助成を受けた。博士論文執筆の過程では、東京都立大学の森岡清志先生、玉野和志先生にご指導いただき、本書の刊行にあたっては東信堂の下田勝司氏と二宮義隆氏のご尽力をいただいた。厚くお礼申し上げる次第である。

　また、私事ではあるが、精神的な安寧の場であり、調査・研究を日常から支えてくれた家族と、不在がちな私の子育てをサポートしてくださった横浜市の八朔乳児保育園・小山保育園の諸先生、卒園後も子供との文通という形で子育て支援をしてくださっている八木勝代先生、海老原直美先生、そして同様に、阿賀野川のほとりから文通という形で子供を暖かく育んでくださっている市川文子さん、渡辺参治さんにも感謝申し上げたい。

　最後に、新潟水俣病問題に関わる直接的な契機をくださり、博士論文執筆

の際にも適切なご指導をいただいた飯島伸子先生が、2001年11月にお亡くなりになった。飯島先生のご冥福を心からお祈りしたい。飯島先生が引き合わせてくださった阿賀野川流域というフィールドを大切にしつつ、なお一層の調査・研究を進めることで、先生の学恩に少しでも報いたいと考えている。本書はそのためのスタート・ラインであると、背筋を正している。

2002年10月

関　礼子

資料・「関川水俣病」を疑われた人々のその後について

　「関川水俣病」の疑いを持たれた人々がいかなる状況にあったかを物語る、当事者の声や家族の声は、ほとんどまとまった記録がないため、1995年、1997年に行ったヒアリング記録を以下にまとめた。ここから、関川水系での川魚の喫食の様子や、水俣病の予調とされた飼い猫の狂死の状況、水俣病を否定された身体の不調をどのように納得しようとしたのか、などを読み取ることができると思うからである。なお、ここでのヒアリングは共同で実施されたものである。

ケース1　上越市在住のN氏

　釣具店を経営していたN氏は、「関川水俣病」問題が発生した当時、県との交渉などを行っていた。飼い猫が狂死したこともあったため、新潟県の「関川水系水銀汚染健康被害調査」を受診したが、第二次検診で「異常なし」とされた。N氏宅を案内してくださった元上越市議会議員によると、「歩けない、口もうまくしゃべれないという症状で」亡くなったという。御遺族の方は水俣病については認めないが、魚を食べて具合が悪くなったことは認めている。N氏の御遺族は、以下のように語ってくれた[1]。

　「魚を食べて具合悪くなった人はいないねぇ。昔の釣り仲間の人は皆亡くなって、代がわりしてしまったからねぇ。うちのじいちゃんのときは、川で魚が浮いたときは[2]、日曹、ダイセルに電話していたけど、じいちゃんは中気になって具合悪くなったんで、魚食べて具合悪くなったんではねぇ。

昔で言えば中気さ。

　じいちゃんは一番はじめに［関川水俣病の疑いがあると言われてから］13年で亡くなったけど、魚は食べてもアユくらいなものだった。ハヤとか何とかは、こういう川はおいしくないから、山のきれいなところでとっていたね。ヤツメも食べたね。

　でも、このあたりじゃ、アユもヤツメもとれない。もっと上のほうに、じいちゃんの生まれ故郷があったので、そっちのほうでとってきた。そっからアユはとってきては食べていたが、どういう関係か美味しくない。新井よりもずっと上のほうに行ったら美味しいらしいけどね。家庭排水が出ているからかね。

　アユは、6月頃、川に行くとピンピンとしていた。今は海から遡上してくるんでなく、琵琶湖のアユを放流しているんだけどね。5月終わりから6月頃放流して、7月頃に解禁になる。琵琶湖で海からあがってくるのを持ってきて、ここで漁をするんだ。でも、一生懸命に漁協で漁をやっていた人ももういなくなってしまった。

　ここらへんでは、工場から汚水が出て、とった魚が全部食べられなくて、大変だったときもあった。関川水俣病の話が出たときには、じいちゃんは家の仕事はほっぽり出して、店のアイスクリーム入れる冷凍庫に、県に頼まれてとった検体を入れていたこともあった。熱心にやってたけどね。

　じいちゃんは孫子の代まで魚が釣れるようにと、ヘラブナ釣りの研究をしていた。釣りが好きで、［関川水俣病の疑惑が持たれて］体が変なんなって、ヨタヨタ歩くようになっても釣りに行った。ヘラブナは釣っても逃がしていた。

　ハヤはとってきて食べたけど、オオカワ（関川）のハヤは美味しくない。焼いたら皮がはげる。だから、もっと上のほうのを食べていた。川が汚染されたとわかってからは、釣りをする人も不安がり、釣るのはよいけど食べなくなったね。近所ではハヤを売ったりしていた人がいて、この人は歳をとって具合が悪くなった。昭和41年、42年ごろには川の魚を売っている

人がいたけど、そういう人は注文を受けて売っていたね。」

また、1992年の新聞のインタビューに、次のように答えている[3]。

「当時の自分の体について『手足がしびれ、それに視野が狭くなったというか、視点がはっきりしなくなったというか、とにかく目がおかしい感じがあった』と話す。――水銀のせいだという思いを持ちながらも、『医者がそう言うし、過労などが原因なのかもしれない』と、市内の総合病院で診察を受けた。しかし『脳けい動脈何とか症と言われ三年半も通ったけれども全然よくならなかった』。
　その後、市内の県立病院の脳神経外科に転院したが、原因はまったくわからないままで、症状も改善しなかった。――「昔の話だし、あまり蒸し返してほしくないというのが本音だという。」

ケース2　上越市在住のS氏

　S氏の子供は原因不明の病気で、問題が起こった時期には、もしかしたら「胎児性水俣病」ではないかと不安だったという。そのため、魚をとっていた場所で水を汲んでオタマジャクシを入れ、排水が有害か無害かと実験をしたという。なお、S氏から検出された頭髪水銀値は20ppm以下であったが、日本人の頭髪水銀値の平均より高い値だった。S氏の説明は以下のようなものだった[4]。

「子供とともに上越まで出張していって斉藤先生に診察を受けたこともある。頭髪水銀の検査では、私の水銀値が高いと言われたが、何もしなかった。
　昭和43、44年迄は、工場は水銀をずいぶん出していたのではないかな。河川の堤防工事で川底を掘ると［水銀が］キラキラと出てくる。橋の下に大きなコンクリを打ってピアする仕事をしていたけど、ここから下を掘ると

キラキラしているのがわかったから。ちょうど渋江川と交わって、その下流の関川にある日曹の排水が出てくるあたりですね。

　自分は昔、川を工事していて、労働者を連れて川へ行っていたわけですよ。だから、それがわかったし、昔は日曹からの排水が処理されずにそのまま出ていたことも知っている。日曹からと渋江川のダイセルの排水が出てくるから、汚染は相当なものだったろう。

　昔は川魚をとって食べていた。かなり以前は、魚をとるのも乱暴で、毒を流して浮いた魚を網でとらえて食べていたこともあったと聞いているけれどね。終戦頃なんかは川はきれいで、川底が見えるくらい透き通っていた。それがだんだん臭い出して、汚れが目立つようになってきた。

　昭和30年前後に、自分が砂利あげの仕事をしていた頃は、工場からの毒で魚が浮くことがあった。川の水がきたなくても、この辺の木島の人は魚を食べていた。もともと、この辺では自分で食う魚は自分でとる。先代の頃、ちょうど大正時代くらいには、魚で暮らしていたほどだった。コイ、ヤツメ、ドジョウ、カニを仲町に束ねて持っていったもんだ。もっとも新潟みたいに魚を主食にしていたわけではなかったが。今でもカニは食べるけど、気持ちが悪いから水槽に2ヵ月くらい入れて飼って、体のきれいになった頃に食べる。

　[関川水俣病の話が出たときは]昭和35年に生まれた子供、男の子なんだけど、ちょうど小児麻痺みたいになって生まれてきた子がいて、原因はわからないけれど、そのとき、水銀ではないかと思った。そこで、排水から汲んできた水、その頃は水の汚染が問題になって工場でも処理していたんだけど、その処理した後の水を汲んできて、オタマジャクシを入れて実験をした。オタマジャクシは排水のなかに入れると死んでしまった。奇形の魚、ハヤなんかはたびたび見かけたから、市議会に奇形の魚を持っていったこともある。

　今でも背骨の曲がった魚は見かける。日曹やダイセルさんを呼んで、汚染の話をしたこともあったけど、彼らはニヤニヤ笑っていただけだった。

息子はお産の失敗だったのか、生んだときには泣かなくて——。いまは小児麻痺だったと思ってあきらめている。」

ケース3　新井市在住のW氏

W氏は新潟県の一斉検診の精密検診を受診しており、W氏宅でも飼い猫の狂死がみられた。関川流域から新潟県に「越境申請」をした1人である。新井市在住のご子息の話は、次のようなものだった[5]。

「家の裏にある渋江川で魚をとっていた。ダイセル排水口より下流にあたる場所が魚をとる漁場だった。自分でつくった7種類の投網を打って魚をとっていた。半農半漁の生活で、親父は関川漁業協同組合の役員をしたこともある。とった魚は串に刺して焼いてから料亭におさめるのが常だった。自分でもウグイなどを焼いたり、刺し身にしたり、から揚げにして食べていた。魚の内蔵は鶏の餌にし、頭と骨はネコの餌にしていた。魚は内蔵にアブラがのって肥えていた。

川は汚れていたが、魚が肥えるのだから大丈夫と思い食べていた。もっとも、魚が縦になって大量に浮くことはしばしばあった。

家では1960年頃から1966年頃までに5匹のネコを飼っていたが、いずれも6カ月ほどで死んでいる。死ぬ10日くらい前からヨタヨタとしはじめ、戸や柱にぶつかり、口から泡をふいて死んでいった。ネコを飼うと必ず死んでしまうので、以後は飼っていない。

ニワトリも卵を産む頃になるとばたばたと死んだ。

親父は、しばしば『目がごろごろする』と訴えていた。手足がしびれ、歩くのがやっとだったり、すぐに茶碗を落とすなどで、死亡前の約10年は入退院の繰り返しだった。

もともとは丈夫で、病院嫌いな一面もあったし、本来は病院と無縁な人だったが、病名がわからず、3度も病院を変えている。

県の健康調査では第三次の精密検査を受診している。また、斉藤恒医師

によって「関川病」と診断された1名である。本人も、新聞などから自分の症状が水俣病の症状に似ていると感じていたようだ。病院のベッドでは『おまえは、裏の川の魚を食べなくてよかったな』と言っていたし、『死んだら解剖して脳まで調べてくれ』と遺言された。1975年、最期は風邪をこじらせて急性肺炎で亡くなった。」

W氏のもう1人のご子息はダイセルに勤務していたが、W氏は「大会社等にだき込まれる様な気がしてなりません。私もこんな気持ですから一反思い込むと後へは引きません。そんな事からこんな病気にまで引き込まれ一生がい忘れる事はできません。市役所等は何をして居るんですか。だれもかれも初めは一大事の様に取り込み乍ら只今はなんですか、考えて見る何事も人の先き棒にされて居る様な気がしてなりおません」[6)]と自らの心境を記した。なお、1974年、狂死した猫を埋葬したという庭の土壌を採取し、水銀量を測定したところ、埋葬地点で高く、深度が深くなるにつれ低値になる傾向がみられた。

ケース4　上越市のM氏

斉藤医師の検診の結果、被害の家族集積性が確認された事例で、一家4人に症状が見られたケースである。猫の狂死もあった。1995年の1度目のヒアリングでは、検診を受診したことも、被害があったことも、語ってもらえなかった(4-1)。1997年に行った2度目のヒアリングで、少々、話を聞かせてもらったが、過去の事で、あまり触れたくないというのが本当のところだった(4-2)。このような経緯から、以下には2回のヒアリング記録を併記する形をとった。

(4-1)

「漁協にはここ5、6年、顔を出していない。魚もとらなくなった。以前は投網ともぐり専門でやっていた。専門的に漁業をやっている人は、昔は2、3人いたが、もう亡くなってしまった。うちの2軒横でも、終戦時は業とし

て魚をとっていた。孫ばあさんはよく買って食べていたけど。そこでは魚を焼いて串刺しにして売っていたね。

　矢代川のところに、以前は堰があったんだけど、そこで魚をとっていた。夏場は、もうちょっと別のところに行った。出水のときには仕事もほっぽって行っていた。1年に1回、水が段になって、津波のようになって流れるときがあるけど、そういうときは魚釣りどころでなくって、逃げていったね。そういうときは川の砂利もきれいになるから、魚が卵を生みにくる。昭和38年には水害で堰堤がひっくりかえった。3段、4段になって堰堤があるから、もぐってとるときには生け簀みたいだと、みんな言っていた。そこで魚をとった。

　高田農業高校の前にある用水のところでも魚をとった。農業高校の近くにいたKさんは我々の大先輩で、その人とよく行ったもんだ。もう17、18年前に亡くなったが。この辺りの人は［魚釣りは］趣味の延長の人が多い。

　魚釣りでは、コイを7本もあげたことがある。小さなマスくらいの大きさのを。サケやコイを主にとった。食用のコイがたくさんいた。

　水銀の問題があった頃は、確かに奇形魚が出ていた。魚の骨が曲がっていても、水銀だのの影響とは思わなかったから、食べていたけど。ハラワタ食わんきゃいいんだわ、という感じ。ハラワタも美味しいから泥をはいて食べりゃあね、大丈夫。田植えのときにも魚釣りに行ったもんだ。

　とってきた魚は甘露煮にして食べるほか、親戚に配ったりしていたし、戦中・戦後はよく食べていた。魚を売ったのは、魚屋さんにアユを樽で一杯、二杯持っていって、樽一杯で千円もらった。それが、後にも先にも一回だけ。でも、阿賀野川の人は飯で食べていたけれど、ここあたりじゃ、そんなふうには食べていない。

　矢代川は本来、きれいな川なんさ。それの関川とのほんの出会いのところで魚をとる。関川本流のほうは、もぐると口がピリピリする。川は上流のにおいと下流のにおいが違う。下流では、生活排水も入っているのではないかね。関川と矢代川が合流するところにある堰堤のところで魚をとっ

ていたときは、以前、酢酸くさい臭い(ダイセルの排水の臭い)が川全体にあった。投網をくわく(くわえる)と、そんな感じがした。電池をなめるとそういう匂いがするけどね。矢代川のほうが魚は死ぬが、ピリピリするのは関川のほうだったね。

25年よっか前の夏には、大きな鯉や鮒が死んだ。そんときには[ケース1の]Nさんが『ダイセルが矢代川に[毒を]出したぞ』と保健所に駆け込んだもんだ。魚が死んだということで、日曹とダイセルから補償金が出た。これは稚魚の放流のためのものだった。

新潟大学の検診には、Nさんと一緒に行った。Nさんは私たちよりたくさん魚を食べていた。テレビ局とかとこの問題で折衝したり、保健所や県と話し合いしたりしたのもこの人だ。じきに亡くなったけどね。検診には県から漁業組合に通達があり、互いに『神経痛もあるし』、ということで私とNさんが一緒に行った。Nさんが第1号。新潟大学医学部では、聴診、内診、問診などをした。

斉藤検診は、来てくれと言われたが行かなかった。この辺の連中は、『どうする』と言ってたが、『行かなくてもいいんじゃないか』ということで。Nさんら、漁協のトップの人が検診に行っていたのではないかね、わからない。

自分の家では猫が1匹狂い死にした。25年前だ。その猫は川魚が好きで、魚をこしらえとけばよく食べた。はらわたまで食べた。家の連中は駆けずり回って、ぐるぐる駆け回って死ぬのを見ている。水銀の問題が出て、埋めた場所を掘ったけど、3年くらい経ってからかな、大きな猫だったけど、溶けてなくなっていた。すげがさの上に入れて埋めたんだけど、(骨は)なかった。お経をあげてやった。

でも、水銀の影響はない。それに、水銀は工場というより自然水銀ではないかという説がある。妙高山の銀(水銀)は若いから固まっていない。PCBや農薬の影響もあったのではないかね。うちには子供が4人いるが皆元気だ。

四国の松山に次男が転勤で行っているけど、この子は魚釣り好きな子で、今も釣りをしているということだ。それから、長男、長女。次女はいま病気で……。小さい時から体が弱くって、ヨウ（ヨモギ）を小さいときから食べさせていた。次女は昔から体が弱くって、まだ家にいる。

　そんでも、自分の知っている87歳の大工は、子供のときから魚釣りをやっていて丈夫なんだから。今から60年前はそれほど川も魚も臭くなかったんだろうね。そんな頃から食べている人でも大丈夫なんだから、何ともない。私は昨年から手が痙攣しているけど、一時期、腰が痛くて『そうかな』と思うこともあったけど、水俣病じゃない。

　水銀の問題があった頃、神経痛がでても、『それは魚の食い過ぎだ』なんて笑い話があった。水銀のことは漁業組合だけは迷惑だったろう。マスコミが騒ぎすぎた。農薬の影響のほうが大きかったのではないか。ドブ臭い高田城のお掘りのを、いっぱい食べた人でも晩年、大丈夫だったんだから。冬も魚とりに行ったから、神経痛が出たんだろうけど、そういう人でも動けなくなったという話は聞かない。

　水銀問題があってからは、たまに川へ行って魚をつかまえたけど、人にもくれんでいた。魚は県衛生部で食べるなと言っていたしね。」[7)]

（4－2）

　「耳鳴りがしたり、痙攣したりする。痙攣したときはゲンノでたたいて直している。うちの[妻]は手足の震えとかね。去年、腰を傷めたけど、4、5年前から手足のしびれがひどい。うちの年寄りも、そういえば、よく『セミが鳴いている』って言っていたけどね。

　以前は酒の肴に魚を食べてたけど、今はもう食わない。魚もやめたし、酒もやめた。四国にいる次男も骨格はいいんだけど、あの年で腰いたい、足いたいと言っているし、どうなんだかね。

　水銀は自然水銀かもしんねぇけど、私どもの仲間で、生き残っているのが言うのは、PCBの影響じゃないかということです。PCBまいたから、尾っ

ぽの曲がっている変な魚がいたんじゃないかと。今は尾っぽの曲がったのなんかいないけど。

うちでは猫が死んだね。1匹は2歳で、1日か2日のうちに死んだ。その前の猫は風呂場の天井で死んでいた。臭いぞ、なんて言っていたら、そこで白骨化していた。いなくなる前には、狂い死にの兆候があった。

ほんと、その後、おかげさまでマッサージはどれだけかかったか。ゼンコ続かなくなってね。それでも良かったんじゃないですか、あんときの人はほとんど死んでしまったんだから、まだこうして生きていられるだけでも。」[8]

ケース5　上越市のN氏

県の健康調査で第三次検診まで行った人で、飼い猫の狂死があった。魚をとった川が他の「被害者」とは異なって、保倉川である。以下のような話を聞くことができた[9]。なお、問題が発生した頃は高田の町のほうに住んでいた。

「釣りをはじめたのは、満州から帰ってきてからだから、24、5歳くらいからかね。戦前はA食堂という飲食店を経営していた。これは、戦後はできなくなったけどね。戦前は川で茶碗洗ったり、泳いだりしていた。ニゴイ、ハヤなどいくらでも釣れた。奇形の魚とかは見なかったね。

保倉川で魚をとったし、釣った魚は売ったこともあった。内水面漁業の役員をやっていたし、もっとも今は辞めているけれど、労災病院の裏あたりでずいぶん釣った。海の漁業もやっていた。関川内水面と海水面と両方で、釣りが中心だった。投網は漁業組合が禁止していたから、これはしなかった。

会社に勤めていたけれど、三交代制だったから、朝夕に自転車で川へ行って魚をとった。夜に労災病院の裏に行って魚をとったこともある。ハゼなんかいっぱいいて、長野の人が『鶯の餌』に買いに来たもんだ。魚は主にウナギ、ハゼ、フナを食べた。砂利とりしていた人なんかも皆、魚を食べ

ていた。今は砂利とりもなくなって食べないようになったけど、以前は暇があるとみんな釣りをやっていたもんだ。

　猫はたくさん飼っていたが、そのうち1匹が狂い死にした。ウナギを食べていたせいもあるんじゃないか。猫は腰抜けて、惚けたみたいになった。猫は3〜5歳くらいだったが、狂ってから1年くらいして死んだ。昭和43年頃の話。その時分、私の目もかすむようになった。それで検診を受けたんだけど、第三次の検診まで行った。

　検診を受けた8人は、今、どうなっているのかぜんぜんわからない。市のほうからも何の連絡もなかった。家族も魚を食べていたけど、自分が一番多く食べた［奥さんには影響なし。なお、奥さんは1987年に亡くなった。死因は心不全］。具合の悪いのは自分だけ。家族はみてもらっていない。県の検診は、全部の人を検診したわけではないから。検診は、新潟までバスで行った。田中角栄の家を見せてやる、とか言って、市の衛生課が連れていってくれた。市議会議員の人なんかが世話してくれて。あの人はよく面倒をみてくれた。バスのなかでは、『同じところが具合悪いね』、なんていう話が出た。

　今は、斉藤恒医師とも親しい先生のところで診てもらっている。この先生を紹介してくれたのも市議会議員の人。足が悪く、通院は20年以上前からだ。目がかすむので首の牽引をしてもらったこともある。大分良くなったけど、今一番病むのはひざ。手の先がにぶいし、つまずく。現在は2カ月おきに病院に通っている。

　症状は、最初、目がかすむところからはじまった。目眩、耳鳴りなどする。だが、一時期悪かったところもずいぶん楽になった。目のかすみも進まないでいる。今かかっている病院の先生のおかげだと思っている。

　自分は戦争の頃は軍艦に乗っていて視力は1.5だったのに、目がかすむようになってね。見つめているとぼけてくる。少し休むとよいのだけど、眼性疲労がひどい。新潟で検診受けてから、昭和50年頃に眼鏡をかけた。家族、親戚に目の悪い人はいないのだけど、どうなっているのか。

水銀の問題の後で、ネズリだとか、魚の販売は禁止された。市からも会社からも自主規制の補償は何もなかった。今、県から補助金が出て、アユの放流をしているけど、川で釣りをしている人はあまりいないね。」

ケース6　上越市のK氏

斉藤検診で被害の家族集積性がみられたケース。シャッター販売業であるが、その他に「公害のないものをやろう」という考えで、自然食品の製造・販売を手がけている。パーティ料理の余ったものを自然に返し、無農薬の果物やパンを開発、鴨打ちをしたり、烏骨鶏を飼うなどしている。1939年生まれ。K氏は次のような話を聞かせてくれた[10]。

「もう忘れている人が多い。亡くなられている人もいるんだから、忘れられても当然かもしれないけどね。時代が変わってしまったから。おまえさんたちも［来るのが］遅いんだ。こんな話、早くに出てこないと価値がない。ほんとうに消えちゃった話で、もう、そんな病気やそんな公害なんか、抹消されてしまった。本当に、もうちょっと対応を早くしてもらわんきゃ。

あの頃は、魚を食べちゃいけないかどうかわからないから、矢代川ではナマズやコイ、フナなんかをとっていた、潜ってとったり、ヤツメの名人だったね。当時はみんな全国的に公害で騒いでいたから出てきた話だった。当時は体がしびれたり、みんなそんな感じだったから、その気になっていたんだけど。

川もずいぶんと汚れてしまっていて、昔は川ですべるなんてことはなかったけど、石がヌルヌルで、今でも触られないような感じだね。生活排水もあるんだろう。あれ以降、通達が出てからは、川で魚とりする人もいなくなってしまった。もっとも、関川水系も用水の三面工事や護岸工事で、魚のすむ場所もなくなったし、昨年、一昨年の水害で川の深いところもなくなってしまったから、大きな魚もいなくなったし、何だけど。また当時は、川の護岸工事がはじまっていなかったからね。川がまっすぐになって

しまって、子供も遊ぶところがなくなってかわいそうなもんだ。
　あの頃に名前があがった人は、自分も何人か知っているけど、亡くなってしまったから、当時のことを知る人はいなくなってきたんじゃないかな。
　自分も耳鳴りがとれない。いつもセミが鳴いている。本当に耳の聞こえが落ちたね、だから自然と声が大きくなってしまう。目がぼやけるのは、老眼が入ってきているからだろうね。感覚が鈍くなっている。いつも遠いセミの鳴く声が聞こえるんだけど、風邪をひくとさ、それがひどくなるわけさ。持病だと思って気にしないようにしているけど、魚食ってなったもんか、持病なんだか。魚はずいぶん食っていたから。そんな感じだから、自分の体は自分でなおすつもりで、朝と夕方と、1時間ずつ歩くようにしているんだ。
　魚はほんとうに食ったね。魚をとって食うか、鉄砲で鴨を撃って食うか、いっつも自然のものばかり食っていた。今でも鴨打ちはやっていて、宅配で鴨を売っている。でも、鴨も河川改修するとダメさね。あまりとれない。」

ケース7　上越市のNさん

1914年生まれの女性。年に1、2度、川魚が浮いたことがあったので、そんなときに魚をとってきて食べたという。夫は長く体調不良を訴えていたが、1976年に死亡。娘は1973年に膠原病で死亡。Nさんも体調があまり良くない[11]。

　「夫は丈夫な人だったけど、魚食べていたせいかどうかわからないけど、クモ膜下出血になった。はじめは、『これ中風かいな』って先生がおっしゃっていたけど、翌日になって頭を針でつっついているように痛むので、国立病院で診てもらったら、クモ膜下出血って言われて、5年間入院した。『おまん、まだ若いんだから』と言われてね。
　夫は投網を持っていたから、漁協に入っていたと思うけど、矢代川と関

川の両方が合流するところで、ナマズとかコイとかとっていた。よその人に『コイ分けてくんなさい』と言われて、分けてあげたこともあった。関川のほうの櫛池川のほうでコイとってね。亡くなるときは急で、仕事から帰って、相撲見て、お風呂入るのに着替えして、そんで急にね。
　私は昭和40年よりちょっと前から手足がしびれるし、耳も遠くなった。耳のなかでセミが賑やかに鳴く。耳鳴りがしてどうしてもとれない。病院で検査してもらっても、何でもないと言われ、何か他の病気、頭の病気じゃないかと思っても、『病名つけられない』と言われている。立ちくらみもあるし、ときどき、痙攣を起こす。手も足もみんな痙攣する。今は肝臓が悪く、病院に通って、電気治療をしてもらってます。
　昔は、魚はとれたらとれたときに食べていた。そんなが関係しているんだか。目は白内障で手術したこともある。手は手の先がしびれて、田んぼに稲植えるときなんか、ほんに手を砂利の中に入れている気になる。そんなときは手を上げると、サーとしびれが下がってくる。手の先がしびれるというか痛いというか。自転車に乗っていても、手が痛くなって、そんなときは2、3回、手を振り上げると、よくなるんです。つまづくことも多いし、寝ていて足が病めてしょうがなくなる。それに忘れっぽい。頭が痛くなるときがあって、そういうときは、顔色が変わると言われます。
　うちは農家で、昼休みとか、夜とか、趣味で魚捕りしていた。当時は7、8人が、この河原で魚をとって食べていました。荒川の魚はのろまで、すぐ捕まえられたし。田んぼにナマズとかをとっては入れておいたり、夜にとってきたのを生干しにして昼に食べたり、うちの人が料理してくれました。
　何度か魚が浮いたのは、日曹から薬を流したんじゃないかね。ハヤだの何だの、浮いていたこと、あったわね。変な臭いする魚もあったしね。魚が浮くと、どこの家もわれもわれもと捕まえにいった。のろまで、アップアップしているのを、シャツに引っかけてとったりする。薬流して、変な魚がとれたら、次は当分魚はとれないから。

[でも今は]ここらの人も、薬流すと嫌だからって、魚とる人なんかいないわね。[漁獲]規制されてから、うちも魚はとらなくなった。」

ケース8　上越市のT氏

　工場内での無機水銀中毒が疑われた人。1966年6月24日にクモ膜下出血で死亡しているが、関川の水銀汚染問題が出てきたことから、無機水銀中毒で亡くなったのではないかと疑われた。当時、上越市の水銀汚染問題に力を入れていた県議会議員は、議会でT氏についての話を出している。そこには、次のように書かれている。

　「奥さんにお会いしていろいろお話をお聞きしますと、その脳卒中でなくなられる、記憶では1年半か2年くらい前だったか、どうも自分はまっすぐ歩けなくなった、こういうことで、雪の降っている日に誰も通らないうちに…(略)…歩いてみて、足あとをこうやって見て、やっぱり曲がっていると、そういうようなことがあったわけです。それで、その病気で労災へ入っておられました。そのときの病名は何かといいますと、あの耳の病気ということですね、メニエルシ病という病名にはなっております。専門家の耳鼻科の医者に聞いてみました。これは、こういう病気になると、吐きけ、めまい、耳鳴がするということです。原因はまだはっきりしていないということであります。一つ一つ切り離して、これが高血圧だ、これは肝臓病だ、これがその耳の病気だというふうに分けてしまうと、それは別々で水銀中毒とは関係はないというふうな結論にもなりますけれど、そういう非常に危険な職場で働いて…(略)…そのような症状が出て、なくなられたということは、水銀の影響が十分に考えられると、いうことが言えると思うんです。」(上越市議会1973:27)

　御遺族である配偶者の方は以下のような話をしてくれた[12]。

「ダイセル新井工場のアセトアルデヒドの現場で勤めていて、市内の病院にかかっていたけど、クモ膜下出血になった。血圧が高く、耳のほうの関係であった。[関川の水銀問題は]もう30年も昔のことで、自分にはわからない。その頃、ダイセルに行っているのは在の人[新井市の人]のほうが多かった。上越は日曹勤務が多かった。T氏は、自分でも『ダイセルの仕事とか水銀とかは無関係だ』と言っていた。一緒に職場にいた人も近くに住んでいるけど、何ともない。この人は同じ職場で、一緒の仕事をしていた。なんせ、30年もたっているから、その後のことはわからない。」

ケース9　板倉町在住M氏

「労働災害や職業病と公害問題の発生の間には、働く人々の健康が劣悪な労働環境の中で損なわれ、生命が失われる事態がまず発生し、続いてあるいは一定の期間ののちに公害問題が発生するという関係」があると指摘されている(飯島1995:31-32)。M氏は工場内での無機水銀中毒が疑われた人であるが、関川で水銀汚染が問題化したときに、新潟大学の椿忠雄が検診に訪れ、無機水銀中毒の疑いを否定している。

　M氏の無機水銀中毒を椿教授が否定したことは、関川での水俣病発生を否定する前段階であったと考えられる。以下は、M氏の御遺族である配偶者の方の話である[13]。

「1943年からダイセル新井工場に勤務して、アセトアルデヒド製造に関連した作業、水銀回収などをしていた。
　1961年9月に、腰がふらつく、両手がしびれる、目の調子が悪いなどの症状が出たため、10月中旬、会社から東京にある労災病院に入院するよう言われ入院した。この間、病院から三度、戻ってよいと言われたが、そのたびごとに工場から『戻るな』と言われた。腎臓病と診断され、糖尿病も併発した。会社は通院・入院にかかった費用を負担し、見舞金を持ってくるなど、非常によく面倒をみてくれた。病院のベッドを手配してくれたり、見

舞いにも来てくれた。病院は会社の人がついて行ってくれたし、会社が医療費を払ってくれた。会社は病院と連絡をとって、入院のときの送り迎えまでやってくれた。子供が高校のときに、一緒に東京の労災病院へ行ったけど、面会に行くときも宿を手配してくれたり、細かいところまで気配りしてくれた。本人は、『会社は水銀が原因だということを隠しているからだ』と言っていた。1965年4月下旬に退院、5月に復職したが、その時は前の仕事ではなく、倉庫番のほうに回された。1972年に退職し、別会社に移った。

　1973年6月18日に新潟大学の椿教授の診察を受けたが、無機水銀中毒は否定された。だが、仕事内容から水銀中毒ではないかと本人は疑っていた。ダイセルでは、戦後のどさくさで、水銀を手でつかんでいたくらいだった。水銀は弱い者にとりつくからね。本人も『水銀中毒じゃないか』と言っていたけれど、わからないままだった。なんにも最後の結論は教えてくれなかったから。

　1978年に亡くなったが、『死亡原因を明らかにするために』という病院からの申し出で遺体を解剖したけれど、『原因はわからない』の一点張りで、とうとう結果は教えてくれなかった。近所の医者と『あれだわ、水銀にやられたんだわね』と話をしたことがある。地域にはダイセルに勤めていた人は多くないのに、他にも2名も亡くなっているからだ。会社には良くしてもらったから、恨む気持ちはないけれど、近所のお医者さんが言ってくれるのを聞いていると複雑な心境になるね。病気のことを隠されていたのも、かわいそうだった。最後に入院したときは、見る見るうちに痩せてくるので、本人もたいそう気にしていた。体重が減るのが嫌で嫌でたまらなかったようだ。『毒なんかないから何でも食べさせなさい』と病院の先生に言われて、精神的な苦しみもひどかった。」

ケース10　上越市のN氏
日曹に勤務し、無期水銀中毒が疑われたケース。2、3年前に交通事故で頸

椎を傷めたという。そのため、ヒアリング時には、歩けない、寝返りもうてないという状態で自宅療養中だった。1917年生まれ。新潟水俣病問題については関心を持ってニュースを見ていたという[14]。

「体のほうは、一時的に手足のしびれなどがあるけどね。1947年から1948年頃、日曹にいて水銀中毒にかかった。

　魚はそのときにずいぶんとって食べたけど、アユ、ナツメ、サケ、マスのような遡行性の魚が多かったね。一時期は臭くて食べれないこともあったね。ハヤ、ウグイは、小骨があると家族が食べないので、あんまり食べなかった。フナとかナマズとか、用水の魚は焼いて甘露煮にして食べていたね。その頃は冷蔵庫なんかなかったから。その時分はマスがずいぶんととれた。秋頃までは魚を食べて、冬は食べなかった。投網持って、1人で川に行ったり、仲間と行ったり。

　関川の魚は臭いが強いから、薬品臭いような臭いがあったんで、食べたのは矢代川のほうの魚だった。でも、矢代川も下流でとれた魚は臭いんさ。魚がのぼってくるから。

　日曹に勤めていたときは、用水の魚を夜にとりに行って食べたね。焼いたり、味噌汁のダシにしたり、甘露煮にしたりして。

　日曹の工場には水銀中毒になったのが5人くらいいたかな。日曹の病院で日曹二本木病院というのがあって、そこに入院した人もいた。『変な夢を見た』とか言っていた。歯茎がはれて、『お前もそうか』、『俺もそうだ』、なんて話をして、上司に言ったら、『これ大変だ、すぐ病院に行け』ということになった。その間にも作業はずっと続けていた。『休むと支障が出るから、出てきて、病院に行ってくれ』と言われたもんだ。入院費用は出ないし、そんな中毒になってから作業の内容も変わった。

　それまではカセイソーダの塩水を濾過する濾過漕の掃除をしていた。日曹で無機水銀中毒になった人は、この濾過漕に入った人。水銀がキラキラしているところに入って、30分交替で掃除する。一つの漕に、交替で2人

入って掃除するんさ。天井を見ると、水銀がたれてきているのがわかった。口と鼻だけ隠れるブタマスクをあててやるんだけど、呼吸するのが大変だから、マスクは1日でやめになった。

　そんな仕事で、1人は具合が悪くなって、他の人は歯茎がはれたわけさ。中卒の人が『水銀中毒かもしれないから』と上司に言ったから、すぐに作業中止になった。この作業は、私らが入ったのがはじめての掃除で、砂が固まっているのを壊して、新しい砂を入れる作業をしていた。

　こういう具合悪くなるっていうのは、企業の場合、どこでも隠そうとするんだけど、私らの場合は隠されなかった。労働基準監督署の人が来たくらいだから。上司が『たいしたことなくてよかった』と言ったら、労働基準監督署の人に『入院患者を出して、なにがたいしたことなかっただ』と言われたという話だ。

　日曹の場合は、排水をどんどん流すということはなかった。冷却水が流れてくるのを溜めて、それを冷やしてはまた使っていた。日曹は水を倹約していた。どんどん流していたら、関川はもっと汚染されていただろうと思う。

　関川の汚染は、自然水銀という話があるし、日曹やダイセルの他に、信越化学も排水を出していたからしょうがない。自分は遡上する魚で、割と形のいいのを食べていたから、体に水銀がそれほど蓄積されなかったのではないかと思う。

　本当に、一時期は、ずいぶんと臭いがひどかった。橋を渡っていても、ダイセルの臭いがプーンと臭ってきたくらいだ。

　新潟のほうはあれだったけど、ここは対応が早かったからよかったんだね。それにしてもえらい目にあったわ。」

注
1) 1995年3月のヒアリングによる（渡辺伸一氏同行）。
2) 1972年に関川河口や海岸沿いで、魚が大量に死ぬという事件があった。

3) 『毎日新聞』1992年3月10日。
4) 1995年3月のヒアリングによる(渡辺伸一氏同行)。
5) 1995年11月のヒアリングによる(渡辺伸一氏同行)。なお、ご子息の話は、渡辺(1995b:170-172) を併せて参照のこと。
6) 1973年8月28日付けの文書で、この問題に取り組んでいた新井市議会議員にあてたものである。
7) 1995年11月のヒアリングによる(渡辺伸一氏同行)。
8) 1997年8月のヒアリングによる(斉藤恒医師、渡辺伸一氏同行)。
9) 1997年8月のヒアリングによる(斉藤恒医師、渡辺伸一氏同行)。
10) 1997年8月のヒアリングによる(斉藤恒医師、渡辺伸一氏同行)。
11) 1997年8月のヒアリングによる(渡辺伸一氏同行)。
12) 1995年3月のヒアリングによる(斉藤恒医師、渡辺伸一氏同行)。
13) 1995年11月のヒアリングによる(渡辺伸一氏同行)。なお、御遺族のヒアリングを元に構成された記録に、渡辺・関(1995:72-73) があるので、併せて参照のこと。
14) 1997年8月のヒアリングによる(斉藤恒医師、渡辺伸一氏同行)。

事項索引

ア行

IPCS (International Program on Chemical Safety；国際化学物質安全性計画)　38
阿賀野川有機水銀中毒被災者の会（後の新潟水俣病被災者の会）　39
『あがの岸辺にて』　275, 276, 280, 282
『阿賀に生きる』　280-284, 286, 293
阿賀のルネッサンス運動　283
隠喩　13, 55, 62, 68, 109, 239, 298-300, 303, 315, 317
　貧しさの――　20
越境申請　93, 94, 102
大きな物語　280
お地蔵さん　285-287, 294

カ行

解決協定　221, 271, 299
加害―被害関係の逆転　238
家族集積性　11, 16, 146
語り　272, 291
活動の不可能性　247
ガリレオ裁判　80, 81
環境庁事務次官通知（昭和46〔71〕年事務次官通知）　43, 49, 50, 102, 109, 114, 115, 214
関西訴訟　17, 19-21
旧救済法→公害に係る健康被害に関する特別措置法
旧認定患者　49
行政指導　24, 25, 31, 32, 34, 69, 104, 118, 120, 189
行政上の救済　113
　――制度　114
行政不服審査請求　10, 11, 49, 140, 206-208, 213-215, 218, 235
　――運動　179, 206, 207, 213, 214, 255, 275
共通の記憶　287, 292, 305
共闘会議（新潟水俣病共闘会議）　40, 48, 50-52, 87, 110, 116, 151, 171, 172, 176, 179, 189-191, 203-205, 213, 214, 217, 244, 245, 250, 251, 253, 260, 264, 265, 270-272, 295
空間の配置　263, 273
空間の豊かさ　261-263
空間の履歴　261, 263, 273
公害健康被害の補償等に関する法律（公健法）　18, 108, 111, 112, 114, 126, 132, 136
公害に係る健康被害の救済に関する特別措置法（旧救済法）　27, 43, 53, 79, 111, 114, 132, 136
「――の認定について」　49
公健法→公害健康被害の補償等に関する法律
構造化された場　111
「後天性水俣病の判断基準について」→「77〔昭和52〕年判断基準」
国際化学物質安全性計画→IPCS

サ行

最終解決　　　　　　　　4, 17, 18, 21, 23
差別される病　　　　　　　　132, 134
自主検診　　　　　　　　44, 204-206, 209,
　　　　　　　　　213, 215, 230, 234, 285
　──運動　　　　　　　174, 179, 255
自然知　　158-162（第5章第1節4）, 168
地元で集団検診を実現させる会
　　　　　　199-210（第6章第2節1-3）, 285
社会化された　　　　　　　103, 176
社会的な教訓　　　　　　　　304
社会的な病　　　　　　　　6, 7, 103
10年後の水俣病研究班（熊本大学）　72, 82,
　　　　　　　　　　　　　　85, 126
主たる生業→生業
昭和46〔71〕年事務次官通知→環境庁事務
　次官通知
身体というフィルター　　　16, 108, 279
身体の機能不全　　　　　　　237
身体をめぐるポリティクス　　　323
新認定患者　　　　　　　　　49
シンボル　　　　　　　　　　298
人類の教訓　　　　　　　　　306
水銀汚染調査検討委員会　　　　95
　──健康調査分科会　　　80, 82, 86
水銀パニック　12, 13, 19, 71, 81, 108, 109, 311
生業　　　　　　　149, 155, 158, 186, 293
　──空間　　　154, 156, 159, 162, 176, 185
　──形態　　　　　　　　180, 181
　──構造　　　　　　　11, 12, 101, 122
　──複合　　　　　149, 168, 189, 193, 261
　──複合形態　　　　　　184, 186, 188
　　主たる──（main subsistence）　162, 164
　　副次的な──（subordinate subsistence）
　　　　　　　　　　　　　　162-164

政治的解決　　　　　268, 269, 285, 313, 315
制度化された病　　　　　　　　6, 7
関川水系水銀汚染健康被害調査　　94, 250
『関川水系水銀汚染健康被害調査結果報告
　書』　　　　　　　　　　　　95
関川水俣病　　　　　　　　　19, 71,
　　87-105（第3章第2節）, 100, 177, 250
全国連　　　　　　　　　　　17, 21
選択可能な病　　　　　　　　134
船頭検診　　　45, 192-194, 199-201, 231
早期公正判決署名運動　　　　　243
総合対策医療事業→水俣病総合対策医療事
　業
「それぞれの阿賀展」　　　　282, 293

タ行

第一次訴訟　　　　　　　　8, 9, 20,
　38-43（第2章第2節1）, 43, 69, 117, 118,
　126, 135, 145, 146, 150, 241, 243, 270, 298
第1回一斉検診　　　　　　24, 27-30, 37,
　　　　　　　　　　69, 120, 135, 189
第三水俣病　　　　　　　12, 13, 19, 51, 70,
　71-87（第3章第1節）, 88, 90, 91,
　95, 97, 102, 103, 108, 109, 175, 193, 311
「──の発生に関する声明」　　　87
第2回一斉検診　43-48（第2章第2節2）, 54,
　　70, 87, 120, 122, 123, 125, 126,
　　130, 131, 133-135, 143, 189, 192
第二次訴訟　　　　　　　　8, 9, 19, 109,
　116-119（第4章第1節2）, 139, 140,
　143-146, 150, 151, 176, 199, 218, 221,
　228, 241, 242, 249, 254, 271, 276, 310, 311
地域ぐるみ　　　　　　　208, 227, 228
　──の運動　　　　8, 9, 14, 175, 196, 218
　──の水俣病隠し　　　　　83, 142
地域集積性　　　　　　11, 14, 16, 101, 146,

	147, 149, 168-170, 175, 176, 182, 236
小さな物語	280
町内会の延長	210, 215, 228
特別医療事業→水俣病特別医療事業	
特別措置要項→新潟県水銀中毒患者および水銀保有者に対する特別措置要項	

ナ行

ナガサキ	13, 306, 308
「なぜ日本で環境倫理が生まれなかったか」	290
「77〔昭和52〕年判断基準」(「後天性水俣病の判断基準について」)	110, 111
「78〔昭和53〕年通知」(「水俣病の認定に係る業務の促進について」)	114
新潟県水銀中毒患者および水銀保有者に対する特別措置要項(特別措置要項)	24, 25, 27, 36, 39, 52, 136
新潟県水銀中毒研究本部(後に新潟県有機水銀中毒研究本部)	26
新潟県水銀中毒対策生業資金貸付要項	53
新潟県水銀中毒対策本部	24, 25
——設置要綱	35
新潟県水銀中毒連絡会議	24, 25
——設置要綱	35
新潟県・新潟市公害被害者認定審査会	43, 136
新潟県有機水銀中毒症患者審査会	25, 27, 29, 136
新潟県立環境と人間のふれあい館	269
新潟水俣病第一次訴訟→第一次訴訟	
新潟水俣病第二次訴訟→第二次訴訟	
新潟水俣病被害者の会→被害者の会	
新潟水俣病被災者の会→被災者の会	
新潟水俣病未認定患者の会→水原町未認定患者の会	

ニセ患者	235, 236, 239, 245, 246, 250, 255
——差別	8, 20, 103, 221-241(第7章第1節), 249, 254, 261, 309
日常の力	280, 281
日常の豊かさ	280
日常の用の場	262
認定基準の厳格化	20, 21, 102, 108, 110, 114, 126, 138, 193, 242, 311
認定されなかったという事実	249
認定という事実	233, 237, 245, 297

ハ行

ハンター・ラッセル症候群(Hunter Russell Syndrome)	15, 16, 30, 38, 47, 56, 58-61, 69, 79, 80, 95, 102, 128
被害者の会(新潟水俣病被害者の会)	116, 145, 177, 245, 250, 264, 265, 274
被災者の会(新潟水俣病被災者の会)	40, 48, 87, 110, 144, 150, 171, 174, 176, 189-191, 213, 264, 265, 270, 304
被害の外延	233
被害の社会的性格	7
悲惨(水俣病の)	10, 14, 69, 109, 122, 124, 128, 134, 137, 175, 226, 263, 266, 278, 280, 282, 306
表象	9, 14, 55, 69, 246, 305, 306, 308
水俣病の——	7, 10, 12, 13, 20, 70, 71, 109, 128, 259, 266, 272, 278, 279, 297, 298, 301, 303, 304, 306, 309, 316, 317
ヒロシマ	13, 306, 308
副次的な生業→生業	
福島潟・新井郷川漁業組合	264
福島潟自然生態圏整備事業	260
補償協定	19, 27, 48, 51, 84, 87, 107-113, 119, 126, 135-137,

	190, 241, 244, 265, 270, 271	「水俣病の認定に係る業務の促進について」→「78〔昭和53〕年通知」	
本人申請	202		
——主義	102, 134, 233, 238	水俣病の表象→表象	
——制度	200, 201	水俣病被害者運動という地域づくり運動	287

マ行

マイナー・サブシステンス(minor subsistence)	162, 164, 168, 184	水俣病被害者・弁護団全国連絡会議→全国連	
		未認定患者の会	171, 172
貧しさの隠喩→隠喩		身の丈にあった運動	275
松浜未認定患者の会	143, 148	身の丈の水俣病	277
まなざし	299, 302, 323, 325	見舞金契約	24, 35, 40, 313
自らの水俣病への非決定	235, 250	民主団体水俣病対策会議→民水対	
水原町未認定患者の会	150, 151, 172, 174, 176, 179, 203, 204, 266	民水対	39, 40, 51
		明和会	189-191, 200, 204, 212, 213, 217, 232
ミナマタ	13, 306, 314, 315, 324	モデル・ストーリー	324
水俣病差別	131-133, 135, 137, 237, 238, 309	物語	272, 288-290, 318
水俣病資料館建設問題	257, 258, 309	もやい直し	313, 315, 318
水俣病総合対策医療事業(総合対策医療事業)	182, 213, 251-253		

ヤ行

「水俣病である」こと	132	役割期待	6, 17, 270, 271, 297, 299, 306, 309
水俣病特別医療事業(特別医療事業)	250, 251, 253	役割遂行	6, 103
		安田町未認定患者の会	179, 207, 213, 215, 217
「水俣病になる」こと	85, 86, 132-134		
水俣病の教訓(化)	5, 19, 84, 257, 258, 266, 268, 269, 272, 274. 275, 278, 287-289, 291, 297, 303, 305, 310, 312, 313, 316-318	安田歴史地理研究会	282
		病に対する抵抗の形	249
		病を見る行為	299
水俣病の制度化	107	有意味な他者	122

人名索引

ア行

芥川仁	281
有吉佐和子	84
飯島伸子	65
石田忠	306, 307
石牟礼道子	278
入山文郎	201, 202
宇井純（富田八郎）	26, 35, 52, 103
植木幸明	24
上野英信	211
内山節	162, 281
漆山昌志	286, 294
枝並福二	25
大石武一	53, 214, 232
大熊孝	260, 285

カ行

川名英之	54
川本輝夫	11, 21, 65, 210, 211, 214, 215, 285, 286, 294
北野博一	24, 98, 99, 103, 105
黒岩義五郎	79, 80
桑子敏雄	261, 273
桑原史成	39, 52
小林愁	39, 51, 150, 151, 177, 205
小山素雲	286

サ行

斉藤恒	39, 93, 95, 98, 109, 110, 113, 148, 175, 206, 215, 219
桜田勝徳	167
佐藤真	280, 292, 293
篠原徹	158
白川健一	192, 200, 201
杉みき子	281
砂田明	217, 219
スミス，ユージン	278, 303

タ行

滝本貞幸	103
武内忠雄	72
田島征三	281
谷川健一	302
土本典昭	278, 294
椿忠雄	24, 27, 31, 46, 47, 50, 56, 58-61, 80, 92, 93, 102, 109-111, 113-115, 120, 125, 126, 133, 147
富樫貞夫	18
富田八郎→宇井純	
鳥越皓之	219

ハ行

旗野秀人	206-208, 210, 212, 214, 217, 219, 260, 275, 277, 278, 280-283, 285, 286, 292-294, 325
原田奈翁雄	211
原田正純	4, 47, 125, 126, 175

坂東克彦	36, 53, 102, 148, 253	メルッチ, A.	14, 228
舩橋晴俊	110, 111		
古川彰	322, 323	**ヤ行**	
		山崎修	285
マ行		吉田東伍	282, 293
松井健	168	**ラ行**	
丸山徹	275		
村井勇	294	ルーマン, N.	324

著者紹介

関 礼子（せき れいこ）
1966年　北海道生まれ。
1997年　東京都立大学大学院社会科学研究科社会学専攻博士課程単位取得退学。日本学術振興会特別研究員を経て、現在、帯広畜産大学助教授。博士（社会学）。

主要著作論文

「自然保護運動における『自然』―織田が浜埋立反対運動を通して―」（『社会学評論』47-4、1997年）、「水俣病差別とニセ患者差別―未認定患者への差別と認定制度の介在―」（飯島伸子・舩橋晴俊編『新潟水俣病問題―加害と被害の社会学―』東信堂、1999年）、「どんな自然を守るのか―山と海との自然保護―」（鬼頭秀一編『環境の豊かさを求めて―理念と運動―』昭和堂、1999年）、「共生を模索する環境ボランティア―襟裳岬の自然に生きる地域住民―」（鳥越皓之編『環境ボランティア・NPOの社会学』（新曜社、2000年）、「環境権の思想と行動―〈抵抗する環境権〉から〈参加と自治の環境権〉へ―」（長谷川公一編『環境運動と政策のダイナミズム』（有斐閣、2001年）、「地域開発にともなう『物語』の生成と『不安』のコミュニケーション―海中道路と石油基地の島・平安座から―」（松井健編『開発と環境の文化学』(榕樹書林、2002年）など。

System, Representation and Community of Niigata Minamata Disease:
Socialized Suffering and Reality of Everyday Life

新潟水俣病をめぐる制度・表象・地域　　＊定価はカバーに表示してあります。

2003年2月28日　　初　版第1刷発行　　〔検印省略〕

著者Ⓒ関礼子／発行者　下田勝司　　　　印刷・製本／中央精版印刷

東京都文京区向丘1-20-6　郵便振替00110-6-37828　　発　行　所
〒113-0023　TEL(03)3818-5521　FAX(03)3818-5514　　株式会社 東　信　堂
Published by TOSHINDO PUBLISHING CO., LTD.
1-20-6, Mukougaoka, Bunkyo-ku, Tokyo, 113-0023, Japan
E-mail : tk203444@fsinet.or.jp

ISBN4-88713-481-9　C3036　Ⓒ R. Seki, 2003

東信堂

【現代社会学叢書】

書名	副題	著者	価格
開発と地域変動	開発と内発的発展の相克	北島滋	三二〇〇円
新潟水俣病問題	加害と被害の社会学	飯島伸子・舩橋晴俊編著	三八〇〇円
在日華僑のアイデンティティの変容	華僑の多元的共生	過放	四四〇〇円
健康保険と医師会	社会保険創始期における医師と医療	北原龍二	三八〇〇円
事例分析への挑戦	個人・現象への事例媒介的アプローチの試み	水野節夫	四六〇〇円
海外帰国子女のアイデンティティ	生活経験と通文化的人間形成	南保輔	三八〇〇円
有賀喜左衛門研究	社会学の思想・理論・方法	北川隆吉編	三六〇〇円
現代大都市社会論	分極化する都市？	園部雅久	三二〇〇円
インナーシティのコミュニティ形成	神戸市真野住民のまちづくり	今野裕昭	五四〇〇円
ブラジル日系新宗教の展開	異文化布教の課題と実践	渡辺雅子	八二〇〇円
イスラエルの政治文化とシチズンシップ		奥山真知	三八〇〇円
正統性の喪失	アメリカの街頭犯罪と社会制度の衰退	G・ラフリー 宝月誠監訳	三六〇〇円
福祉政策の理論と実際	福祉社会学研究入門	三重野卓編	三〇〇〇円
福祉国家の社会学 [シリーズ社会政策研究1]	21世紀における可能性を探る	三重野卓編	二〇〇〇円
福祉国家の変貌 [シリーズ社会政策研究2]	グローバル化と分権化のなかで	小笠原浩一・武川正吾編	二〇〇〇円
新潟水俣病問題の受容と克服		堀田恭子著	四八〇〇円
新潟水俣病をめぐる制度・表象・地域		関礼子	五六〇〇円
イギリスにおける住居管理		中島明子	七四五三円
ホームレス ウーマン	知ってますか、わたしたちのこと	E・リーボウ 吉川徹・轟里香訳	三二〇〇円
タリーズ コーナー	オクタヴィア・ヒルからサッチャーへ 黒人下層階級のエスノグラフィ	E・リーボウ 吉川徹監訳	二三〇〇円

〒113-0023 東京都文京区向丘1-20-6
☎03(3818)5521 FAX 03(3818)5514 振替 00110-6-37828
E-mail:tk203444@fsinet.or.jp

※税別価格で表示してあります。

━━━━ 東信堂 ━━━━

〔シリーズ 世界の社会学・日本の社会学 全50巻〕

タルコット・パーソンズ ― 最後の近代主義者	中野秀一郎	一八〇〇円
ゲオルク・ジンメル ― 現代分化社会における個人と社会	居安 正	一八〇〇円
ジョージ・H・ミード ― の社会的自我論の展開	船津 衛	一八〇〇円
アラン・トゥーレーヌ ― 現代社会のゆくえと新しい社会運動	杉山光信	一八〇〇円
アルフレッド・シュッツ ― 主観的時間と社会的空間	森 元孝	一八〇〇円
エミール・デュルケム ― 社会の道徳的再建と社会学	中島道男	一八〇〇円
レイモン・アロン ― 危機の時代の透徹した警世思想家	岩城完之	一八〇〇円
奥井復太郎 ― 都市社会学と生活論の創始者	藤田弘夫	一八〇〇円
新明正道 ― 綜合社会学の探究	山本鎮雄	一八〇〇円
米田庄太郎 ― 新総合社会学の先駆者	中 久郎	一八〇〇円
高田保馬 ― 理論と政策の無媒介的合一	北島 滋	一八〇〇円
白神山地と青秋林道 ― 地域開発と環境保全の社会学	井上孝夫	三二〇〇円
現代環境問題論 ― 理論と方法の再定置のために	井上孝夫	二三〇〇円
日本の環境保護運動	長谷敏夫	二五〇〇円
現代日本の階級構造 ― 理論・方法・計量・分析	橋本健二	四三〇〇円
BBCイギリス放送協会〔第二版〕 ― パブリック・サービス放送の伝統	簑葉信弘	二五〇〇円
〔研究誌・学会誌〕		
日本労働社会学会年報 4～13	日本労働社会学会編	各二九〇〇円〜三一三〇〇円
労働社会学研究 1～3	日本労働社会学会編	三一八〇〇円
社会政策研究 1～3	社会政策学会編	二三〇〇円〜二三八〇円
社会と情報 1～4	「社会と情報」編集委員会編	二八〇〇円〜二六〇〇円
東京研究 3～5	東京問題研究所編	二三〇〇円〜三三八〇円

〒113-0023 東京都文京区向丘1−20−6 ☎03(3818)5521 FAX 03(3818)5514 振替 00110-6-37828
E-mail:tk203444@fsinet.or.jp

※税別価格で表示してあります。

東信堂

責任という原理——科学技術文明のための倫理学の試み	H・ヨナス／加藤尚武監訳	四八〇〇円
主観性の復権——心身問題から「責任という原理」へ	H・ヨナス／宇佐美・滝口訳	二〇〇〇円
哲学・世紀末における回顧と展望	H・ヨナス／尾形敬次訳	二〇〇〇円
バイオエシックス入門〔第三版〕	今井道夫・香川知晶編	二三八一円
思想史のなかのエルンスト・マッハ——科学と哲学のあいだ	今井道夫	三八〇〇円
堕天使の倫理	佐藤拓司	二八〇〇円
今問い直す脳死と臓器移植〔第二版〕	澤田愛子	二〇〇〇円
キリスト教からみた生命と死の医療倫理	浜口吉隆	二三八一円
空間と身体——新しい哲学への出発 スピノザとサド	桑子敏雄編	二五〇〇円
環境と建築の空間史——近代日本	桑子敏雄編	三五〇〇円
森と建築の空間構造——南方熊楠と	千田智子	四三八一円
環境と国土の価値構造		
洞察＝想像力——知の解放とポストモダンの教育	D・スローン／市村尚久監訳	三八〇〇円
ダンテ研究Ⅰ——Vita Nuova 構造と引用	浦 一章	七五七三円
ルネサンスの知の饗宴〔ルネサンス叢書1〕——ヒューマニズムとプラトーン主義	佐藤三夫編	四四六六円
ヒューマニスト・ペトラルカ〔ルネサンス叢書2〕	佐藤三夫	四八〇〇円
東西ルネサンスの邂逅〔ルネサンス叢書3〕——南蛮と種寝氏の歴史的世界を求めて	根占献一	三六〇〇円
原因・原理・一者について〔ジョルダーノ・ブルーノ著作集3巻〕	加藤守通訳	三二〇〇円
ロバのカバラ——ジョルダーノ・ブルーノにおける文学と哲学	加藤守通訳	三六〇〇円
三島由紀夫の沈黙〔新版〕	伊藤勝彦	二五〇〇円
愛の思想史	伊藤勝彦	二〇〇〇円
——その死と江藤淳・石原慎太郎		
荒野にサフランの花ひらく〔続・愛の思想史〕	伊藤勝彦	二三〇〇円
必要悪としての民主主義——政治における悪を思索する	伊藤勝彦	一八〇〇円
イタリア・ルネサンス事典	H・R・ヘイル編／中森義宗監訳	続刊

〒113-0023 東京都文京区向丘1-20-6 ☎03(3818)5521 FAX 03(3818)5514 振替 00110-6-37828
E-mail:tk203444@fsinet.or.jp

※税別価格で表示してあります。